影像学核心复习系列丛书

Biren A. Shah / Sabala R. Mandava

BREAST IMAGING *A Core Review*

（Second Edition）

乳腺影像学

核心复习

（第2版）

主　编　〔美〕　比伦·A.沙哈
　　　　　　　　萨巴拉·R.曼达瓦

主　审　马　捷

副主审　陈卫国

主　译　汤小俐　张　嫣　李　莹

天津出版传媒集团

天津科技翻译出版有限公司

著作权合同登记号:图字:02-2019-103

图书在版编目(CIP)数据

乳腺影像学:核心复习/(美)比伦·A. 沙哈
(Biren A. Shah),(美)萨巴拉·R. 曼达瓦
(Sabala R. Mandava)主编;汤小俐,张嫣,李莹主译.
—天津:天津科技翻译出版有限公司,2020.8
(影像学核心复习系列丛书)
书名原文:Breast Imaging:A Core Review
(Second Edition)
ISBN 978-7-5433-3990-3

Ⅰ.①乳… Ⅱ.①比… ②萨… ③汤… ④张… ⑤李
… Ⅲ.①乳房疾病-影像诊断 Ⅳ.①R655.804

中国版本图书馆 CIP 数据核字(2019)第 265511 号

授权单位:Wolters Kluwer Health, Inc.
出　　版:天津科技翻译出版有限公司
出 版 人:刘子媛
地　　址:天津市南开区白堤路 244 号
邮政编码:300192
电　　话:(022)87894896
传　　真:(022)87895650
网　　址:www.tsttpc.com
印　　刷:山东临沂新华印刷物流集团有限责任公司
发　　行:全国新华书店
版本记录:889mm×1194mm 16 开本 14 印张 300 千字
　　　　　　2020 年 8 月第 1 版 2020 年 8 月第 1 次印刷
　　　　　　定价:108.00 元

(如发现印装问题,可与出版社调换)

译者名单

主　审

马　捷　深圳市人民医院(暨南大学第二临床医学院)

副主审

陈卫国　南方医科大学南方医院

主　译

汤小俐　深圳市蛇口人民医院(中南大学湘雅二医院深圳医院)

张　嫣　广东省妇幼保健院

李　莹　香港大学深圳医院

副主译

黄　嵘　北京大学深圳医院

黄云开　深圳市龙岗区第三人民医院

译校者 (按姓氏汉语拼音排序)

曹晋博　深圳市蛇口人民医院(中南大学湘雅二医院深圳医院)

陈文晶　深圳市蛇口人民医院(中南大学湘雅二医院深圳医院)

丛　妍　中国医学科学院肿瘤医院深圳医院

杜　牧　南方医科大学深圳医院

方　孜　深圳市蛇口人民医院(中南大学湘雅二医院深圳医院)

何子龙　南方医科大学南方医院

胡若凡　深圳市第二人民医院(深圳大学第一附属医院)

胡仰玲　深圳市第二人民医院(深圳大学第一附属医院)

黄　嵘　北京大学深圳医院

黄社磊　深圳市人民医院(暨南大学第二临床医学院)

黄云开　深圳市龙岗区第三人民医院

李　莹　香港大学深圳医院

李冰清　深圳市蛇口人民医院(中南大学湘雅二医院深圳医院)

林小慧　深圳市人民医院(暨南大学第二临床医学院)

凌人男　深圳市人民医院(暨南大学第二临床医学院)

马梦伟　南方医科大学南方医院

莫　信　深圳市蛇口人民医院(中南大学湘雅二医院深圳医院)

潘德润　南方医科大学南方医院

彭　琴　深圳市蛇口人民医院(中南大学湘雅二医院深圳医院)

汤小俐　深圳市蛇口人民医院(中南大学湘雅二医院深圳医院)

汪思娜　南方医科大学南方医院

王芳芳　深圳市蛇口人民医院(中南大学湘雅二医院深圳医院)

温　晶　南方医科大学南方医院

文婵娟　南方医科大学南方医院

吴杰芳　南方医科大学南方医院

谢佩珊　深圳市蛇口人民医院(中南大学湘雅二医院深圳医院)

许　梅　深圳市人民医院(暨南大学第二临床医学院)

徐维敏　南方医科大学南方医院

徐泽园　南方医科大学南方医院

弋春燕　深圳市人民医院(暨南大学第二临床医学院)

游红莲　深圳市蛇口人民医院(中南大学湘雅二医院深圳医院)

袁家琳　深圳市人民医院(暨南大学第二临床医学院)

曾　辉　南方医科大学南方医院

曾凤霞　南方医科大学南方医院

张　璐　深圳市蛇口人民医院(中南大学湘雅二医院深圳医院)

张　嫣　广东省妇幼保健院

编者名单

Donovan M. Bakalyar, PhD, FACR

Senior Staff Physicist
Department of Diagnostic Radiology
Henry Ford Health System
Detroit, Michigan

Hassana Barazi, MD, MBA

Assistant Professor
Department of Radiology
West Virginia University School of Medicine
Morgantown, West Virginia

Brandon A. Behjatina, DO, MPT

Medical Director
Pembroke Pink Imaging
Pembroke Pines, Florida

Nicholas Bevins, PhD

Department of Radiology
Henry Ford Health System
Detroit, Michigan

Amy S. Campbell, MD

Associate Professor
Chief of Breast Imaging
Department of Radiology
MedStar Georgetown University Hospital
Washington, District of Columbia

Gina M. Fundaro, MD

Senior Staff Radiologist
Site Director Fairlane Breast Center
Division of Breast Imaging
Associate Clinical Professor Wayne State University School
    of Medicine Henry Ford Health System
Detroit, Michigan

Walter Huda, PhD

Professor of Radiology
Geisel School of Medicine at Dartmouth College
Director of Physics Education
Dartmouth-Hitchcock
Lebanon, New Hampshire

Jessica Hung, MD

Diagnostic Radiology
Radiology, Inc.
Columbus, Ohio

Janice Y. Jeon, MD

Assistant Professor
Department of Radiology
MedStar Georgetown University Hospital
Washington, District of Columbia

Saumil R. Kadakia, MD

Radiologist
Associated Radiologists, Ltd.
Mesa, Arizona

Rebecca Leddy, MD

Associate Professor
Assistant Director, Breast Imaging
Department of Radiology
Medical University of South Carolina
Charleston, South Carolina

Madelene Carroll Lewis, MD

Associate Professor
Department of Radiology
Medical University of South Carolina
Charleston, South Carolina

Nicole Sondel Lewis, MD

Assistant Professor
Department of Radiology
MedStar Georgetown University Hospital
Washington, District of Columbia

Ralph P. Lieto, MSE, FAAPM, FACR

Radiation Safety Officer/Medical Physicist
Radiation Safety Office
St. Joseph Mercy Health System
Ann Arbor, Michigan

Sabala R. Mandava, MD

Senior Staff Radiologist, Division of Breast Imaging
Director, Breast Imaging Fellowship
Associate Program Director, Women's Imaging Fellowship
Henry Ford Health System
Clinical Assistant Professor
Wayne State University School of Medicine
Detroit, Michigan

Colleen H. Neal, MD

Assistant Professor of Radiology
University of Michigan
Ann Arbor, Michigan

Jay Prakash Patel, MD

Breast and Musculoskeletal Radiologist
Quantum Radiology
Marietta, Georgia

Jane G. Seto, DO

Staff Radiologist
Department of Radiology
Freeman Health System
Joplin, Missouri

Biren A. Shah, MD, FACR

Associate Professor
Director, Breast Imaging
Director, Breast Imaging Fellowship
Department of Radiology
Virginia Commonwealth University
Richmond, Virginia

Emily C. Siegal, MD

Senior Staff Radiologist
Division of Breast Imaging, Henry Ford
    Health System
Clinical Assistant Professor
Wayne State University School of Medicine
Detroit, Michigan

Paul J. Spicer, MD

Assistant Professor
Divisions of Breast and Musculoskeletal Imaging
Diagnostic Radiology Resident Program Director
Department of Radiology
University of Kentucky
Lexington, Kentucky

Tom A. Stamatis, MD, MBA

Akron Radiology, Inc.
Akron, Inc.

Afua Yesi Thompson, MD

Assistant Professor
Department of Radiology
Meharry Medical College
Staff Radiologist
Department of Radiology
Nashville General Hospital
Nashville, Tennessee

Samantha Tunnecliffe, RT(R)(M)

Mammography Supervisor
Division of Breast Imaging
Department of Radiology
Henry Ford Health System
Detroit, Michigan

Matt Vanderhoek, PhD

Department of Radiology
Henry Ford Health System
Detroit, Michigan

Jenny H. Wang, DO

Diagnostic Radiology and Breast Imaging
Advanced Radiology Services, P.C.
Grand Rapids, Michigan

Barbara White, MD

Staff Radiologist
Diagnostic Radiology and Breast Imaging
Boise Radiology Group, P.C.
Boise, Idaho

中文版序言 1

I have been to China many times, and Professor Ma Jie has been a friend of mine for many years. She studied at Brigham and Women's Hospital of Harvard Medical School 2 years ago. Last winter, she informed me that *Breast Imaging: A Core Review* would be translated into Chinese and she would be chief reviewer, I felt extremely excited when I heard this.

Breast imaging diagnosis develops quickly, and young doctors are urgent to have standardized medical standards and training materials. Not only does Professor Ma has rich clinical experience, but she also masters many techniques such as mammography, MRI, biopsy, etc. She is further very familiar with pathology and clinical work. During past communications, I genuinely feel that she is an excellent doctor and team leader. As chief reviewer of Chinese version of *Breast Imaging: A Core Review*, Professor Ma ensures that the Chinese version will faithfully reflect the original work. I believe the book *Breast Imaging: A Core Review* will benefit many Chinese doctors.

Sughra Raza

Associate Professor, Radiology
Harvard Medical School
Associate Director, Breast Imaging
Director, Women's Breast Imaging Program
Brigham and Women's Hospital

中文版序言 1(译文)

　　我曾多次到中国交流学习,马捷教授是我多年的朋友。两年前,她曾在哈佛大学医学院附属布莱根妇女医院学习。去年冬天,马教授告诉我 *Breast Imaging: A Core Review* 一书将被翻译成中文版,并由她担任主审,听到这个消息我感到非常高兴。

　　乳腺影像诊断发展迅速,年轻的医师迫切需要学习规范化的医学诊断标准和培训材料,以帮助他们快速地积累经验。马教授不仅具有丰富的临床经验,而且还精通乳腺 X 线摄影、MRI 和穿刺活检等多种技术,对病理学和临床工作也非常熟悉。在过去的交流中,我深感她是一位出色的医师和团队领导者。由其担任 *Breast Imaging: A Core Review* 一书中文版的主审,可以确保将原书内容如实地呈现给中国广大读者! 我相信 *Breast Imaging: A Core Review* 一书的翻译出版将使众多中国影像医师受益。

Sughra Raza

放射科副教授,
哈佛大学医学院
乳腺影像科副主任,
女性乳腺影像项目部主任,
布莱根妇女医院

中文版序言 2

美国放射学院(ACR)乳腺影像报告和数据系统(BI-RADS)(第 5 版)于 2013 年秋天出版,我们长期从事乳腺影像工作的医师对此都非常关注。作为我们的工具书,新版 BI-RADS 无论从征象描述、判别分类还是指南方面,都进行了细致的阐述。同时,我们更加深感 2013 版 BI-RADS 从理解到准确应用,都要求我们从规范化的思维训练开始。乳腺影像诊断不同于其他,最后给出的评估分类和临床处理推荐不仅是影像科医师的学习规范,同时也是临床制订处理方案的依据。恰在此时,我的同事杨敏洁医师向我推荐了《乳腺影像学:核心复习》(第 2 版)这本书。《乳腺影像学:核心复习》第 1 版是《影像学核心复习系列丛书》的第一本书,在 ACR BI-RADS(第 5 版)之前出版,因此,原书作者认为有必要对其进行改进。正如比伦·A.沙哈和萨巴拉·R.曼达瓦所说,作者对第 2 版做了实质性的改进:包含 300 道问题。第 1 版部分问题得以保留,并新增了一些问题。在其中的多选题中,对 BI-RADS 评估分类的原因和依据展开描述,使得读者更加清晰地了解到,对征象的客观解读是给出临床处理推荐的依据。

《乳腺影像学:核心复习》(第 2 版)内容由浅入深,涵盖监管、乳腺癌筛查、影像诊断、病理特征、介入成像及成像安全等。全书包括 5 章内容,既循序渐进,又彼此独立,特别是第 3 章,涵盖临床、病史和相关影像学信息,综合评估病变,对典型影像资料所有相关征象进行分析,思路清晰,是训练规范化乳腺影像诊断的实用参考,并且可以在工作中不断体会,从而得到最客观的 BI-RADS 评估,而非仅凭经验的推测。在第 4 章乳腺介入成像中,更加深入地将病理改变作为影像基础,分别描述了乳腺穿刺活检的适应证,不同表现的病变选择哪种影像学方式引导活检,对病理结果的解释以及临床处理推荐,使得放射科医师更加深刻地认识到乳腺影像诊断的最终 BI-RADS 评估分类和临床处理推荐对后续整体治疗的意义。

有幸作为《乳腺影像学:核心复习》(第 2 版)的主审,我要特别感谢深圳市蛇口人民医院的汤小俐教授,是汤教授最初给予的鼓励和信任,使我有勇气接受这一艰巨的任务。在审校过程中,得到了广东省从事乳腺影像诊断的同行的支持与帮助,在此感谢南方医院陈卫国教授对我的信任和支持,感谢广东省人民医院梁长虹教授为本书作序,感谢复旦大学肿瘤医院彭卫军教授对我和我的团队一直以来的帮助和指导。同时也要感谢哈佛大学医学院附属布莱根妇女医院 Raza 教授为本书作序。感谢所有翻译人员付出的辛勤劳动,特别是我的同事黄社磊医师、弋春燕医师和我的助理丛妍,他们在本书的翻译和审校过程中做了大量整理资料和反复校对的工作。感谢我的同事杨敏洁医师,自始至终鼓励我接受这一挑战。当本书完成时,我和所有翻译人员都感到:这些付出是值得的!

最后,希望该书成为我国乳腺影像医师实用的案头参考书,能够推进我国乳腺影像检查的规范化与诊断的标准化!

2020 年 4 月于深圳

中文版序言 3

乳腺癌严重危害女性的生命安全和身心健康。随着经济社会的快速发展和生活方式的改变,我国乳腺癌发病率逐年上升,且日趋年轻化。医学影像学的迅速发展对乳腺癌的早期发现和早期诊断发挥着重要作用,能有效地提高病变的检出率,科学评估治疗方案,以达到改善患者预后的目的。

随着 2013 年美国放射学院(ACR)BI-RADS(第 5 版)的出版,规范化的乳腺影像检查和诊断日趋成为临床和教学工作人员的核心依靠。《乳腺影像学:核心复习》(第 2 版)是在 BI-RADS(第 5 版)之后出版,作者们在第 1 版的基础上增加了"问题"等部分,更加突出乳腺影像判读的规范化。《乳腺影像学:核心复习》(第 2 版)的翻译出版对于系统学习乳腺影像学理论、疾病诊断原则、临床综合分析、病理结果与影像对照等具有重要的参考价值,有助于在乳腺疾病的诊治中发挥影像医师的最大优势。该书尤其在问题与解答部分,逐字推敲,将临床实践以规范化、标准化的方式进行培训和应用,是一本值得推广和学习的工具书。相信此书能让更多影像医师和临床病理医师从中受益,从而共同提高我国乳腺疾病的诊断水平。

彭咩

2020 年 5 月

中文版序言 4

　　恶性肿瘤一直是医学工作者努力攻克的难关。在各种恶性肿瘤中,乳腺癌非常特殊:如果能够早期发现、早期诊断,预后非常好,甚至能够治愈。因此,乳腺癌的研究价值非常大。与欧美女性相比,我国乳腺癌患者发病年龄低,而且我国女性乳腺腺体致密,相对欧美女性的非致密型乳腺,检出并诊断病变有更多的困难,这给乳腺影像医师提出了更大的挑战。同时,近年来随着生活方式的改变和经济的迅速发展,乳腺癌发病率逐年上升且日趋年轻化,更需要我们认真思考乳腺病变的检查方法和对医师的规范化训练。而医学影像学可以非常有效地早于临床发现这些病变。

　　《乳腺影像学:核心复习》(第 2 版)非常适合影像医师从基础开始掌握正确的方法。同时,这本书在 2013 年美国放射学院(ACR)BI-RADS(第 5 版)之后出版,其加入了训练部分,针对性训练医师们掌握并理解 BI-RADS。此外,该书将 BI-RADS 的影像描述与判别评估更加紧密地联系在一起,相信读者从中不仅可以学习到系统的知识,而且通过其问题和训练,可以巩固乳腺影像诊断的临床处理推荐,更好地结合临床与病理结果,从而提高影像学在乳腺疾病全程管理中的价值。

　　无论如何,乳腺影像学是非常有挑战和有魅力的领域,愿各位读者在学习和工作中不断发现其价值。

2020 年 5 月

中文版前言

阅读《乳腺影像学:核心复习》一书后,我们欣喜地发现该书编排体例独特,影像图片清晰、典型,注释详细,论述简明扼要,通俗易懂,于是愉快地接受了马捷主任的邀请,组织人员进行翻译。该书作为美国放射学委员会(ABR)核心考试模式的系列丛书之一,与美国放射学住院医师培训的考试大纲和题型一致。这不正是我们在苦苦寻找的案头参考书吗?真是众里寻他千百度,蓦然回首的惊喜!

在多年的工作和学习中,我们发现乳腺影像诊断有别于其他:BI-RADS 报告系统始终要求对医师的思维进行训练,并对技术进行标准化。但由于缺少基于影像学的专业训练教材,其与一些更加专业的培训仍有差别。例如,对乳腺导管原位癌演变过程的认识以及对临床处理决策的推荐,再比如对影像学引导下活检后的组织学评估等。《乳腺影像学:核心复习》让我们的年轻医师在乳腺诊断方面受益匪浅,在学习中加深了对 BI-RADS 的理解和灵活运用,并能更加准确地给出临床处理推荐。年轻的医师们听说能加入翻译团队都非常兴奋,他们边翻译、边学习、边实践,逐步使乳腺影像检查规范化与诊断标准化,及时了解医学前沿动态并与国际接轨。

安徒生童话《谁是最幸运的》一书讲的是花园里的玫瑰花,他们得到了雨露的爱、阳光的爱、篱笆墙和风的爱,一朵朵才成长得那么鲜艳。虽然他们的境遇不同、禀赋各异,但他们因为被爱从而相信爱,进而传播爱。从这个角度来说,我们能借此翻译的机会加强学习无疑是最幸运的!

在此特别感谢深圳市人民医院马捷主任的相邀和悉心指导!感谢南方医院陈卫国主任的细致审校!她(他)们的认真努力、必邃必专、精益求精的治学态度必将成为我们的医路楷模!我们有幸能够与这些乳腺影像专家们为伍,他们像火炬一样为我们照亮前行的路,一路相随伴我们成长,并为女性健康事业奉献自己的光和热!

最后,要感谢我们的家人,是他们的爱与包容让我们始终坚守,不忘初心,心之所向,无问西东!

汤小俐 张维 李苓

2020 年 5 月

丛书序言

　　《乳腺影像学:核心复习》第1版是《影像学核心复习系列丛书》的第一本书,于2013年秋天美国放射学委员会(ABR)核心考试第一次实行前出版。美国放射学院(ACR)BI-RADS(第5版)出版后,《影像学核心复习系列丛书》的其他分册才陆续出版。萨巴拉·R.曼达瓦和我很清楚,有必要对我们的作品进行改进。在原有及新加入志愿者的帮助下(其中一些人参加了核心考试),萨巴拉和我决定对第2版做出实质性改进。《乳腺影像学:核心复习》(第2版)中包含300道选择题。第1版部分问题得以保留,并新增了一些问题。

　　《影像学核心复习系列丛书》旨在为住院医师、专科医师或执业医师,以类似于ABR核心考试的形式,提供大约300道多项选择题,对专业重要概念、理论和实践等进行复习。《影像学核心复习系列丛书》并不是详尽无遗,而是提供在ABR核心考试中可能出现的并且是临床实践中必需的内容。

　　作为《影像学核心复习系列丛书》的主编,我很高兴与全国许多为该丛书做出贡献的杰出人士合作。这一系列丛书凝聚了许多专家的心血,感谢他们的无私奉献,没有他们的付出,就没有该系列丛书的出版。

　　我希望《影像学核心复习系列丛书》继续作为住院医师复习备考的宝贵资料,并为专科医师和放射科执业医师提供有价值的参考。

比伦·A.沙哈

丛书主编

前　言

随着住院医师培训模式的变化,放射科住院医师的学习方法也要随之调整。单纯解读影像学特征的学习模式已经改变。取而代之的是,更全面地了解疾病过程、图像获取、质量控制和安全性背后的物理原理。现在,可供住院医师使用的学习资源较匮乏。

考虑到这一点,我们希望为住院医师提供指导,使他们能够评估自己的能力,并以类似于美国放射学委员会(ABR)核心考试的形式学习资料。根据ABR核心考试学习指南,这些问题被分成不同的部分,以便读者在需要时能够轻松地研究特定的内容。大多数问题都是多项选择题,其中有一些扩展的匹配题。每个问题都有相应的答案,不仅解释了正确的选项,还指出了其他选项的错误所在。对于那些想要深入研究某一特定内容的读者,每个问题都附有参考资料。这种模式对于准备参加维持认证(MOC)考试的放射科医师也很有用。在第2版中,我们对问题进行了更新,包括新的成像模式,如数字乳腺断层融合X线成像(DBT)和分子乳腺成像(MBI)。我们也努力改善图片质量以便更易于观察。

很多人对本书做出了贡献,其中一些是我们过去的同事。本书的完成离不开他们的努力,他们百忙之中抽出时间及时搜集、总结和提交材料。在此向他们表示衷心的感谢!

非常感谢 Wolters Kluwer 的工作人员 Lauren Pecarich、Linda Van Pelt、Ryan Shaw 和 S. Arunmozhivarman 给了我们这个机会,指引着我们前进。还要感谢 Christin Martino 博士,他在定稿之前花费了大量时间审查资料。

最后,但十分重要的是,感谢我们的家人,他们在我们漫长的工作过程中一直陪伴并鼓励着我们。

希望本书能成为有用的工具书,为住院医师成为ABR认证的放射科医师及他们未来的职业生涯提供参考。

比伦·A.沙哈

萨巴拉·R.曼达瓦

致我的父母，Ashok 和 Jyoti Shah，是他们给了我一切！

是他们给我树立了人生信条和工作准则！

致我的姐姐，Binita Ashar，感谢她的建议和不断的鼓励！

致我的妻子，Dharmishtha Shah，感谢她一如既往的支持和始终如一的爱！

致我的儿子，Aren 和 Deven，是他们让我的生命更加有意义！

比伦·A.沙哈

致我的丈夫，Rajesh，以及我的孩子，Milind 和 Ariana，

感谢他们始终如一的爱和支持！

萨巴拉·R.曼达瓦

目　录

本书配有智能阅读助手，帮你实现

"时间花得少, 阅读效果好"

▶ 建 议 配 合 二 维 码 一 起 使 用 本 书 ◀

我们为本书特配了智能阅读助手，可以为你提供本书配套的读者权益，帮助你提高阅读效率，提升阅读体验。

针对本书，你可能会获得以下读者权益：

线上读书群

为你推荐本书专属读书交流群：【乳腺影像学：核心复习】交流群，入群可以与同读本书的读者，交流本书阅读过程中遇到的问题，分享阅读经验。

另外，还精心配置了一些能辅助你更好阅读本书的读书工具与服务，比如，阅读打卡、读书卡片、配套彩图等。

微信扫码，添加智能阅读助手

阅 读 助 手 ， 助 你 高 效 阅 读 本 书 ， 让 读 书 事 半 功 倍 ！

第**1**章 监管／照护标准

1 以下哪项是乳腺 X 线摄影质量标准法案（MQSA）对阅片医师的要求？

A. 每年至少获得 15 个 1 类继续医学教育（CME）学分。

B. 在应用新的成像模态前，完成针对该模态（例如，数字乳腺断层融合 X 线成像）训练的 10 个 CME 学分。

C. 住院医师培训最后 2 年期间，任意 6 个月内，在上级医师的指导下，完成 240 例乳腺 X 线摄影检查阅片。

D. 具备每 12 个月连续阅读 960 例案例的经验。

2 给出下列每幅图像 BI‐RADS 分类诊断：BI‐RADS 2 类（答案 A）或 BI‐RADS 4 类（答案 B），每个选项可选 1 次、多次或不选：

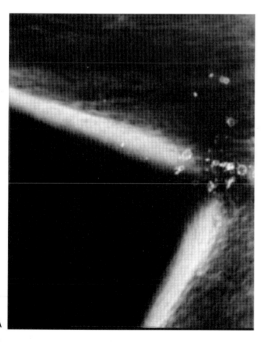
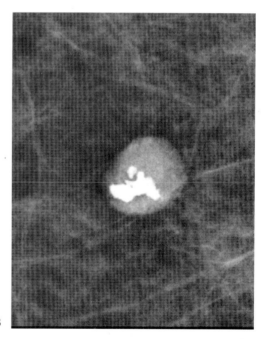

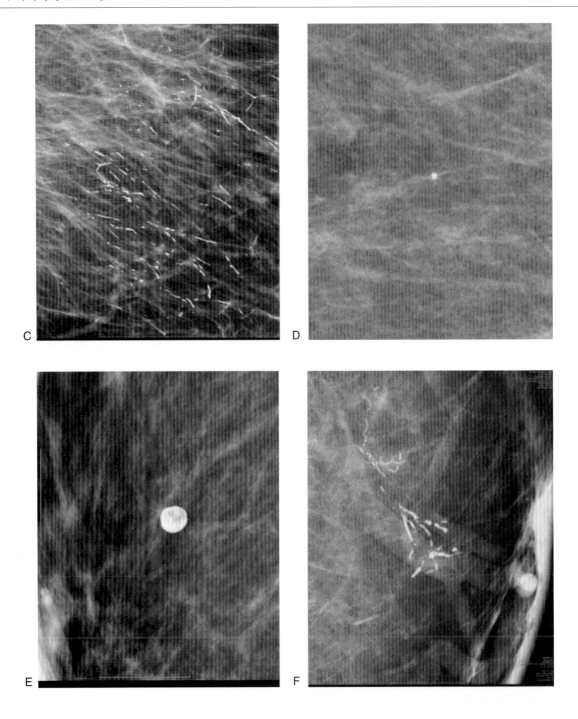

C D

E F

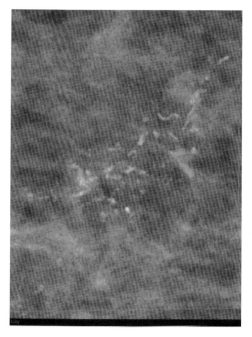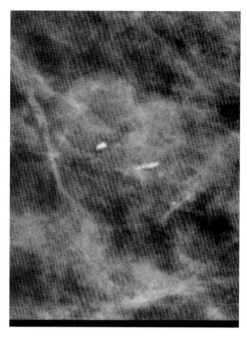

3　根据第 5 版 BI - RADS 分类标准，癌症检出率（CDR）的标准是：

A. ≥1.0　　　　　　　　　　　　　　B. ≥1.5

C. ≥2.0　　　　　　　　　　　　　　D. ≥2.5

E. ≥3.0

4　筛查性乳腺 X 线摄影检查的 1 年内，确诊的 100 例乳腺癌患者中，94 例是根据筛查结果建议
活检而确诊，另外 6 例筛查结果为阴性，之后发展成乳腺癌。该人群筛查性乳腺 X 线摄影检查
的敏感度是：

A. 6%　　　　　　　　　　　　　　　B. 88%

C. 90%　　　　　　　　　　　　　　D. 94%

E. 96%

5　评估内外侧斜位（MLO）位置是否精确时，以下哪项正确？

A. 可见大部分上腹部。

B. 乳腺应被充分向外下牵拉。

C. 胸大肌自腋窝处扩宽并延伸至乳头水平，前缘应为凸面。

D. 乳房下皱襞位置应居中。

6　筛查性乳腺 X 线摄影检查结果为阴性，9 个月后患者触及肿块返院就诊，活检显示为浸润性导
管癌，该病例在审核中应归为以下哪项？

A. 真阳性　　　　　　　　　　　　　B. 真阴性

C. 假阳性　　　　　　　　　　　　　D. 假阴性

7a　患者女，85 岁，曾行左侧乳房切除术，现行右侧筛查性乳腺 X 线摄影检查。乳头上放有不透射
线的标记物，图像如下所示。根据筛查性乳腺 X 线摄影图像，BI - RADS 分类最合理的是：

A. 0 类　　　　　　　　　　　　　　B. 1 类

C. 2 类　　　　　　　　　　　　　　D. 3 类

E. 4 类

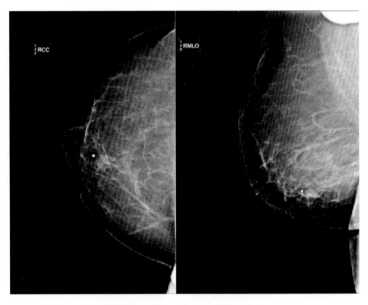

7b　患者被召回重新拍摄右侧乳腺 MLO 位图像（见下图）:

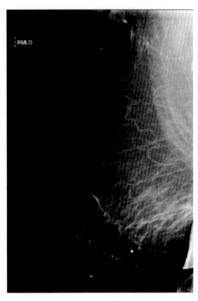

被召回重新拍摄 MLO 位图像的原因是:

A. 毛发伪影　　　　　　　　　　　B. 运动伪影

C. 下颌伪影　　　　　　　　　　　D. 除臭剂伪影

E. 皮肤伪影

8　后乳头线（PNL）在 MLO 位图像上测量值为 13cm，头尾位（CC）图像上可接受的 PNL 测量数值为:

A. 8cm　　　　　　　　　　　　　B. 9cm

C. 10cm　　　　　　　　　　　　D. 11cm

E. 12cm

9 为了满足 MQSA 的要求，所有乳腺 X 线摄影设备必须对使用该设备的每位诊断医师以及每位诊断医师的诊断数据进行医疗结果分析，医疗结果分析多长时间需进行 1 次？

A. 3 个月
B. 6 个月
C. 12 个月
D. 24 个月

10 对于任何新的乳腺 X 线摄影模式，阅片医师在独立阅片之前，必须先进行培训并获取证书。培训所需时间为：

A. 4 小时
B. 6 小时
C. 8 小时
D. 12 小时

11 对于下图所示伪影，以下哪项说法正确？

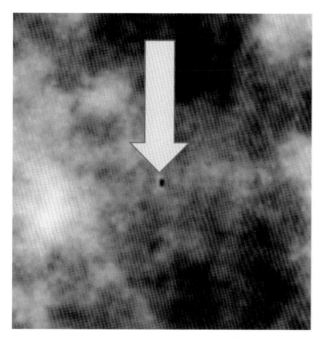

A. 数字和模拟成像中均可见。

B. 通过清洁探测器来消除皮肤上的乳液或止汗剂。

C. 通过重新校准检测器来纠正。

D. 可见于技术员未将探测器擦干时。

12a 患者女，41 岁，右侧乳腺可触及肿块。图像如下所示。根据提供的诊断性乳腺 X 线摄影检查图像，下一步最合适的检查是：

A. 可能是伪影，需重新拍摄 MLO 位图像。

B. 针对右侧乳腺可触及肿块区进行超声检查。

C. 要求加拍右侧乳腺 CC 位图像。

D. 建议每年进行乳腺 X 线摄影随访筛查。

E. 建议患者到乳腺外科就诊。

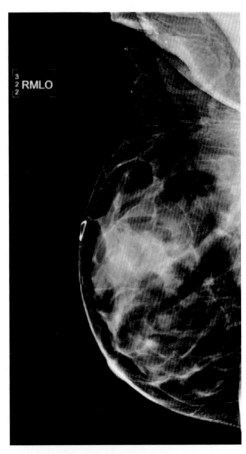

12b 患者被召回重新拍摄右侧乳腺 MLO 位图像（如下图）：

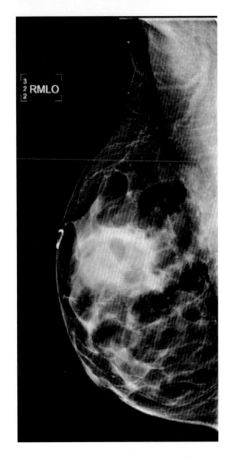

召回重新拍摄 MLO 位图像的原因是：

A.毛发伪影　　　　　　　　　　　B.下颌伪影

C.除臭剂伪影　　　　　　　　　　D.患者体位不佳

E.运动伪影

13 根据美国放射学会（ACR）提出的筛查性乳腺 X 线摄影检查指南，以下哪项正确？

A.从 50 岁起至 74 岁，每年进行 1 次乳腺 X 线摄影检查。

B.从 35 岁起，每 2 年进行 1 次乳腺 X 线摄影检查，40 岁以上每年进行 1 次。

C.从 50 岁起至 74 岁，每年进行 1 次乳腺 X 线摄影检查。

D.45~54 岁之间，每 2 年进行 1 次乳腺 X 线摄影检查，55 岁及以上则为每年 1 次。

E.从 40 岁起，直到女性的预期寿命前 5~7 年，每年进行 1 次乳腺 X 线摄影检查。

14 关于乳腺 X 线摄影检查中乳房的正确定位，以下哪项正确？

A.在 CC 位图像上，是与胸大肌平行的投影。

B.在 CC 位图像上，约 75% 的概率可见到胸大肌。

C.在 MLO 位图像上，胸大肌前缘应为凹面。

D.在 MLO 位图像上，胸大肌应位于乳头轴线水平上。

E.乳头应至少在 1 个体位图像上可见。

15 联邦法规要求，对乳腺 X 线摄影检查阳性患者的手术和（或）病理结果进行随访。机构需多长时间进行 1 次随访？

A.每天　　　　　　　　　　　　　B.每周

C.每月　　　　　　　　　　　　　D.每年

16 未能告知患者检查结果及未能及时告知患者检查结果属于严重违规行为，美国 FDA 规定为患者提供结果的最迟时限是：

A. 7 天　　　　　　　　　　　　　B. 14 天

C. 30 天　　　　　　　　　　　　D. 60 天

17 美国哪个组织负责监管乳腺 X 线摄影质量标准？

A. FDA　　　　　　　　　　　　　B.美国放射学会

C.卫生和公众服务部门　　　　　　D.联邦不参与，各州独立监管

18 阳性预测价值 1（PPV1）的定义是：

A.基于最终检查结果阳性，并在 1 年内组织学诊断为癌症的百分比。

B.基于最初检查结果阴性，并在 1 年内组织学诊断为癌症的百分比。

C.基于最初检查结果阳性，并在 1 年内组织学诊断为癌症的百分比。

D.已知活检结果阳性，最终检查结果阳性，并在 1 年内组织学诊断为癌症的百分比。

19 关于 BRCA1 基因突变携带者，以下哪项正确？

A.为常染色体隐性遗传。

B.是 17 号染色体上的抑癌基因。

C.携带者终身患乳腺癌的风险为 25%~35%。

D.还与患肺癌风险增加有关。

20 关于压迫板和影像接收器，以下哪项是必要的？

A.18cm ×24cm 和 12cm ×18cm 两种尺寸都需要。

B. 根据乳腺轮廓进行准直。

C. 压力为 45~60 磅（200~267N）。

D. 每个尺寸的接收器都需要固定的网格。

E. 通过脚踏马达推进压迫板并手动压缩调节。

21 下列检查用于评估乳房硅胶假体破裂。

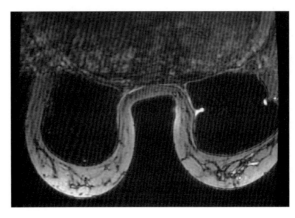

该图像显示哪种伪影？

A. 磁敏感伪影   B. 卷褶伪影

C. 射频（RF）干扰伪影   D. 硅胶饱和伪影

22a 下表显示了社区医院乳腺护理中心 12 个月的数据。

筛查性乳腺 X 线摄影检查	BI – RADS 0 类	根据诊断工作最后评估为 BI – RADS 4、5 类	筛查性乳腺 X 线摄影检查 BI – RADS 0 类在 1 年内诊断为乳腺癌
5000	400	200	30

该中心筛查的阳性率为：

A. 4%   B. 5%

C. 6%   D. 8%

E. 12%

22b 癌症检出率为：

A. 4/1000   B. 5/1000

C. 6/1000   D. 8/1000

E. 12/1000

23 以下乳腺 MR 对比增强扫描图像中出现了哪种伪影？

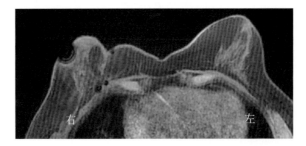

A. 化学位移伪影   B. 卷褶伪影

C. 磁敏感伪影   D. 运动伪影

24 关于乳腺 X 线摄影检查图像的标准化标注，以下哪项正确？

A. 胶片上需要显示患者全名或患者唯一的识别码。

B. 当患者需要携胶片去其他机构就诊时，胶片上应显示摄片机构的名称和地址。

C. 每幅图像上应有标明相应暗盒的阿拉伯数字。

D. 方位及左／右侧应标注在乳头附近。

E. 应包括摄片技师的员工编号。

25 患者女，55 岁，诊断为 BI – RADS 3 类。根据 BI – RADS 分类标准，BI – RADS 3 类结果为恶性肿瘤的可能性应低于：

A. 1%
B. 2%
C. 3%
D. 4%
E. 5%

26 患者女，60 岁，出现 BI – RADS 5 类征象。根据 BI – RADS 分类标准，BI – RADS 5 类病变为恶性肿瘤的可能性应：

A. ≥90%
B. ≥93%
C. ≥95%
D. ≥97%
E. ≥99%

27 如下图所示，该检查出现了什么伪影？

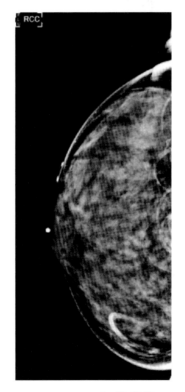

A. 毛发伪影
B. 除臭剂
C. VP 分流导管
D. 珠宝

28 如下图所示，该检查出现了什么伪影？

A. 毛发伪影
B. 除臭剂
C. VP 分流导管
D. 珠宝

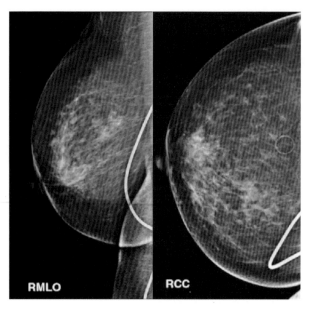

29   根据 ACR 和美国癌症协会（ACS），对患乳腺癌终身风险大于多少的女性建议采用 MRI 对比
      增强扫描进行筛查?

      A. >10%   B. >20%

      C. >50%   D. >75%

30   围绝经期女性要求进行乳腺 MRI 增强扫描，月经周期中最适合进行 MRI 检查的是:

      A. 第 1~6 天   B. 第 7~14 天

      C. 第 15~21 天   D. 第 22~28 天

31   2015 年, ACS 提倡将乳腺 MRI 检查作为乳腺 X 线摄影检查的辅助手段。 据此，以下哪项是患
      乳腺癌风险的临床指标?

      A. 年轻时有胸部放射线照射史。

      B. 1 型神经纤维瘤病史。

      C. 使用标准化风险评估模型，终身患乳腺癌的风险为 10% 或更高。

      D. 腺体密度 >50% 。

32   对于屏 – 片乳腺摄影，每周应进行以下哪些质量控制测试?

      A. 暗室清洁   B. 处理器质量控制

      C. 显示器清洁   D. 视窗清洁

      E. 定影剂保留

33   下图显示的视图对于评估乳腺的哪一部分不理想?

      A. 下份   B. 侧边

      C. 中区   D. 上份

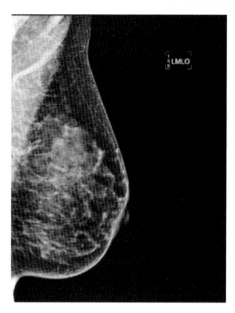

34　在每周质量控制检测中，ACR 数字乳腺 X 线摄影（DM）体模成像应满足的最低标准为以下哪项？

　　A. 纤维评分 2 分，微钙化组评分 2 分，肿块组评分 2 分。

　　B. 纤维评分 3 分，微钙化组评分 2 分，肿块组评分 3 分。

　　C. 纤维评分 2 分，微钙化组评分 3 分，肿块组评分 2 分。

　　D. 纤维评分 4 分，微钙化组评分 3 分，肿块组评分 3 分。

35a　下图显示的是乳腺 MR 对比增强扫描中的哪种伪影？

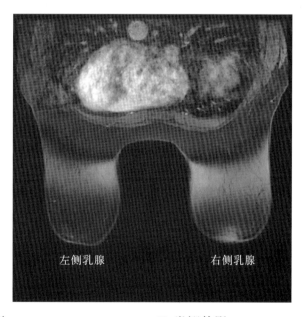

　　A. 化学位移伪影　　　　　　　　　　B. 卷褶伪影

　　C. 磁敏感伪影　　　　　　　　　　　D. 患者运动伪影/鬼影

　　E. 不均匀脂肪抑制伪影

35b　以下哪种方法可以减少乳腺 MRI 不均匀的脂肪饱和伪影？

　　A. 扩大 FOV　　　　　　　　　　　　B. 减少患者运动

　　C. 均匀磁场　　　　　　　　　　　　D. 增加饱和带宽

E. 检查 RF 屏蔽是否有泄漏

36 根据第 5 版 BI – RADS 分类标准，以下哪项应评估为 BI – RADS 0 类？

A. 当诊断性乳腺 X 线摄影检查结果需要行 MRI 检查进一步评估时，归为 BI – RADS 0 类。

B. 当筛查性乳腺 X 线摄影检查结果呈稳定的良性征象时，归为 BI – RADS 0 类。

C. 当筛查性乳腺 X 线摄影检查结果需要与外院前片对比时，归为 BI – RADS 0 类。

D. 对于诊断性乳腺 X 线摄影检查，归为 BI – RADS 0 类。

37 下列乳腺 MR 增强扫描图像存在哪种伪影？

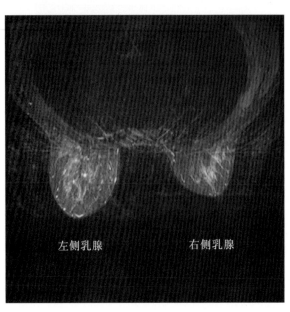

左侧乳腺　　　　右侧乳腺

A. 化学位移伪影　　　　　　　　B. 卷褶伪影

C. 磁敏感伪影　　　　　　　　　D. 患者运动伪影/鬼影

E. 不均匀脂肪抑制伪影

38 下列轴位压脂 T1W 增强图像出现哪种伪影？

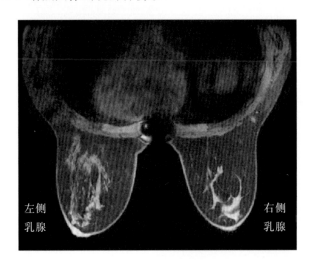

左侧乳腺　　　　右侧乳腺

A. 化学位移伪影　　　　　　　　B. 卷褶伪影

C. 磁敏感伪影　　　　　　　　　D. 患者运动伪影/鬼影

E. 不均匀脂肪抑制伪影

39 对于下列超声图像，以下哪项描述最恰当？

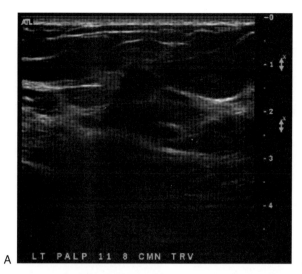

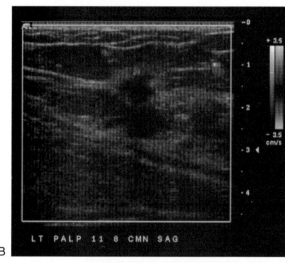

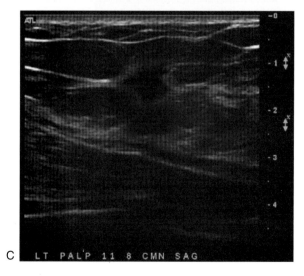

A. 边缘清晰的椭圆形等回声肿块　　B. 分叶状低回声肿块伴皮肤增厚

C. 圆形无回声肿块伴后方回声增强　　D. 边缘成角的不规则斑片状低回声

40　下面图 A 为左侧乳腺 X 线摄影检查 MLO 位图像，图 B 为 CC 位（放大）图像。 对于图中钙化，以下哪项描述最恰当？

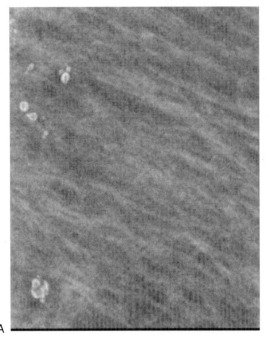

A 　MLO 位图像　　　　　　　　　　　　　　CC 位图像

A. 不定型钙化 　　　　　　　　　　　B. 多形性钙化

C. 点状钙化 　　　　　　　　　　　　D. 中空型钙化

E. 营养不良性钙化

41　下图筛查性乳腺 X 线摄影检查 MLO 位图像中存在哪种伪影？

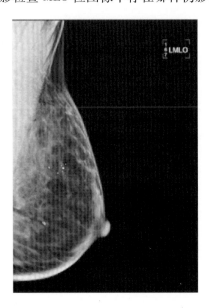

A. 运动伪影 　　　　　　　　　　　　B. 鬼影

C. 网格线 　　　　　　　　　　　　　D. 除臭剂

42　下列筛查性乳腺 X 线摄影检查 MLO 位图像中存在哪种类型的图像伪影（箭）？

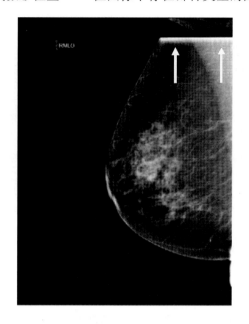

A. 加压板上的灰尘或污物　　　　　　B. 鬼影

C. 因读取失败产生的伪影　　　　　　D. 因像素太低产生的伪影

E. 网格线

43　乳腺 MR 增强扫描静脉注射钆对比剂的剂量一般为：

A. 0.1mmol/kg　　　　　　　　　　B. 0.2mmol/kg

C. 0.3mmol/kg　　　　　　　　　　D. 0.4mmol/kg

E. 0.5mmol/kg

44　下列数字乳腺断层融合 X 线摄影中的哪个特点有利于减少乳腺腺体组织重叠的影响？

A. 辐射剂量高于二维乳腺 X 线摄影检查　　B. 可重建 MLO 位和 CC 位图像

C. 采用数字采集技术　　　　　　　　D. 可多角度、多次曝光

E. 增大乳腺压迫力量

45　筛查性乳腺 X 线摄影检查中某个体位的图像有明显的运动伪影，谁负责进行适当纠正？

A. 阅片医师　　　　　　　　　　　　B. 放射技师

C. 医学物理师　　　　　　　　　　　D. 设备供应商

46　下列乳腺 MLO 位图像中存在哪种伪影？第二幅图为 MLO 位局部放大图像。

A. 运动伪影　　　　　　　　　　　　B. 网格线伪影

C. 除臭剂　　　　　　　　　　　　　D. 滤线栅伪影

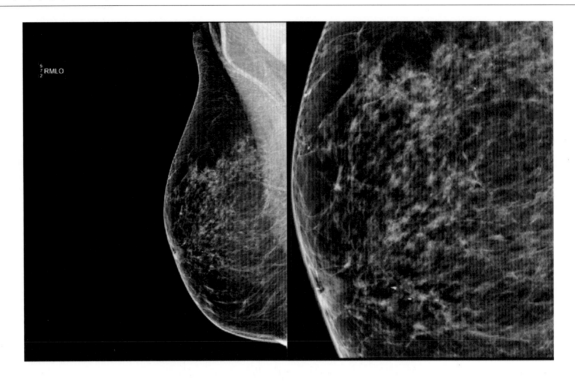

47a   下列乳腺 T1W 非脂肪饱和定位图像中存在哪种伪影?

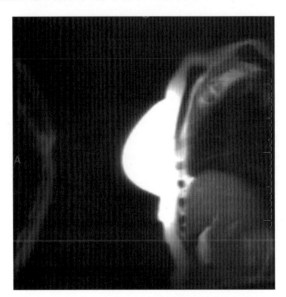

A. 化学位移伪影   B. 卷褶/混叠伪影

C. 金属磁敏感伪影   D. 患者运动伪影

47b   如何减少乳腺 MRI 图像上的相位卷褶/混叠伪影?

A. 扩大 FOV   B. 减少患者的运动

C. 进行匀场   D. 增加饱和带宽

E. 检查 RF 屏蔽是否泄漏

48   下列乳腺 MLO 位图像中存在哪种类型伪影?

A. 探测器分界线   B. 鬼影

C. 因读取失败产生的伪影   D. 因像素太低产生的伪影

E. 网格线

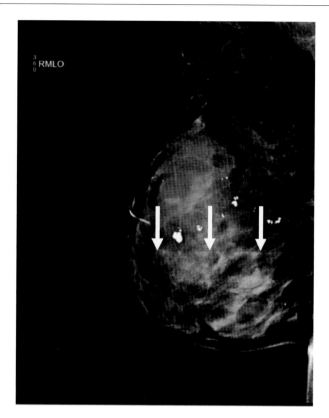

49 在回顾性分析医疗数据时，筛查性乳腺 X 线摄影检查的召回率在什么范围内可被接受？

A. <5%

B. 5%~12%

C. 12%~20%

D. 20%~31%

50 下列哪项措施能解决 MRI 图像中存在的伪影？

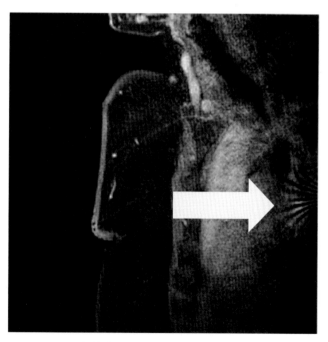

矢状位增强后 T1W 脂肪饱和图像

A. 请维修人员更换荧光灯泡。

B. 伪影与患者体内的金属有关，不可修复。

C. 增大 FOV，重新匀场后，重新扫描有伪影的序列。

D. 关闭 MR 室的大门。

51 这些钙化分布最合适的描述是:

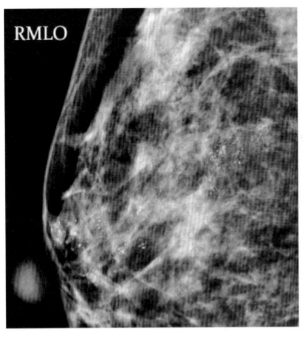

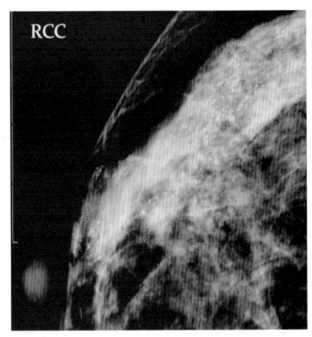

右侧 MLO 位图像——放大图像

右侧 CC 位图像——放大图像

A. 成簇分布　　　　　　　　B. 区段性分布

C. 区域性分布　　　　　　　D. 弥漫性分布

52a 下列哪项描述图中钙化的形态最恰当?

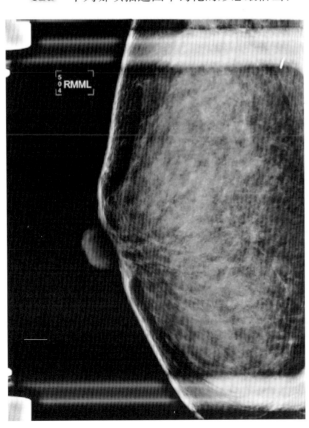

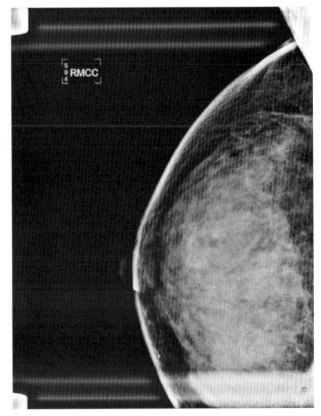

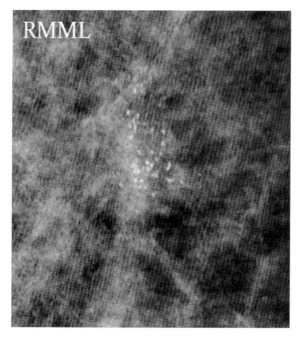
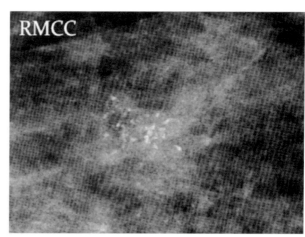

A. 钙乳钙化　　　　　　　　　　　　B. 无定形钙化

C. 营养不良性钙化　　　　　　　　　D. 细小多形性钙化

52b 细小多形性钙化存在的恶性风险是：

A. <20%　　　　　　　　　　　　　B. 20%~30%

C. 30%~40%　　　　　　　　　　　D. >40%

53 以下哪项是美国FDA规定的安全辐射剂量上限？

A. 3mGy/帧　　　　　　　　　　　　B. 3mGy/乳腺

C. 1.5mGy/帧　　　　　　　　　　　D. 6mGy/乳腺

答案与解析

1 　**答案 C**。

根据美国联邦政府登记表修改，在 FDA 网站上获得。

证书	1. 国家医疗执照。 2. 经美国 FDA 批准的机构认证的医师，或进行了 3 个月的乳腺 X 线摄影检查阅片、放射物理学、放射效应和辐射防护脱产培训。
医学教育	60 小时的 1 类乳腺 X 线摄影的医学教育课程（包括乳腺 X 线阅片、乳腺解剖学基础、病理学、生理学、乳腺 X 线摄影检查技术、质量保证和质量控制），其中至少 15 个小时是 3 年内完成，并且是在获得乳腺诊断医师资格之前。
初级经验	在住院医师最后 2 年期间的任意 6 个月内，在上级医师指导下进行 240 次乳腺 X 线摄影检查。
资格重新论证	为重新获得医师资格，在上级医师监督下直接阅读或重复阅读 240 份乳腺 X 线摄影检查图像，或在 24 个月内完成总数 960 份的乳腺 X 线摄影检查阅片，并在恢复独立阅片前 6 个月内完成这些任务。至于 CME（继续医学教育），如果不能达到每 36 个月 15 小时的 1 类学分教育的要求，在恢复独立阅片之前，CME 的总学时必须提高到每 36 个月 15 个小时。
新型成像方式的培训（如数字化）	在开展一项新的影像成像方式以前，阅片医师必须获得与该影像成像方式相关的 8 个 CME 学分。
继续教育	24 个月内完成 960 份乳腺 X 线摄影检查的阅片（没有接受继续教育的医师在进行独立的乳腺 X 线摄影检查前必须重新获得资格论证）。
总结	36 个月中至少获得 15 个乳腺 X 线摄影检查的 1 类 CME 学分，每种模式有 6 个学分（未能保持继续教育的医师，在进行独立乳腺 X 线摄影检查诊断之前必须重新获得资格论证）。

参考文献：Ikeda DM，Miyake KK．*Breast imaging*：*the requisites*，3rd ed．St．Louis，MO：Elsevier，2017：22．

　　Margolis NE，Gao Y．What you need to know—a primer for radiologists entering breast imaging．*J Am Coll Radiol* 2017；14（3）：393 – 396．

2 　**A. 答案 A**。BI – RADS 2 类皮肤钙化。

B. 答案 A。BI – RADS 2 类粗糙或"爆米花状"钙化。

C. 答案 A。BI – RADS 2 类粗大棒状钙化。

D. 答案 A。BI – RADS 2 类圆形钙化。

E. 答案 A。BI – RADS 2 类环形钙化（含脂囊肿）。

F. 答案 B。BI – RADS 4 类细线形或细小线样分支钙化。

G. 答案 B。BI – RADS 4 类细小多形性钙化。

H. 答案 B。BI – RADS 2 类钙乳。

参考文献：D'Orsi C，Sickles EA，Mendelson EB，et al．ACR BI-RADS® atlas mammography．In：*ACR BI-RADS® atlas*，*breast imaging reporting and data system*．Reston，VA：American College of Radiology，2013：17 – 69．

　　Rao AA，Feneis J，Lalonde C，et al．A pictorial review of changes in the BI-RADS fifth edition．*RadioGraphics* 2016；36（3）：623 – 639．

3　答案 **D**。癌症检出率(CDR)是指每 1000 个筛查性乳腺 X 线摄影检查初始结果为阳性(BI – RADS 0 类、4 类或 5 类)的患者中出现癌症患者的数量。根据第 5 版 BI – RADS 诊断标准,CDR 的基准为 >2.5/1000。

参考文献: D'Orsi C, Sickles EA, Mendelson EB, et al. ACR BI-RADS® atlas follow-up and outcome monitoring. In: *ACR BI-RADS® atlas, breast imaging reporting and data system.* Reston, VA: American College of Radiology, 2013:24 – 25.

D'Orsi C, Sickles EA, Mendelson EB, et al. ACR BI-RADS® atlas follow-up and outcome monitoring. In: *ACR BI-RADS® atlas, breast imaging reporting and data system.* Reston, VA: American College of Radiology, 2013:29.

4　答案 **D**。敏感性是指在癌症患者中检出癌症的概率;或在乳腺 X 线摄影检查 1 年内检出的癌症患者数量除以同期同一人群中所有癌症患者的数量。

敏感性 = TP/(TP + FN);TP = 真阳性;FN = 假阴性。

敏感性 = 94/(94 + 6) = 94/100 = 94%

特异性是指未患癌症且被诊断为阴性的概率;或在影像检查 1 年内,无组织学诊断为癌症的检查数量,除以同期未被组织学诊断为癌症的总数量。

特异性 = TN/(TN + FP);TN = 真阴性;FP = 假阳性。

参考文献: D'Orsi C, Sickles EA, Mendelson EB, et al. ACR BI-RADS® atlas follow-up and outcome monitoring. In: *ACR BI-RADS® atlas, breast imaging reporting and data system.* Reston, VA: American College of Radiology, 2013:19.

Linver MN, Osuch JR, Brenner RJ, et al. The mammography audit: a primer for the Mammography Quality Standards Act (MQSA). *AJR Am J Roentgenol* 1995;165:19 – 25.

5　答案 **C**。胸肌的影像表现对评估 MLO 位拍摄是否精准非常有用。将乳腺向外上牵拉,乳房下皱襞在 MLO 位图像上应展开,在 CC 位图像上应居中,并且在 MLO 位图像上应显示少部分的上腹部。

参考文献: Cardenosa G. *Breast imaging companion*, 4th ed. Philadelphia, PA: Lippincott Williams & Wilkins, 2017:10 – 17.

6　答案 **D**。此例归为假阴性。假阴性是指在影像检查结果为阴性的 1 年内,患者组织学诊断为癌症(BI – RADS 1 类或 2 类用于筛查性乳腺 X 线摄影,BI – RADS 1、2 或 3 类用于诊断性乳腺 X 线摄影)。

假阳性 1(FP1)是指筛查结果为阳性,但 1 年内组织学诊断为非恶性病变。

假阳性 2(FP2)是在检查结果为阳性(BI – RADS 4 类或 5 类)的基础上,建议组织学诊断或手术,1 年内组织学诊断为非恶性病变。

假阳性 3(FP3)是在检查结果为阳性(BI – RADS 类别 4 或 5 类)的基础上,建议组织学诊断,在 1 年内组织学诊断为与影像表现一致的良性,或者是与影像表现不一致的良性组织,但也不是恶性组织。

真阳性是检查结果为阳性,1 年内经组织学诊断为癌症。

真阴性是检查结果为阴性,1 年内组织学诊断为非恶性病变。

参考文献: D'Orsi C, Sickles EA, Mendelson EB, et al. ACR BI-RADS® atlas follow-up and outcome monitoring. In: *ACR BI-RADS® atlas, breast imaging reporting and data system.* Reston, VA: American College of Radiology, 2013:17 – 18.

7a　答案 **A**。MLO 位图像中出现下颌伪影,需要重新检查,评判为 BI – RADS 0 类。

7b　答案 **C**。MLO 位图像中出现下颌伪影,需要重新检查(箭)。

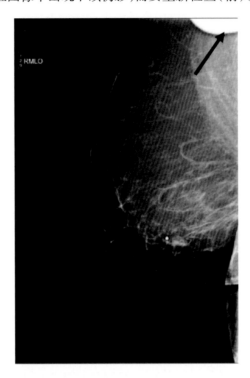

参考文献: Shah BA, Fundaro GM, Mandava S. *Breast imaging review*: *a quick guide to essential diagnoses*, 2nd ed. New York, NY: Springer, 2015:2 – 5.

8　答案 **E**。如果乳腺组织暴露充分,在 MLO 位和 CC 位图像上测量的后乳头线的差值不应超过 1cm。列出的答案中,12cm 是正确的答案。

参考文献: Ikeda DM, Miyake KK. *Breast imaging*: *the requisites*, 3rd ed. St. Louis, MO: Elsevier Mosby, 2017:11 – 14.

9　答案 **C**。由州或联邦检查员每年检查乳腺 X 线设备,评估其是否符合 MQSA 规定。

参考文献: Cardenosa G. *Breast imaging companion*, 4th ed. Philadelphia, PA: Lippincott Williams & Wilkins, 2008. Chapter E – 2, E – 5.

　　Dee KE, Sickles EA. Medical audit of diagnostic mammography examinations comparison with screening outcomes obtained concurrently. *AJR Am J Roentgenol* 2001;176:729 – 733.

　　D'Orsi C, Sickles EA, Mendelson EB, et al. *Breast imaging reporting and data system*: *ACR BI-RADS®* *breast imaging atlas*, 5th ed. Reston, VA: American College of Radiology, 2013.

　　Ikeda DM, Miyake KK. *Breast imaging*: *the requisites*, 3rd ed. St. Louis, MO: Elsevier, 2017:24.

　　Monsees BS. The Mammography Quality Standards Act: an overview of the regulations and guidance. *Radiol Clin North Am* 2000;38:759 – 772.

10　答案 **C**。8 小时。关于数字乳腺断层融合 X 线成像(DBT),由于美国 FDA 批准的每个 DBT 成像系统之间存在技术差异,目前,每个厂家的 DBT 系统在 MQSA 定义下被视为一个独立的乳腺成像方式。因此,培训必须包括 DBT 的共同特征及在相关设施中使用的不同厂商 DBT 系统的特定特征。

参考文献: Cardenosa G. *Breast imaging companion*, 4th ed. Philadelphia, PA: Lippincott Williams & Wilkins, 2008. E – 2.

　　Monsees BS. The Mammography Quality Standards Act: an overview of the regulations and guidance.

Radiol Clin North Am 2000;38:759 - 772.

11　答案 **C**。

　　答案 A 错误。这种伪影是数字化影像特有的伪影,因为像素仅出现于数字探测器上。

　　答案 B 错误。润肤液和止汗剂可产生伪影,通常表现为多发斑片状高密度影。

　　答案 C 正确。重新校准探测器将去除像素低的部分以创建均匀的场。如果全场校准之后伪影仍然存在,说明需要更换探测器。

　　答案 D 错误。在两例患者检查间期,技师用抹布清洁探测器,探测器没有完全干燥时可产生污渍伪影,使用的消毒剂干燥不均匀会产生伪影。这需要正确清洁和干燥探测器表面,与探测器故障无关。

参考文献: Jayadevan R, Armada MJ, Shaheen R, et al. Optimizing digital mammographic image quality for full-field digital detectors: artifacts encountered during the QC process. *RadioGraphics* 2015;35(2): 2080 - 2089.

12a　答案 **A**。腋下区出现的颗粒状高密度影有可能是除臭剂伪影,需要重新拍摄 MLO 位图像。

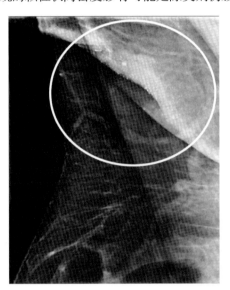

12b　答案 **C**。图像显示腋窝区未见高密度颗粒,说明之前所见为除臭剂伪影。

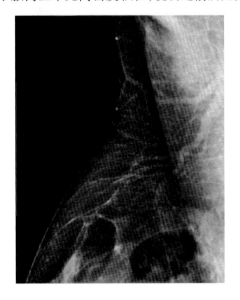

参考文献:Shah BA, Fundaro GM, Mandava S. *Breast imaging review: a quick guide to essential diagnoses*, 2nd ed. New York, NY: Springer, 2015:2 – 5.

13 答案 **E**。ACR 建议女性 40 岁开始进行乳腺癌筛查,并持续到女性的预期寿命低于 5 ~ 7 年时。

　　　　美国预防服务工作组(USPSTF)建议 50 ~ 74 岁的女性每 2 年进行 1 次筛查性乳腺 X 线摄影检查。按照 USPSTF 的规定,女性 50 岁以前是否进行筛查性乳腺 X 线摄影检查是个人选择,认为潜在获益高于潜在危害的女性可选择在 40 ~ 49 岁之间开始每 2 年 1 次的筛查。

　　　　ACS 建议45 ~ 54 岁的女性每年进行 1 次筛查,之后每 2 年进行 1 次筛查,直至女性的预期寿命低于 10 年,也可选择在 40 岁时开始每年筛查 1 次,直至超过 54 岁。

参考文献:Ikeda DM, Miyake KK. *Breast imaging: the requisites*, 3rd ed. St. Louis, MO: Elsevier, 2017:1.

　　Oeffinger KC, Fontham ET, Etzioni R, et al. Breast cancer screening for women at average risk: 2015 guideline update from the American Cancer Society. *JAMA* 2015;314(15):1599 – 1614.

14 答案 **E**。乳头至少出现在一个体位的图像中,除了标准的 CC 位和 MLO 位图像外,可能需要加拍其他体位图像。

　　　　答案 A 错误。MLO 位视图是与胸大肌平行的影像。

　　　　答案 B 错误。CC 位图像上可见到胸大肌的概率为 30% ~ 40%。

　　　　答案 C 错误。MLO 位图像中,胸大肌前缘应前凸而不是凹陷。

　　　　答案 D 错误。MLO 位图像中,胸大肌应可见,或者下缘低于经乳头水平轴线。

参考文献:Brant WE, Helms CA. *Fundamentals of diagnostic radiology*. Philadelphia, PA: Lippincott Williams & Wilkins, 2007:569 – 570.

　　Cardenosa G. *Breast imaging companion*, 4th ed. Philadelphia, PA: Lippincott Williams & Willkins, 2017:10 – 26.

15 答案 **D**。每年。虽然要求每 12 个月复查,但应定期随访,以确保病例不丢失。

参考文献:Cardenosa G. *Breast imaging companion*, 4th ed. Philadelphia, PA: Lippincott Williams & Wilkins, 2008. E – 2.

　　Monsees BS. The Mammography Quality Standards Act: an overview of the regulations and guidance. *Radiol Clin North Am* 2000;38:759 – 772.

16 答案 **C**。FDA 要求医疗机构在 30 天内向所有接受乳腺 X 线摄影检查的患者出具一份非正式报告。(非医保患者也必须在 30 天内收到乳腺 X 线摄影检查报告。)当乳腺 X 线摄影检查评估报告为"可疑"或"高度提示恶性"时,医疗机构必须尽快出具正式报告和推荐治疗方案。该公告于 1999 年 4 月 28 日生效。

参考文献:Cardenosa G. *Breast imaging companion*, 4th ed. Philadelphia, PA: Lippincott Williams & Wilkins, 2017. E – 2.

　　Monsees BS. The Mammography Quality Standards Act: an overview of the regulations and guidance. *Radiol Clin North Am* 2000;38:759 – 772.

17 答案 **A**。考虑到患者的安全和筛查性乳腺 X 线摄影检查质量,ACR 和美国国会探索筛查性乳腺 X 线摄影检查相关法规,以形成联邦标准。美国卫生与公众服务部制定了标准,美国国会于 1992 年制定了《乳腺 X 线摄影质量标准法案》(MQSA)后,任命美国 FDA 落实和监督乳腺 X 线摄影检查设备和设施的质量。各州也取得认证乳腺 X 线摄影检查设施权限,已获 FDA 批准。

参考文献：Berns E, Baker J, Barke L, et al. 2016 *American College of Radiology（ACR）digital mammography quality control manual*. Reston, VA：American College of Radiology, 2016.

Kopans DB. Breast imaging, 3rd ed. Philadelphia, PA：Lippincott Williams & Wilkins, 2007；267 – 268.

Sickles EA, D'Orsi CJ, Bassett LW, et al. *ACR BI-RADS® mammography. In：ACRBI-RADS® atlas, breast imaging reporting and data system*. Reston, VA：American College of Radiology, 2013.

18　**答案 C**。PPV1（筛查发现异常）是 1 年内组织学诊断为癌症病例数占所有阳性筛查（BI – RADS 0、3、4 和 5 类）病例数的百分比。

PPV1 = TP/筛查阳性例数,或者,

PPV1 = TP/（TP + FP1）；TP = 真阳性；FP1 = 假阳性 1（筛查为阳性结果,1 年内组织学诊断为非癌症）。

PPV2（建议活检）是指所有诊断性（极少为筛查性）结果推荐进行组织学检查或外科手术（BI – RADS 4 类或 5 类）者在 1 年内被组织学诊断的比率。PPV2 = TP/建议组织学检查的筛查性或诊断性检查病例数。

或者,

PPV2 = TP/（TP + FP2）；TP = 真阳性；FP2 = 假阳性 2（基于阳性检查结果,1 年内组织学诊断或外科手术未发现恶性肿瘤组织）（BI – RADS 4 类或 5 类）。

PPV3（已活检）是在 1 年内组织学诊断为癌症的病例占影像学诊断为阳性（BI – RADS 4 类和 5 类）并进行活检的所有患者的比率。PPV3 也称恶性肿瘤活检率或阳性活检率（PBR）。

PPV3 = 真阳性例数/活检总数,或者,

PPV3 = TP/（TP + FP）；TP = 真阳性；FP3 = 假阳性 3（基于 BI – RADS 4 类或 5 类病变的阳性诊断,建议组织学诊断,在 1 年内组织学诊断为与影像表现一致的良性,或是与影像表现不一致的良性组织,但也不是恶性组织）。

参考文献：D'Orsi C, Sickles EA, Mendelson EB, et al. *ACR BI-RADS® atlas follow-up and outcome monitoring. In：ACR BI-RADS® atlas, breast imaging reporting and data system*. Reston, VA：American College of Radiology, 2013：18 – 19.

19　**答案 B**。BRCA1 为常染色体显性遗传,是位于 17 号染色体的肿瘤抑制基因,BRCA2 位于 13 号染色体,终身发生乳腺癌的风险为 50%~85%。其还与卵巢癌及其他癌症包括前列腺癌的风险增加有关,尚未发现与肺癌风险增加相关。

参考文献：Berg WA, Birdwell RL, Gombos EC, et al. *Diagnostic imaging breast*. Salt Lake City, UT：Amirsys, 2006：25 – 26, Chapter 2.

20　**答案 E**。乳腺 X 线摄影压迫板和图像接收器需要 18cm × 24cm 和 24cm × 30cm 两种尺寸,压力为 25 ~ 45 磅（111 ~ 200N）,每个图像接收器尺寸都有移动网格,准直是对着接收器而不是乳房轮廓。

参考文献：Ikeda DM, Miyake KK. *Breast imaging：the requisites*, 3rd ed. St. Louis, MO：Elsevier Mosby, 2017：2 – 5.

21　**答案 D**。这种伪影是由于选择性抑制硅胶信号而不是脂肪时,发生硅胶信号抑制。1.5T时,脂肪与硅胶共振频率接近。注意,此图是硅胶信号被抑制,但脂肪未被抑制。由于硅胶信号被抑制,硅胶乳房植入物会产生极低信号,从而不能评估假体破裂与否。反转恢复（IR）序列专用于硅胶检查（水和脂肪均被抑制）,此序列对硅胶植入后乳腺检查非常重要,此时硅胶呈现高信号,能够检测假体囊内和（或）囊外破裂。

答案 A 不正确,因为磁敏感伪影是由患者体内或体外金属引起的信号缺失或磁场不均匀。

答案 B 不正确,当组织延伸超出 FOV 时,产生卷褶混叠伪影,FOV 外组织的信号叠加到 FOV 内的结构上。此伪影发生在相位编码方向上,当患者手臂放在机架上时可出现。

答案 C 不正确,射频干扰是由于扫描室屏蔽不完全(例如,门半开)或扫描室内的射频干扰(例如,患者监测设备)而产生的伪影,影像表现为固定间距、垂直于频率编码方向的多条线状影。

参考文献: Hendrick RE. *Breast MRI: fundamentals and technical aspects*. New York, NY: Springer, 2008:187 - 207.

22a　答案 D。异常诊断率,也称为召回率,筛查性乳腺 X 线摄影检查中被视为阳性发现百分比,筛查性乳腺 X 线摄影检查阳性结果包括 BI - RADS 0、4 及 5 类。

筛查异常诊断率 = (0、4、5 类,基于筛查性乳腺 X 线摄影检查的例数)/(筛查性乳腺 X 线摄影检查总例数) = (400 ± 0 ± 0)/5000 = 400/5000 = 0.08 = 8%。

对于诊断性乳腺 X 线摄影检查,异常诊断率或活检建议率可视为阳性检查率。对于诊断性乳腺 X 线摄影检查,阳性检查包括 BI - RADS 4 类和 5 类。异常诊断率 = (基于诊断结果的 BI - RADS 4 类或 5 类)/(筛查性乳腺 X 线摄影总数)。

22b　答案 C。癌症检出率是每 1000 例接受乳腺 X 线摄影检查的个体中正确检出的乳腺癌例数。

癌症检出率 = 活检阳性病例数/筛查总数 = 30/5000 = 0.006 = 6/1000。

参考文献: D'Orsi C, Sickles EA, Mendelson EB, et al. ACR BI-RADS® atlas follow-up and outcome monitoring. In: *ACR BI-RADS® atlas*, *breast imaging reporting and data system*. Reston, VA: American College of Radiology, 2013:19 - 20.

23　答案 C。该图像显示了患者右侧乳腺皮肤上的金属导致的磁敏感伪影,此为 MRI 检查前留置在患者皮肤上的乳腺 X 线摄影检查金属标记物。该标记物含有金属成分,可能导致图像伪影,表现为信号扭曲、信号缺失及信号增高。所选用序列类型不同,这类伪影的表现也不同。金属伪影在梯度回波序列上表现为信号缺失;在自旋回波序列上,除信号缺失之外,还可以看到信号增高。乳腺 MRI 阅片时,最常见的就是由活检标记物及手术夹引起的磁敏感伪影。

答案 A 不正确,化学位移伪影是由于脂肪和水中的氢质子共振频率不同所致,最常见于非压脂序列(例如,非压脂 T1WI),在脂 - 水交界面可见信号缺失或信号增高。

答案 B 不正确,卷褶或混叠伪影发生在相位编码方向上,当检查部位大小超出所设置的 FOV 范围时出现,FOV 外一侧的组织信号卷褶重叠到 FOV 内一侧。当患者手臂放在 MRI 机架上时可见到此伪影。

答案 D 不正确,因为此图像上没有显著的运动伪影。运动伪影是影响乳腺 MRI 成像质量最常见的伪影之一。运动可见于患者自主运动、心脏搏动、呼吸运动或大血管搏动。无论运动的方向如何,所有运动都在相位编码方向上传播。相位编码在轴位序列应从左到右,矢状位序列应从上到下,以减少心脏和呼吸运动对乳腺的影响。

参考文献: Genson CC, Blane CE, Helvie MA, et al. Effects on breast MRI of artifacts caused by metallic tissue marker clips. *AJR Am J Roentgenol* 2007;188(2):372 - 376.

Harvey JA, Hendrick E, Coll JM, et al. Breast MR imaging artifacts: how to recognize and fix them.

RadioGraphics 2007;27;S131 – S145.

　　Hendrick RE. *Breast MRI: fundamentals and technical aspects*. New York, NY: Springer, 2008: 187 – 207.

24　**答案 C**。正确的胶片标签应包括以下所有内容:患者的姓名以及唯一的患者 ID 号、设备名称和地址、乳腺 X 线摄影检查单位、检查日期、置于腋窝边缘附近的摄片方位,另有标记暗盒的阿拉伯数字和技师的姓名缩写。

参考文献: Ikeda DM, Miyake KK. *Breast imaging: the requisites*, 3rd ed. St. Louis, MO: Elsevier, 2017:12.

25　**答案 B**。BI – RADS 3 类病变的恶性概率应 <2%,在随访期间应该不会发生变化。BI – RADS 3 类征象包括无钙化的边界清楚的实性肿块、局灶性不对称致密、成簇分布的圆点样钙化。

参考文献: D'Orsi C, Sickles EA, Mendelson EB, et al. ACR BI-RADS® atlas mammography. In: *ACR BI-RADS® atlas, breast imaging reporting and data system*. Reston, VA: American College of Radiology, 2013:150 – 153.

26　**答案 C**。BI – RADS 5 类病变的恶性概率 >95%。此类病变高度可疑恶性,无须术前活检可直接手术;而现代的肿瘤处理可能仍要求进行术前活检以充分规划患者的治疗方案。

参考文献: D'Orsi C, Sickles EA, Mendelson EB, et al. ACR BI-RADS® atlas mammography. In: *ACR BI-RADS® atlas, breast imaging reporting and data system*. Reston, VA: American College of Radiology, 2013:154 – 155.

27　**答案 A**。毛发伪影在 CC 位图像上可以看到,但在 MLO 位图像上不能看到。毛发伪影在图像上呈漩涡状。通过简单重新拍摄,并注意清除视野中的毛发,伪影可以消失。

参考文献: Cardenosa G. *Breast imaging*. Philadelphia, PA: Lippincott Williams & Wilkins, 2004: 45 – 48.

　　Shah BA, Fundaro GM, Mandava S. *Breast imaging review: a quick guide to essential diagnoses*, 2nd ed. New York, NY: Springer, 2015:2 – 5.

28　**答案 C**。图像中可见 VP 分流管,在 MLO 位图像上可见分流管延伸至腹壁。

参考文献: Chatell T, Shah B. Review of common mammographic artifacts on both digital and analog mammograms. *AJR Am J Roentgenol* 2010;194(5 Suppl):A100 – A115.

　　Shah BA, Fundaro GM, Mandava S. *Breast imaging review: a quick guide to essential diagnoses*, 2nd ed. New York, NY: Springer, 2015:2 – 5.

29　**答案 B**。基于以下引用的论文中概述的多个不同的数学模型,目前,ACS 和 ACR 推荐预期患乳腺癌终身风险 >20% 的高风险女性进行乳腺 MRI 筛查。建议进行乳腺 MRI 筛查的其他人群有基因突变患者,包括 BRCA1 和 BRCA2,以及有遗传易感性家族史的人群(超过两名直系亲属患有乳腺癌;或一名直系亲属在绝经前患有乳腺癌,或有乳腺癌和卵巢癌家族史)。因资料有限,还有其他一些情况,ACR 和 ACS 不建议筛查或反对筛查,包括那些终身患癌风险为 15%~20% 的患者、既往乳腺癌个人史、曾有非典型性导管增生(ADH)或小叶肿瘤的患者,或更多有限的家族史。

参考文献: Lee CH, Dershaw DD, Kopans D, et al. Breast cancer screening with imaging: recommendations from the Society of Breast Imaging and the ACR on the use of mammography, breast MRI, breast ultrasound, and other technologies for the detection of clinically occult breast cancer. *J Am Coll Radiol* 2010;7

(1):18 – 27.

Saslow D, Boetes C, Burke W, et al. American Cancer Society guidelines for breast screening with MRI as an adjunct to mammography. *CA Cancer J Clin* 2007;57(2):75 – 89.

30 答案 **B**。雌激素会引起绝经前女性良性乳腺实质的强化。假定月经周期为 4 周,在第 1 周和第 4 周强化最明显。这种强化使正常背景实质强化与病理性强化难以鉴别。生理性强化在第 2 周期间最弱,因此是乳腺 MRI 检查的首选周。

参考文献: Morris EA, Liberman L (eds). *Breast MRI: diagnosis and intervention*. New York, NY: Springer, 2005;36 – 38.

31 答案 **A**。患者年轻时有胸部辐射的病史。2015 年,ACS 指南建议有胸部放疗史的患者使用 MRI 进行筛查,例如,有霍奇金淋巴瘤斗篷野放疗史的患者。神经纤维瘤病不是正确答案。虽然,公认的 1 型神经纤维瘤病与乳腺癌有关,但目前指南未建议在该患病人群中使用 MRI 筛查。ACS 指南还建议在有 20%～25% 或更高的乳腺癌风险人群中使用乳腺 MRI 筛查。因此,答案 C 也是错误的。多量腺体型乳腺(乳腺密度 >50%)并未显示是乳腺癌风险的临床指标。然而,多项研究表明,乳腺密度 >75% 的女性患乳腺癌的风险增加了 5 倍。

参考文献: Oeffinger KC, Fontham ET, Etzioni R, et al. Breast cancer screening for women at average risk: 2015 guideline update from the American Cancer Society. *JAMA* 2015;314(15):1599 – 1614.

Sharif S, Moran A, Huson SM, et al. Women with neurofibromatosis type 1 are at moderately increased risk of developing breast cancer and should be considered for early screening. *J Med Genet* 2007;44(8): 481 – 484.

32 答案 **C**。

乳腺 X 线屏 – 片摄影系统质量控制检测方案

检测	执行
暗室清洁	每天
处理器的质量控制	每天
屏幕清洁	每周
体模影像评估	每周
观片灯清洁	每周
目视检查清单	每个月
重照影像分析	每个季度
定影液保养分析	每个季度
暗室灰雾	每 6 个月
屏 – 片结合处	每 6 个月
压迫板	每 6 个月

参考文献: Ikeda DM, Miyake KK. *Breast imaging: the requisites*, 3rd ed. St. Louis, MO: Elsevier, 2017;23.

33 答案 **C**。MLO 位为单次投影提供了最大的检查范围。给患者摆位时,必须注意确保乳腺内侧组织不被牵拉出视野,内侧乳腺组织紧贴胸骨。如摆位时不注意,很容易滑出视野。

参考文献: Kopans DB. *Breast imaging*, 3rd ed. Philadelphia, PA: Lippincott Williams & Wilkins, 2007: 286 – 288.

34　　答案 C。在新装设备(临床使用前)以及相关服务后,以及任何时候怀疑图像存在质量问题时,每周都应进行 ACR 数字化乳腺 X 线摄影(DM)体模检测。评估体模的背景密度、对比度、均匀性和所见的物体数量。ACR DM 体模模拟了由 50% 脂肪组织组成的4.2cm 厚的受压状态下的乳房,包含 6 种不同的纤维、6 组微钙化和 6 处肿块。ACR DM 体模图像评分要求纤维评分至少为 2 分,微钙化评分至少为 3 分,肿块评分至少为 2 分。

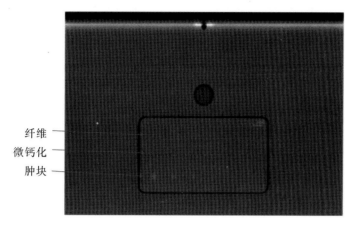

纤维 ——

微钙化 ——

肿块 ——

Courtesy of Douglas E. Pfeiffer, MS, FAAPM, FACR.

参考文献：Berns E, Baker J, Barke L, et al. Radiological technologist's section. In：*ACR* 2016 *digital mammography quality control manual*. Reston, VA：American College of Radiology, 2016；33 - 40.

35a　　答案 E。MRI 检查中,脂肪抑制对于乳腺癌的检出很重要,高信号的脂肪会干扰强化病灶的检出。MR 扫描仪软件自动识别水峰为最高信号峰值,水峰以下以 3.5ppm(224Hz, 1.5T)的频率施加饱和脉冲来抑制脂肪信号。为了有效抑制脂肪分子中的质子,必须选择正确的频率范围。有时,在磁场中出现意想不到的变化的情况下,脂肪中有些质子进动频率会超出抑制脉冲包含的频率范围。这些质子不会被抑制,含有这些质子的脂肪将保持其高信号。这种现象导致乳腺内脂肪信号抑制不均匀。不均匀脂肪抑制是一个常见问题并且难以纠正。无论如何,MR 成像设备匀场(优化磁场均匀性)可以校正一些伪影。

　　答案 A 不正确,因为化学位移伪影是由于脂肪和水中氢质子共振频率不同引起的,在非压脂序列中最常见(如非压脂 T1WI),在脂 - 水交界处导致信号缺失或信号增高。

　　答案 B 不正确,因为当组织延伸超出 FOV 时,发生卷褶或混叠伪影,FOV 外组织的信号叠加到 FOV 内的结构上,这种伪影发生在相位编码方向上。乳腺 MRI 检查时,患者的手臂常卷入图像,形成混叠伪影。磁敏感伪影的出现通常是由于金属伪影,在梯度回波序列中,表现为信号缺失;在自旋回波序列中,除了信号缺失之外,还可以看到高信号斑。

　　答案 D 不正确。此图像没有明显运动。运动伪影是影响乳腺 MRI 最常见的伪影之一。运动可见于患者自主运动或心脏、呼吸及大血管搏动,无论运动方向如何,所有运动都在相位编码方向上传播。轴位序列,相位编码方向应保持从左到右;矢状序列,相位编码方向应保持从上到下,以减少心跳和呼吸运动对乳腺的影响。

35b　　答案 C。对 MR 成像仪进行匀场(优化磁场均匀性),有时可以校正不均匀的脂肪抑制伪影。

　　答案 A 不正确,因为增加 FOV 可以纠正卷褶或混叠伪影。

答案 B 不正确,因为减少患者的运动可以防止相位编码伪影或鬼影。

答案 D 不正确,因为增加成像序列中每个像素的带宽可减少化学位移伪影。

答案 E 不正确,因为射频泄露是产生射频干扰的原因。

参考文献: Harvey JA, Hendrick E, Coll JM, et al. Breast MR imaging artifacts: how to recognize and fix them. *RadioGraphics* 2007;27:S131 - S145.

Ikeda DM, Miyake KK. *Breast imaging: the requisites*, 3rd ed. St. Louis, MO: Elsevier, 2017: 266 - 267.

Ojeda-Fournier H, Choe KA, Mahoney MC. Recognizing and interpreting artifacts and pitfalls in MR imaging of the breast. *RadioGraphics* 2007;27:S147 - S164.

36 **答案 C**。在筛查性乳腺 X 线摄影检查中,BI - RADS 0 类需要与其他机构的既往检查相比较。对于诊断性乳腺 X 线摄影检查,放射科医生应根据诊断性乳腺 X 线摄影检查和超声检查进行 BI - RADS 分类,特别是在 MRI 检查之前。因此,如果不行 MRI 检查,则不需要对乳腺 X 线摄影检查/超声检查进行重新评估。当筛查性乳腺 X 线摄影检查经过对比检查证实为典型的良性征象时,正确的评估应为 BI - RADS 2 类。

参考文献: D'Orsi C, Sickles EA, Mendelson EB, et al. ACR BI-RADS® mammography. In: *ACR BI-RADS® atlas, breast imaging reporting and data system*. Reston, VA: American College of Radiology, 2013:162.

37 **答案 D**。如果患者在检查过程中咳嗽,则患者的自主运动在图像中会产生鬼影,无论运动方向如何,伪影传播都在相位编码方向上。运动不仅会导致运动的组织模糊,而且会引起结构化的噪声,导致在相位编码方向上较高信号的运动组织出现重影。

答案 A 不正确,因为化学位移伪影的产生是由于脂肪和水中氢质子共振频率不同引起的,在非压脂序列中最常见(如非压脂 T1WI),在脂 - 水交界处导致信号缺失或信号增高。

答案 B 不正确,因为当组织延伸超出 FOV 时,发生卷褶或混叠伪影,FOV 外组织的信号叠加到 FOV 内的结构上,这种伪影发生在相位编码方向上,这种伪影常见于患者将手臂置于 MRI 机架上时。

答案 C 不正确,磁敏感伪影通常是因金属伪影在梯度回波序列上表现为信号缺失;在自旋回波序列中,除了信号缺失之外,还可以见到高信号斑。

答案 E 不正确,T2 STIR 图像上脂肪抑制是均匀的。

参考文献: Harvey JA, Hendrick E, Coll JM, et al. Breast MR imaging artifacts: how to recognize and fix them. *RadioGraphics* 2007;27:S131 - S145.

Ikeda DM, Miyake KK. *Breast imaging: the requisites*, 3rd ed. St. Louis, MO: Elsevier, 2017: 266 - 267.

Ojeda-Fournier H, Choe KA, Mahoney MC. Recognizing and interpreting artifacts and pitfalls in MR imaging of the breast. *RadioGraphics* 2007;27:S147 - S164.

38 **答案 C**。在胸骨中有局限性信号缺失伴周围高信号和图像失真,是胸骨缝合线引起的磁敏感伪影。

参考文献: Harvey JA, Hendrick E, Coll JM, et al. Breast MR imaging artifacts: how to recognize and fix them. *RadioGraphics* 2007;27:S131 - S145.

Ikeda DM, Miyake KK. *Breast imaging: the requisites*, 3rd ed. St. Louis, MO: Elsevier, 2017:266 - 267.

Ojeda-Fournier H, Choe KA, Mahoney MC. Recognizing and interpreting artifacts and pitfalls in MR imaging of the breast. *RadioGraphics* 2007;27:S147 - S164.

39　**答案 D**。病灶表现为不规则的低回声肿块,伴边缘成角,为可疑恶性(BI - RADS 4 类),并建议组织活检。最后证实肿块为浸润性导管癌。

ACR BI - RADS 超声词典

形态 卵圆形 圆形 不规则	方向 平行 不平行
边缘 清晰 不清晰 　● 模糊 　● 成角 　● 微分叶 　● 毛刺	回声模式 无回声 高回声 囊实性混合回声 低回声 等回声 不均匀
后方回声特征 无后方声影 后方回声增强 声影 混合型	相关特征 结构扭曲 导管改变 皮肤改变 　● 皮肤增厚 　● 皮肤凹陷 水肿 血管分布 　● 无 　● 内部 　● 边缘 弹性评估 　● 软 　● 中等 　● 硬
钙化 肿块内钙化 肿块外钙化 导管内钙化	特殊病例 单纯性囊肿 簇生微囊肿 复合囊肿 皮内或皮肤表面的肿物 异物包括移植物 淋巴结—乳腺 内淋巴结—腋窝 血管异常 　● 动静脉畸形/假性动脉瘤 　● Mondor 病 术后积液 脂肪坏死

组织成分(仅筛查)
1. 均匀背景回声结构——脂肪
2. 均匀背景回声结构——纤维腺体
3. 不均匀背景回声结构

参考文献: D'Orsi C, Sickles EA, Mendelson EB, et al. ACR BI-RADS® atlas ultrasound. In: *ACR BI-RADS® atlas, breast imaging reporting and data system*. Reston, VA: American College of Radiology, 2013:37 - 119.

Ikeda DM, Miyake KK. Breast imaging: the requisites, 3rd ed. St. Louis, MO: Elsevier, 2017:174 - 192.

Rao AA, Feneis J, Lalonde C, et al. A pictorial review of changes in the BI-RADS fifth edition. *Radio-Graphics* 2016;36(3):623 - 639.

40 **答案 D**。所示钙化为中空钙化，是皮肤钙化的特征性病理改变。皮肤钙化最常见于乳房下皱襞、腋窝和乳晕处。不常见的钙化表现可以通过切线位投照来证实钙化位于皮肤层。

参考文献：D'Orsi C, Sickles EA, Mendelson EB, et al. ACR BI-RADS® atlas mammography. In: *ACR BI-RADS® atlas, breast imaging reporting and data system*. Reston, VA: American College of Radiology, 2013:38 - 39.

Ikeda DM, Miyake KK. *Breast imaging: the requisites*, 3rd ed. St. Louis, MO: Elsevier, 2017:81 - 85.

41 **答案 A**。在乳腺 X 线摄影检查期间，患者的运动导致图像模糊。

答案 B 不正确。影像接收器接收了前幅图像的伪影，显示在下一幅图像中，这种现象由探测器低温所致，正常预热探测器就可以解决此问题。随着探测器技术和常规探测器温度系统的改进，这个问题更少见了。

答案 C 不正确。因为网格线是图像上的细微交叉线图案，出现网格线是由于网格速率参数设置不当造成的。网格速率参数由维护工程师设置，技术人员不能更改。

答案 D 不正确。腋窝区未见不透射线的颗粒。

参考文献：Geiser WR, Haygood TM, Santiago L, et al. Challenges in mammography: part 1, artifacts in digital mammography. *AJR Am J Roentgenol* 2011;197(6):W1023 - W1030.

Shah BA, Fundaro GM, Mandava S. *Breast imaging review: a quick guide to essential diagnoses*, 2nd ed. New York, NY: Springer, 2015:2 - 5.

42 **答案 C**。

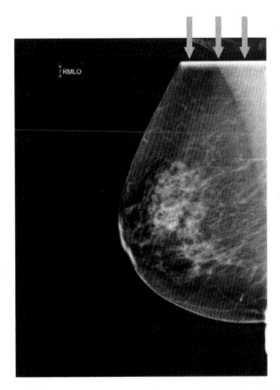

此例伪影为读取失败。这种线状伪影是由软件处理失败引起的（箭）。这种错误可以自行纠正，或者安装一个新的探测器读取序列文件。

参考文献：Geiser WR, Haygood TM, Santiago L, et al. Challenges in mammography：part 1, artifacts in digital mammography. *AJR Am J Roentgenol* 2011;197(6):W1023 – W1030.

43　**答案 A**。MRI 评估乳腺癌患者需要使用对比剂，评估植入物的完整性和破裂通常不需要使用钆对比剂。低分子钆对比剂是乳腺 MRI 最常用的对比剂之一。钆对比剂团注标准剂量为 0.1mmol/kg，随后至少 10mL 盐水冲洗。

参考文献：Ikeda DM, Miyake KK. *Breast imaging：the requisites*, 3rd ed. St. Louis, MO：Elsevier, 2017:265.

44　**答案 D**。乳腺断层融合 X 线成像的优点在于减少了组织重叠，在 2D 乳腺摄影中这种组织重叠常使病灶模糊，尤其是乳腺致密型患者。在数字乳腺断层融合 X 线成像中，以不同角度获取图像，然后重建。该技术使得来自不同平面的重叠组织分离开来。在数字乳腺断层融合 X 线成像中，需要压迫来固定乳腺。但因数字乳腺断层融合 X 线成像已经减少了组织重叠，可适当减轻压迫程度，这也是目前正在研究的一个项目。

参考文献：Baker JA, Lo JY. Breast tomosynthesis：state-of-the-art and review of the literature. *Acad Radiol* 2011;18(10):1298 – 1310.

Park JM, Franklin EA Jr, Garg M, et al. Breast tomosynthesis：present considerations and future applications. *RadioGraphics* 2007;27:S231 – S240.

45　**答案 A**。阅片医生。医生应直接、及时地向技师反馈诸如伪影、技术需求和适当的患者体位等相关问题。

参考文献：Cardenosa G. *Breast imaging companion*, 4th ed. Philadelphia, PA：Lippincott Williams & Wilkins, 2008. E – 2.

46　**答案 B**。网格线类似于显示器图像的网格伪影。在增益校准文件中出现校准失误，导致所有后续图像上出现网格线。

参考文献：Geiser WR, Haygood TM, Santiago L, et al. Challenges in mammography：part 1, artifacts in digital mammography. *AJR Am J Roentgenol* 2011;197(6):W1023 – W1030.

47a　**答案 B**。相位卷绕，也称为混叠伪影或卷褶伪影。当并非所有产生信号的组织都位于 FOV 内时发生，该伪影发生于相位编码方向上。在傅里叶变换重建过程中，来自 FOV 外激发组织的信号因重合不良而叠加在 FOV 内的结构上。

MRI 检查中，脂肪抑制对于乳腺癌的检出很重要。高信号的脂肪会干扰强化病灶的检出。MR 扫描仪软件自动识别水峰为最高信号峰值，水峰以下以 3.5ppm(224Hz, 1.5T)的频率施加饱和脉冲来抑制脂肪信号。为了有效抑制脂肪分子中的质子，必须选择正确的频率范围。当磁场中出现意想不到的变化时，脂肪中有些质子进动频率会超出饱和脉冲包含的频率范围。这些质子不会被抑制，含有这些质子的脂肪将保持其高信号。这种现象导致乳腺内脂肪信号抑制不均匀。不均匀的脂肪抑制是一个常见问题并且难以纠正，而 MR 成像设备匀场(优化磁场均匀性)可以校正一些伪影。

答案 A 不正确。因为化学位移伪影是由于脂肪和水中氢质子共振频率不同引起的，在非压脂序列中最常见(如非压脂 T1WI)，在脂 – 水交界处导致信号缺失或信号增高。

答案 C 不正确。磁敏感伪影的出现通常是由于金属伪影，在梯度回波序列中，表现为信号缺失；在自旋回波序列中，除了信号缺失之外，还可以看到高信号斑。

答案 D 不正确。此图像没有明显运动。运动伪影是影响乳腺 MRI 最常见的伪影之一。运动可见于患者自主运动或心脏、呼吸及大血管搏动。不管运动方向如何，所有运动都在相位编码方向上传播。轴位序列,相位编码方向应该保持从左到右;矢状位序列,相位编码方向应该保持从上到下,以减少心跳和呼吸运动对乳腺的影响。

47b **答案 A。**增加相位编码方向上的采样点数量或加大 FOV 可以校正相位卷褶伪影。

答案 B 不正确。因为减少患者的运动可以防止相位编码伪影或鬼像。

答案 C 不正确。对 MR 成像仪进行匀场(优化磁场均匀性),是为了纠正不均匀的脂肪抑制伪影。

答案 D 不正确。因为增加成像序列的每个像素的带宽可以减少化学位移伪影。

答案 E 不正确。因为检查 RF 屏蔽是否泄漏可能是为了避免射频干扰。

参考文献:Harvey JA, Hendrick E, Coll JM, et al. Breast MR imaging artifacts:how to recognize and fix them. *RadioGraphics* 2007;27:S131 - S145.

Ikeda DM, Miyake KK. *Breast imaging*: *the requisites*, 3rd ed. St. Louis, MO: Elsevier, 2017;267 - 268.

Ojeda-Fournier H, Choe KA, Mahoney MC. Recognizing and interpreting artifacts and pitfalls in MR imaging of the breast. *RadioGraphics* 2007;27:S147 - S164.

48 **答案 A。**内外斜位图像显示了一条硒探测器交界线(箭),这种伪影是由于探测器两半校准的微小差别以及对极度致密的乳腺组织曝光相对较高。

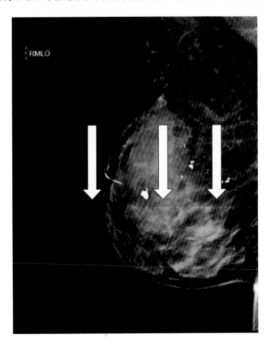

参考文献:Geiser WR, Haygood TM, Santiago L, et al. Challenges in mammography:part 1, artifacts in digital mammography. *AJR Am J Roentgenol* 2011;197(6):W1023 - W1030.

49 **答案 B。**

医疗审计数据分析:筛查性乳腺 X 线摄影检查的可接受范围

癌症检测率(每 1000 人)	≥2.5
异常诊断(召回)率	5% ~12%
PPV1(筛查异常)	3% ~8%
PPV2(筛查异常)	20% ~40%
敏感性	≥75%
特异性	88% ~95%

参考文献：Carney PA, Sickles EA, Monsess B, et al. Identifying minimally acceptable performance criteria for screening mammography. *Radiology* 2010;255(2):354 – 361.

D'Orsi C, Sickles EA, Mendelson EB, et al. ACR BI-RADS® atlas follow-up and outcome monitoring. In: *ACR BI-RADS® atlas*, *breast imaging reporting and data system*. Reston, VA: American College of Radiology, 2013:29.

50 答案 **C**。

答案 A 错误。当检查室中存在射频信号源时可发生射频干扰,例如,荧光灯泡或故障设备。

答案 B 错误。金属伪影通常会引起局部信号丢失。患者行乳腺 X 线摄影检查可证实。

答案 C 正确。这是斑马伪影。

答案 D 错误。当成像设备周围 RF 屏蔽泄露时,会产生射频干扰,从而射频信号穿透屏蔽,这可能发生在收音机或电视机上。

斑马伪影是 FOV 以外组织产生的信号卷褶到所选 FOV 内的一种伪影,以及磁场匀场不均致所选 FOV 以内的组织与 FOV 以外的组织之间产生相位位移。这是一种相位干扰,并产生黑白条纹。当来自两个区域的信号反相位并相互抵消时,形成黑色横纹。当信号为同相位时,形成白色横纹。如果发现斑马伪影,应在增大 FOV 的同时应用相位过采样重新扫描,重新匀场也可以减少相位位移。

射频干扰发生在成像室内存在射频信号源或 MR 扫描仪周围的射频屏蔽层泄漏时,射频信号会穿透屏蔽层。信号源可能包括收音机、电视机、有故障的荧光灯泡和电子监控设备。任何可能破坏射频场的情况都会发生信号穿透成像室,例如,检查室门没关严,可导致射频带在固定的位置上沿着频率编码方向出现明暗带,在相位编码方向上跨越图像传播。

参考文献：Harvey JA, Hendrick RE, Coll JM, et al. Breast MR imaging artifacts: how to recognize and fix them. *RadioGraphics* 2007;27(Suppl 1):S131 – S145.

51 答案 **B**。段样分布呈楔形,尖端指向乳头,段样分布钙化提示钙质沉积在导管及其分支的可能。

根据定义,区域性分布钙化是指钙化范围 >2cm,但通常分布于单一象限的大部分区域或多个象限。

区域性分布钙化恶性可能性较小。弥漫性钙化随机分布于整个乳腺内,常为良性,尤其是当双侧同时出现时。

成簇根部钙化是指在 1cm 之内至少有 5 个钙化,可以认为是占据较小体积的乳腺组织。

有关活检的 Meta 分析证实,基于恶性钙化的分布评估恶性肿瘤的可能性如下:

- 弥漫分布:0%
- 区域性分布:26%
- 成簇分布:31%
- 线样分布:60%
- 段样分布:62%

虽然钙化的分布在评估中起重要作用,但钙化的形态也是确定是否需要活检、随访或筛查的重要因素。

参考文献：D'Orsi C, Sickles EA, Mendelson EB, et al. ACR BI-RADS® atlas mammography. In：*ACR BI-RADS® atlas*, *breast imaging reporting and data system*. Reston, VA：American College of Radiology, 2013：71 – 73, 75, 77.

52a **答案 D**。细小多形性钙化,通常直径 <0.5mm,其大小和形状多样,可疑恶性,应考虑立体定向活检。

钙乳钙化是一种由囊内的沉积物(微囊肿或囊肿)引起的良性钙化。在 90°侧位图像上,该钙化呈弧形或"茶杯征",CC 位图像上常显示为圆形。这类钙化最重要的特征是其钙化的形状会因投照体位不同而变化。

无定形钙化很小,以至于无法进一步确定其特征性形态类型,可以比喻为细尘。

营养不良性钙化是良性钙化,通常由外伤、手术和放疗引起,钙化的形态通常不规则,直径 >1mm,其中心透亮,像珊瑚或碎纸。

参考文献：D'Orsi C, Sickles EA, Mendelson EB, et al. ACR BI-RADS® mammography. In：*ACR BI-RADS® atlas*, *breast imaging reporting and data system*. Reston, VA：American College of Radiology, 2013：53, 55, 62, 66.

52b **答案 B**。总体上,乳腺可疑钙化的恶性概率 >2%,建议行粗针活检。几项研究的 Meta 分析认为,基于形态学评估,可疑形态的钙化活检为恶性的可能性如下：

- 粗糙不均质钙化：13%
- 无定形钙化：21%
- 细小多形性钙化：29%
- 细线/细线分支状钙化：70%

参考文献：D'Orsi C, Sickles EA, Mendelson EB, et al. ACR BI-RADS® mammography. In：*ACR BI-RADS® atlas*, *breast imaging reporting and data system*. Reston, VA：American College of Radiology, 2013：61.

53 **答案 A**。美国 FDA 规定的辐射剂量安全上限是 3mGy/帧,2D 乳腺 X 线摄影和乳腺断层融合成像联合检查,辐射剂量仍在安全范围内。

答案 B 不正确,因为剂量限制的是每幅图像而不是每个乳腺。

答案 C 和 D 不正确,辐射剂量错误。

参考文献：The Mammography Quality Standards Act Final Regulations：Preparing for MQSA Inspections；Final Guidance for Industry and FDA. November 5, 2001. Attachment #3.

本 书 配 有
智能阅读助手
可 以 帮 助 你
提 高 读 书 效 率

第 2 章　乳腺癌筛查

1 根据非随机筛选试验和观察性研究的证实，以下哪种情况美国癌症协会（ACS）推荐将乳腺 MRI 作为乳腺 X 线摄影检查的辅助筛查手段？

A. 乳腺 X 线摄影检查图像上，乳腺不均匀致密或极度致密。

B. 有乳腺癌个人史的女性，包括原位导管癌（DCIS）。

C. 根据 BRCAPRO 或主要依赖家族史的其他模型的定义，终身风险为 15%~20%。

D. 一级亲属为 BRCA 携带者，但未做检测。

E. 小叶原位癌（LCIS）或非典型小叶增生（ALH）。

2 患者女，43 岁，进行筛查性乳腺 X 线摄影检查。没有前片对照。基于这些图像，该患者可能有哪些相关的发现？

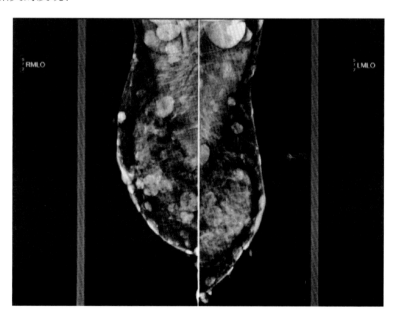

A. 双侧听神经瘤　　　　　　　　　　B. 脑膜瘤的风险增加

C. 室管膜瘤　　　　　　　　　　　　D. Lisch 结节

3a 患者女，61 岁，进行筛查性乳腺 X 线摄影检查。最近 2 年的乳腺 X 线摄影检查结果均为阴性。根据右侧乳腺 MLO 位图像，最适合的 BI－RADS 分类是：

A. 0 类　　　　　　　　　　　　　　B. 2 类

C. 3 类   D. 4 类

E. 5 类

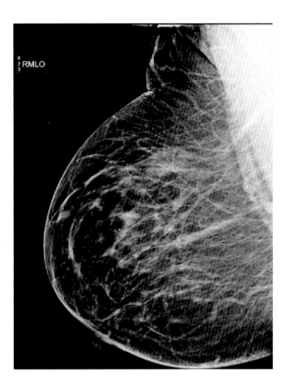

3b 增加其他视图补充摄影，对这些钙化最合适的描述是：

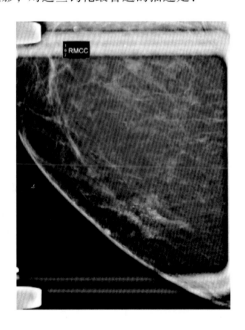

A. 营养不良性   B. 细小多形性，细线分支状

C. 皮肤钙化   D. 粗大或爆米花状

E. 杆状或分泌性

4 患者女，62 岁，每年常规进行筛查性乳腺 X 线摄影检查。两次检查间隔时间为 13 个月。目前没有主诉。将现在的检查与之前的检查进行比较，这段时间内乳腺 X 线图像变化最可能的原因是：

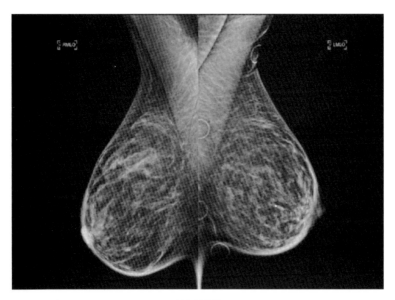

最近图像

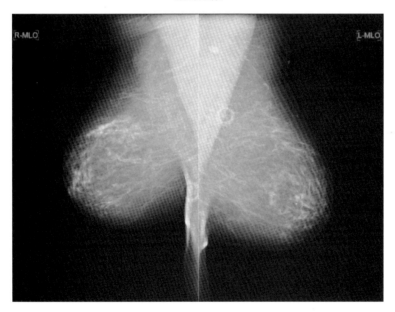

1 年前图像

A. 激素替代疗法

B. 体重减轻

C. 炎性乳腺癌

D. 充血性心力衰竭所致的乳腺水肿

5 患者女，30 岁，有乳腺癌家族史，母亲 45 岁时发病，姐姐 42 岁时发病。基因检测发现其为 BRCA2 基因突变的携带者。该患者应在多少岁开始筛查性乳腺 X 线摄影检查？

A. 30 岁   B. 32 岁

C. 35 岁   D. 40 岁

6 乳腺 X 线摄影头尾位中未显示胸肌或乳沟。以下哪项可用于确定是否有大量的后部组织被排除在外?

A. 三角测量   B. 滚动视图

C. 视差   D. 后乳头线

7 对 BI – RADS 3 类(可能是良性)病变定期行乳腺 X 线摄影检查进行监测而不是组织活检,下列哪项正确?

A. 降低召回率   B. 增加成本

C. 增加假阳性   D. 增加发病率

E. 增加阳性预测值

8 下列哪个乳腺病变可适当归类为 BI – RADS 3 类(可能是良性)病变?

A. 基线乳腺 X 线摄影检查显示不可触及、边界清晰的肿块。

B. 自上一次乳腺 X 线摄影检查以来新见的不可触及、边界清晰的肿块。

C. 不可触及、边界清晰的肿块,2 年未变。

D. 基线乳腺 X 线摄影检查显示不可触及、边界不清的肿块。

E. 自上一次乳腺 X 线摄影检查以来新见的可触及、边界不清的肿块。

9 在乳腺 X 线摄影检查中,关于计算机辅助检测(CAD),以下哪项正确?

A. CAD 对肿块的敏感性高于钙化。

B. 乳腺癌检出率随 CAD 的应用而提高。

C. 通过使用 CAD 而降低召回率。

D. CAD 可以作为阅读乳腺 X 线摄影图像的主要工具。

E. CAD 没有假阳性或假标记结果。

10 关于男性乳腺癌,以下哪项正确?

A. 男性乳腺发育症是已知的危险因素。

B. 在美国,男性乳腺癌约占男性癌症的 10%。

C. 女性亲属罹患乳腺癌不增加其罹患乳腺癌的风险。

D. 与 BRCA2 基因突变无相关性。

E. 睾丸疾病,如隐睾和睾丸损伤,被认为是男性乳腺癌的危险因素。

11 根据美国放射学会和乳腺成像协会指南,BRCA1 或 BRCA2 携带者或一级亲属是携带者而其未做过基因检测的女性应进行以下乳腺癌筛查:

A. 每年进行乳腺 X 线摄影检查和临床乳房检查。

B. 从 30 岁开始,每年进行乳腺 X 线摄影检查和 MRI 检查,但 25 岁前不必检查。

C. 仅每年进行 MRI 检查。

D. 每 6 个月进行 1 次乳腺超声检查。

12 以下哪项 BI – RADS 评估分类不适合于筛查性乳腺 X 线摄影检查?

A. 0 类   B. 1 类

C. 3 类   D. 5 类

13 亚裔患者女,46 岁,进行筛查性乳腺 X 线摄影检查。患者最近移居美国,以前的影像学检查结果不能用于对比。超声显示弥漫性的阴影。以下哪项正确?

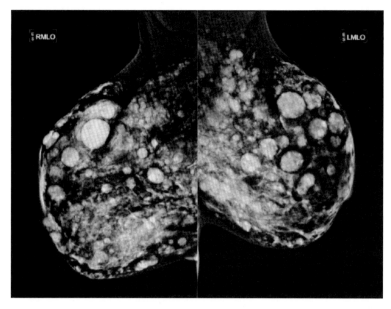

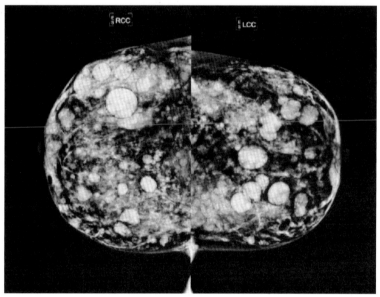

A. 患者有牛奶咖啡斑，家族成员有相似的乳腺 X 线摄影表现。

B. 患者主要是经前期的周期性乳房疼痛。

C. 患者既往有脚底皮肤恶性病变史。

D. 患者既往有乳房手术史。

E. 患者有肾移植手术史及使用环孢素 A 治疗史。

14a　患者女，42 岁，申请乳房 MRI 增强检查。患者有纤维肌痛症，在乳腺 X 线摄影检查过程中感觉非常不适。患者有乳腺癌家族史，姨妈和表姐罹患乳腺癌。患者最近的筛查性乳腺 X 线摄影检查显示腺体为不均匀致密型。青少年时诊断为非霍奇金淋巴瘤，完全缓解。手术史包括 27 岁时双侧乳房硅胶植入术。以下哪项正确？

A. 没有检查指征，建议患者咨询她的原保健医生随诊复查，包括乳腺临床检查。

B. 没有检查指征，推荐每年常规进行筛查性乳腺 X 线摄影检查。

C. 有检查指征，建议患者在月经周期的第 8~15 天行 MRI 检查。

D. 有检查指征，建议患者在月经周期的第 21~28 天行 MRI 检查。

14b 下列哪项是该患者 MRI 增强扫描的适应证？

A. 有乳腺癌家族史。

B. 腺体为不均匀致密型。

C. 有纤维肌痛症病史，在乳腺 X 线摄影检查过程中感觉非常不适。

D. 有非霍奇金淋巴瘤病史。

E. 双侧乳房硅胶植入物。

15 一位 82 岁的女性咨询她的内科医生是否需要每年进行 1 次筛查性乳腺 X 线摄影检查。ACS 指南推荐：

A. 75 岁以后没有必要行筛查性乳腺 X 线摄影检查。

B. 这位女性应进行筛查性乳腺 X 线摄影检查，间隔为每 2 年 1 次。

C. 每年行筛查性乳腺 X 线摄影检查直到 90 岁，90 岁以后不必筛查。

D. 只要患者身体健康，继续每年进行筛查性乳腺 X 线摄影检查。

16 将解剖结构与正常乳腺超声图像中的正确数字相匹配。

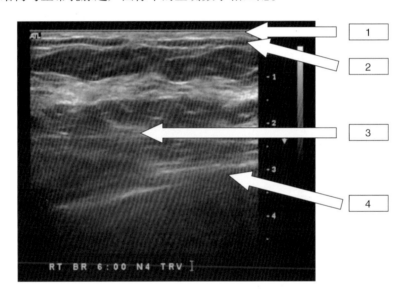

A. 悬韧带　　　　　　　　　　　B. 皮下脂肪

C. 胸肌　　　　　　　　　　　　D. 皮肤

17 45 岁女性，进行筛查性乳腺 X 线摄影检查。在乳晕区发现肿块，经进一步的影像学检查和活检证实为浸润性导管癌。关于这个肿块，下列哪项正确？

A. 约 10% 的乳腺癌发生在乳晕下区。

B. 乳晕下区的乳腺癌女性比男性更为常见。

C. 乳晕下区的乳腺癌易于被发现，因这个位置缺少乳腺组织。

D. 该区域乳腺癌易早期经乳晕后 Sappey 丛发生淋巴转移。

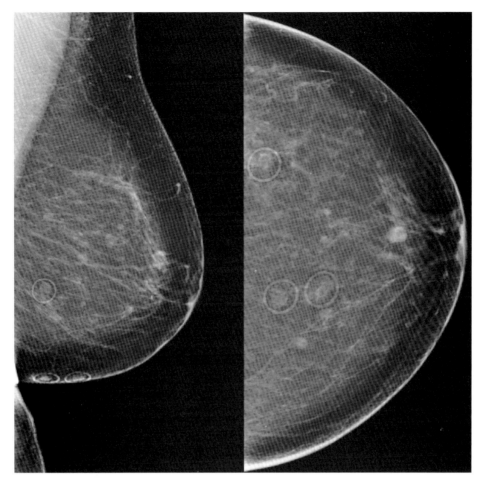

18　对于霍奇金淋巴瘤患者的乳腺癌的监测和治疗，以下哪项正确？

A. 罹患乳腺癌的峰值年龄是治疗后的 25~30 年。

B. 如果在 30 岁之前治疗，不会显著增加罹患乳腺癌的风险。

C. 在这些患者中，首选的治疗方法是联合放射治疗的乳腺切除术。

D. 如果在 30 岁之前接受霍奇金淋巴瘤治疗，在放疗后 8 年开始每年进行乳腺 X 线摄影检查。

19　56 岁女性，进行基线筛查性乳腺 X 线摄影检查。BI – RADS 分类合适的是：

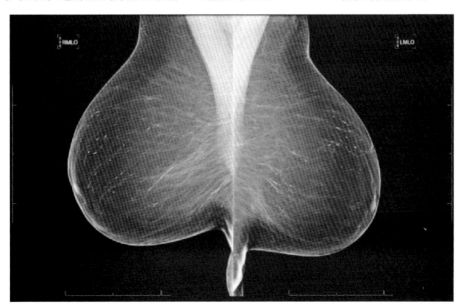

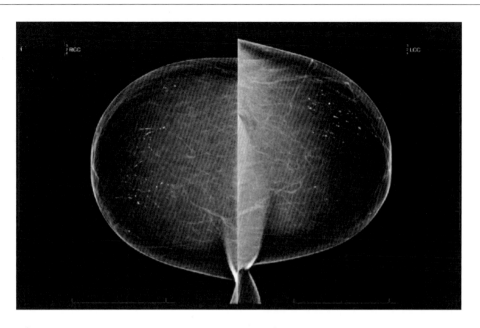

A. 0 类   B. 2 类

C. 3 类   D. 4A 类

20 关于人类表皮生长因子受体 2（HER2），以下哪项正确?

A. HER2 阳性乳腺癌通常表现为快速生长和蔓延。

B. HER2 阴性乳腺癌比 HER2 阳性癌更具侵袭性。

C. 约 60% 新近诊断的乳腺癌为 HER2 阳性。

D. ER 阴性、PR 阴性和 HER2 阴性的乳腺癌预后较好。

E. HER2 阳性乳腺癌对激素治疗更敏感。

21a 下图左侧是 2011 年的乳腺 X 线摄影图像，右侧是 2012 年的乳腺 X 线摄影图像。前两幅为 CC 位投影，后两幅为 MLO 位投影。放大图像以显示感兴趣区。这些图像显示了以下哪种放射学征象?

A. 线样征   B. 集簇征

C. 镜像征   D. 文身征

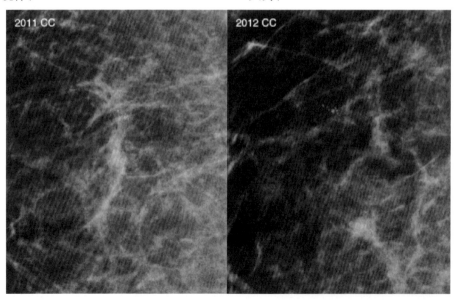

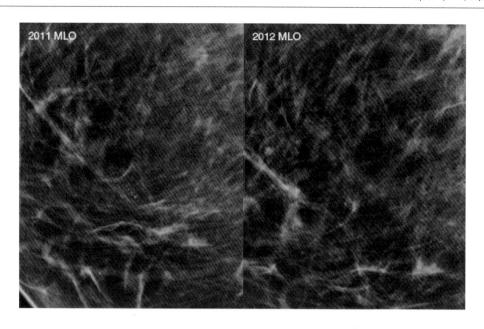

21b 上面图像中的钙化是什么类型?

A. 分泌性钙化 　　　　　　　B. 纤维腺瘤钙化

C. 皮肤钙化 　　　　　　　　D. 钙乳钙化

E. 脂肪坏死钙化

22 45 岁无症状女性接受筛查性乳腺 X 线摄影检查，CC 位和 MLO 位视图如下所示。 BI – RADS 分类评估为:

A. 0 类 　　　　　　　　　　B. 2 类

C. 3 类 　　　　　　　　　　D. 4 类

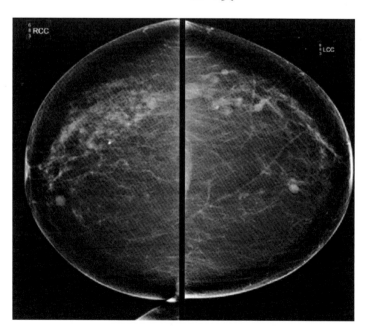

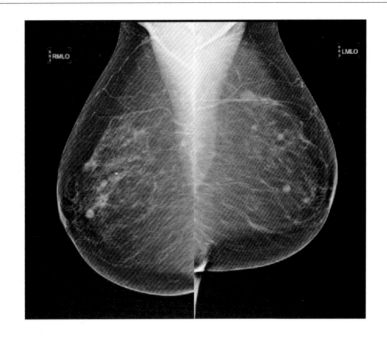

23 下列哪项被认为是二级亲属？

A. 父亲   B. 女儿

C. 姑姑   D. 姐妹

24 根据下图显示的左侧乳腺病变（箭），预期病灶如何在内侧（ML）视图上移位？

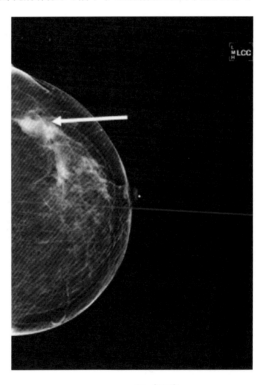

A. 下移   B. 侧移

C. 中间   D. 上移

25 关于间期癌，以下哪项正确？

A. 乳腺癌在定期乳腺 X 线摄影检查中的前瞻性发现被认为是阴性的。

B. 间期癌增加导管组织学。

C.乳腺癌的发生率与乳腺癌的密度无关。

D.在乳腺 X 线摄影图像上可以是隐匿性的，也可以是新发现的病变。

26 关于筛查性乳腺 X 线摄影图像上的乳头表现，以下哪项正确？

A.乳头轮廓应在乳腺两侧的 MLO 位和 CC 位投影上都可见。

B.乳头轮廓应在两侧乳腺的 CC 位或 MLO 位投影的其中一个上可见。

C.乳头轮廓不需要在 CC 位或 MLO 位投影上显示。

D.乳头轮廓应在一侧乳腺上显示，但不需要在另一侧乳腺上显示。

27 患者男，29 岁，可扪及乳腺病变的初始影像学检查方法是：

A. 超声   B. 乳腺 X 线摄影

C. 对比增强 MRI   D. 增强 CT 扫描

E. 乳腺特异性 γ 成像

28a 既往罹患右侧乳腺癌并行乳腺切除术的高危患者进行乳腺 MRI 检查。根据下面的图像，该患者乳腺 MRI 最佳的 BI – RADS 分类是：

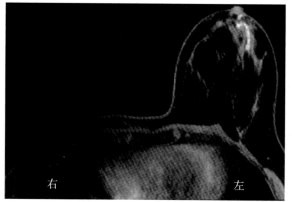

轴位平扫 T1W 脂肪饱和序列图像

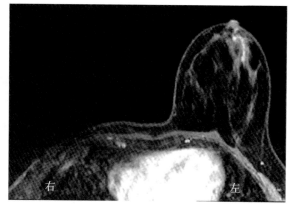

轴位增强后 T1W 脂肪饱和序列图像

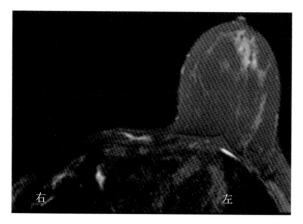

轴位 T2W 脂肪饱和序列图像

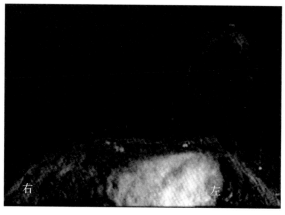

轴位增强后 T1W 减影图像

A.0 类   B.2 类

C.3 类   D.4 类

E.5 类

28b　该患者最好的随访建议是：

　　A. 聚焦超声　　　　　　　　　　B. 外科转诊

　　C. MRI 引导下活检　　　　　　　D. 6 个月后复查 MRI

　　E. 每年 MRI 随访

29　关于在乳腺 X 线摄影时进行压迫，以下哪项正确？

　　A. 有助于保持乳头位于图像的中线上。

　　B. 在月经周期的后半期可以减轻疼痛。

　　C. 可以减少所需的射线量。

　　D. 有助于减少由于投照技术而召回的检查者数量。

30　患者女，52 岁，左侧乳腺表现为无痛、肿胀和红斑。 根据下面的图像，下一步最合适的处理是：

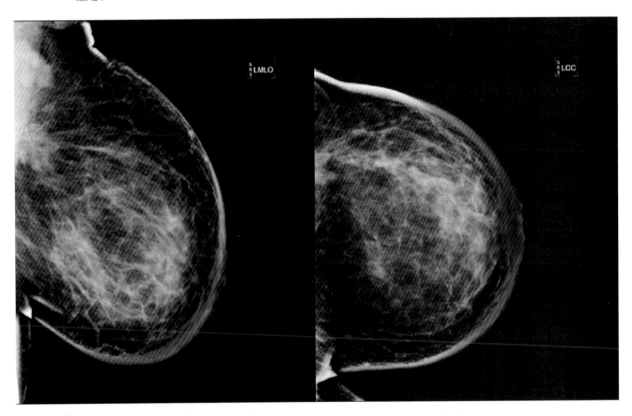

　　A. 抗生素治疗后随访摄影　　　　B. 活检

　　C. 乳腺 MRI　　　　　　　　　　D. 每年行筛查性乳腺 X 线摄影检查

31　关于分子乳腺成像（MBI），以下哪项正确？

　　A. MBI 对致密型乳腺不太敏感。

　　B. 有乳腺癌乳腺肿块切除术史的患者，MBI 不能区分瘢痕组织与复发。

　　C. MBI 使用 ^{99m}Te – 司他咪。

　　D. 与筛查性乳腺 X 线摄影检查的 4 个视图所受射线相比，MBI 的终身致死风险更低。

　　E. MBI 不涉及全身辐射暴露。

32 对于乳腺癌发病风险增高的女性，乳腺 MRI 已被证明是筛查性乳腺 X 线摄影检查的有力辅助手段。目前指南建议的乳腺 MRI 筛查，开始于 30 岁的是以下哪项？

A. 经证实的 BRCA 基因突变携带者。

B. 基于家族史，终身患乳腺癌的风险 >10% 的女性。

C. 有胸部照射史的女性。

D. 活检病理证实的非典型导管增生（ADH）女性患者。

33a 基于下面的图像，肿块最可能位于 CC 位视图上的哪个位置？

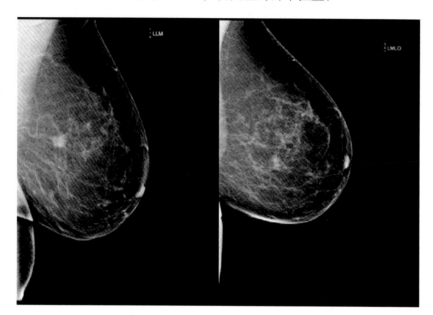

A. 外侧、后份　　　　　　　　　　　　B. 内侧、中间

C. 外侧、前份　　　　　　　　　　　　D. 内侧、前份

33b 肿块将位于几点钟位置？

A. 12 点　　　　　　　　　　　　　　　B. 3 点

C. 6 点　　　　　　　　　　　　　　　D. 9 点

34a 腋窝淋巴结有几组？

A. 1 组　　　　　　　　　　　　　　　B. 2 组

C. 3 组　　　　　　　　　　　　　　　D. 4 组

34b 腋窝淋巴结的分组是根据淋巴结与以下哪项的相对关系来确定的？

A. 胸大肌　　　　　　　　　　　　　　B. 胸小肌

C. 腋静脉　　　　　　　　　　　　　　D. 锁骨下静脉

34c 前哨淋巴结位置可变，但通常位于：

A. Ⅰ 组　　　　　　　　　　　　　　　B. Ⅱ 组

C. Ⅲ 组　　　　　　　　　　　　　　　D. Ⅳ 组

35a 从下面的乳腺 X 线摄影图像中可发现：

A. 左侧乳腺不对称性　　　　　　　　　B. 右侧乳腺不对称性

C. 左侧乳腺局灶性不对称　　　　　　　D. 右侧乳腺局灶性不对称

E. 左侧乳腺肿块　　　　　　　　　F. 右侧乳腺肿块

G. 无异常；正常乳腺 X 线摄影图像

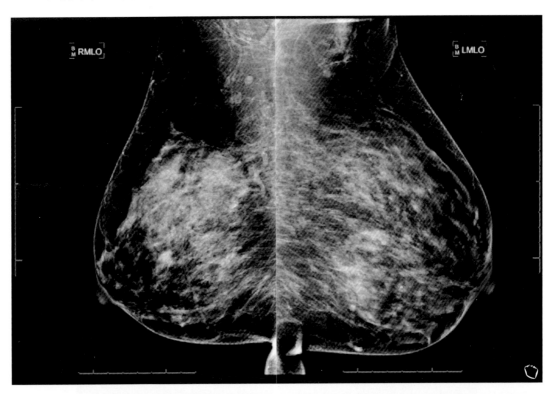

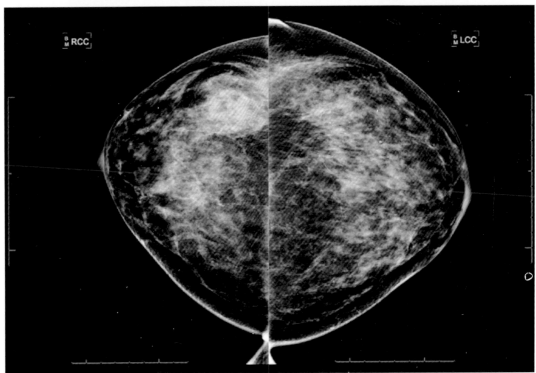

35b　筛查性乳腺 X 线摄影检查发现右侧乳腺局灶性不对称病灶。下一步应如何恰当地处理该局灶性不对称病灶?

A. 乳腺 X 线局部点压摄影　　　　　B. 超声

C. MRI　　　　　　　　　　　　　　D. 核芯针穿刺活检

36　下列哪项是乳腺癌的危险因素？

A. 表亲罹患乳腺癌的家族史

C. 首次分娩在 30 岁以后

B. 月经初潮延迟

D. 既往有化疗史

37　下列哪项是男性最常见的癌症？

A. 浸润性导管癌

C. 乳头 Paget 病

B. 浸润性小叶癌

D. 非典型导管增生

答案与解析

1 答案 **D**。

建议将乳腺 MRI 筛查作为乳腺 X 线摄影的辅助手段

推荐每年 MRI 筛查(基于证据[a])

BRCA 基因突变

一级亲属为 BRCA 基因携带者但未做检测

根据 BRCAPRO 或主要依赖家族史的其他模型的定义,终身风险为 20% ~ 25% 或更高

推荐每年 MRI 筛查(基于专家共识意见)

10 ~ 30 岁之间接受过胸部照射

Li-Fraumeni 综合征与一级亲属

Cowden、Bannayan-Riley-Ruvalcaba 综合征与一级亲属

没有充分证据建议或不推荐 MRI 检查

根据 BRCAPRO 或主要依赖家族史的其他模型的定义,终身风险为 15% ~ 20%

小叶原位癌(LCIS)或非典型小叶增生(ALH)

非典型导管增生(ADH)

乳腺 X 线摄影检查腺体呈不均匀致密或极度致密影

有乳腺癌病史的女性,包括导管原位癌(DCIS)

不推荐 MRI 筛查(基于专家共识意见)

终身风险 < 15% 的女性

基于乳腺癌终身风险的证据。

[a] 来自非随机筛选试验和观察性研究。

参考文献: Saslow D, Boetes D, Burke W, et al. American Cancer Society guidelines for breast screening with MRI as an adjunct to mammography. *CA Cancer J Clin* 2007;57:75 – 89.

2 答案 **D**。1 型神经纤维瘤病(NF1)有多发性神经纤维瘤。NF1 与 Lisch 结节(虹膜错构瘤)和虹膜雀斑有关。2 型神经纤维瘤病(NF2)易合并双侧听神经瘤,罹患脑膜瘤和室管膜瘤的风险也会加大。

参考文献: Brant WE, Helms CA. *Fundamentals of diagnostic radiology*, 3rd ed. Philadelphia, PA: Lippincott Williams & Wilkins, 2007:233 – 237.

Shah BA, Fundaro GM, Mandava S. *Breast imaging review: a quick guide to essential diagnoses*, 2nd ed. New York, NY: Springer, 2015:42 – 43.

3a 答案 **A**。

3b 答案 **B**。尽管筛查性乳腺 X 线摄影检查图像上的这些钙化看起来很可疑,但重要的是记住在筛查中发现异常所需的步骤。BI – RADS 0 类为不完全性评估,是恰当的初步诊断,患者可以进一步检查。该病例中这些钙化高度可疑,因此,术语"细小多形性或细线分支状"是描述最好的答案。应推荐立体定位活检或手术活检。

参考文献: D'Orsi C, Sickles EA, Mendelson EB, et al. ACR BI-RADS® atlas mammography. In: ACR *BI-RADS® atlas, breast imaging reporting and data system*. Reston, VA: American College of Radiology, 2013:69.

Kopans D. Breast imaging, 3rd ed. Philadelphia, PA: Lippincott Williams & Wilkins, 2006:530 - 543.

Rao AA, Feneis J, Lalonde C, et al. A pictorial review of changes in the BI-RADS fifth edition. *Radio-Graphics* 2016;36(3):623 - 639.

4 **答案 B**。此例患者重要的发现包括双侧乳腺密度增加、脂肪减少和乳房缩小。乳腺密度增加的鉴别诊断包括激素替代疗法、内源性激素刺激（如妊娠和哺乳期）、双侧乳腺水肿（如充血性心力衰竭）、双侧乳腺创伤、体重减轻和双乳炎性乳腺癌。以上原因中，双侧炎性乳腺癌是最为罕见的。该病例中，患者在两次检查期间体重减轻 90 磅（约 40kg），故乳房缩小、脂肪减少和乳腺密度增高最可能与体重减轻有关。激素替代疗法和内源性激素刺激通常会使乳房增大。

参考文献：Berg WA, Birdwell RL（eds）. *Diagnostic imaging：breast*. Salt Lake City, UT：Amirsys, 2008:IV:5 - 48 - IV:5 - 49.

5 **答案 A**。BRCA1 或 BRCA2 基因突变的携带者应在 30 岁时开始每年常规进行筛查性乳腺 X 线摄影检查。母亲或姐妹罹患乳腺癌的女性应在 30 岁时（但 25 岁之前不必）或比其亲属确诊年龄早 10 年开始每年常规筛查，以较晚者为准。该病例中患者如果不是 BRCA2 基因突变携带者，那么根据其母亲的病史，该患者将在 35 岁时开始筛查；根据其姐姐的病史，该患者将在 32 岁时开始筛查。40 岁是患乳腺癌风险未增高的女性开始筛查的年龄。

参考文献：Lee CH, Dershaw DD, Kopans D, et al. Breast cancer screening with imaging：recommendations from the Society of Breast Imaging and the ACR on the use of mammography, breast MRI, breast ultrasound, and other technologies for the detection of clinically occult breast cancer. *J Am Coll Radiol* 2010;7:18 - 27.

6 **答案 D**。后乳头线（PNL）在 MLO 位图像上是从乳头至肌肉边缘的距离，与在 CC 位图像上从乳头至胶片边缘的距离相比较，这个距离应 <1cm，否则会有很多的后部组织被排除在图像以外。三角测量法仅在 MLO 位图像中对病灶定位有用，通过评估病灶在垂直侧位片相对于 MLO 位图像上位置的移动，可以预测 CC 位图像中病变的位置。通过比较病灶相对乳头和其他乳房结构在 MLO 位和垂直侧位图像上的偏移，利用视差来对病灶进行定位。滚动视图有助于确定仅在 CC 位图像中见到的病变的位置，将乳房从顶部向一个方向滚动，再从底部向另一个方向滚动，然后在新的组织方向上重新压缩。

参考文献：Kopans D. *Breast imaging*, 3rd ed. Philadelphia, PA：Lippincott Williams & Wilkins, 2007:298, 314 - 316, 764.

Cardenosa G. Core Curriculum, *Breast imaging*. Philadelphia, PA：Lippincott Williams & Wilkins, 2004:29.

7 **答案 E**。活检的阳性预测值（PPV）将会增加，因为导致良性结局的介入手术大量减少。

答案 A 错误。定期乳腺 X 线摄影监测不影响召回率。

答案 B 错误。手术费用将大幅下降，因为：①诊断检查的成本通常远低于影像引导介入手术的费用；②监测仅在一定程度上增加了成本，因其仅在常规筛查中进行了必需的额外检查，而对于大多数随访方案只涉及一项额外的检查。

答案 C 错误。假阳性结果将减少，与 PPV 的增加类似，也是因为产生良性结果的介入手术的减少。

答案 D 错误。监测与降低的发病率相关，特别是当与开放手术活检相比，而且当与经皮成像引导的组织取样相比时。

参考文献:Sickles EA. Probably benign breast lesions: when should follow-up be recommended and what is the optimal follow-up protocol? *Radiology* 1999;213:11 – 14.

8 **答案 A**。根据 ACR BI – RADS 分类,BI – RADS 3 类中的病变包括"无钙化、边界清晰的肿块,局灶性不对称,孤立的点状钙化"。在答案 B、D 和 E 中描述的肿块应该给予 BI – RADS 0 类评估并应被召回进行额外的摄影,如果病灶仍存在则应进行活检。答案 C 是一种良性病变。

参考文献:D'Orsi C, Sickles EA, Mendelson EB, et al. ACR BI-RADS® atlas mammography: guidance chapter. In: *ACR BI-RADS® atlas*, *breast imaging reporting and data system*. Reston, VA: American College of Radiology, 2013:150.

9 **答案 B**。计算机辅助检测(CAD)乳腺 X 线摄影增加 7% ~ 20% 的乳腺癌检出率。

答案 A 错误。CAD 对钙化的敏感性大于肿块。

答案 C 错误。CAD 的使用提高了 8.2% 的召回率。

答案 D 错误。在放射科医师进行独立的或非辅助性的病例评估后,CAD 会提供乳腺 X 线摄影筛查的"拼写检查"。它不是阅读乳腺 X 线摄影图像的主要工具。

答案 E 错误。每 4 张阴性乳腺 X 线摄影图像中约有 2 个假标记。然而,凭经验绝大多数错误的 CAD 标记很容易被驳回。

参考文献:Birdwell RL, Bandodkar P, Ikeda DM. Computer-aided detection with screening mammography in a university hospital setting. *Radiology* 2005;236:451 – 457.

10 **答案 E**。男性乳腺癌的已知危险因素包括高龄、Klinefelter 综合征、BRCA2、家族史、肥胖症、前列腺癌雌激素治疗、过量饮酒、头部创伤导致催乳素分泌增加,以及睾丸疾病,如睾丸未降、睾丸切除、腮腺炎性睾丸炎和睾丸损伤。

答案 A 错误。大多数专家不认为男性乳腺发育症是男性乳腺癌的危险因素。

答案 B 错误。在美国,男性乳腺癌占男性癌症的比例 < 1%,占乳腺癌的 0.2% ~ 0.9%。

答案 C 错误。女性亲属中有乳腺癌患者的男性,其罹患乳腺癌风险会增加,这与女性乳腺癌风险增高相当。

答案 D 错误。18% ~ 33% 的男性乳腺癌患者有 BRCA2 基因突变。

参考文献:Berg WA, Birdwell RL (eds). *Diagnostic imaging: breast*. Salt Lake City, UT: Amirsys, 2006:IV:5:54 – IV:5:57.

11 **答案 B**。这些女性被认为是乳腺癌的高危人群,因此,需要行乳腺 X 线摄影辅助检查。推荐的辅助检查是 MRI 检查,而非临床乳腺检查或超声检查。

参考文献:Carol H. Lee, et al. Breast cancer screening with imaging: recommendations from the Society of Breast Imaging and the ACR on the use of mammography, breast MRI, breast ultrasound and other technologies for the detection of clinically occult breast cancer. *J Am Coll Radiol*, 2010; 17:18 – 27.

12 **答案 C**。BI – RADS 3 类用于几乎可以肯定是良性的发现,恶性肿瘤概率 < 2%。在给予 BI – RADS 3 类的评估前,需要额外的乳腺 X 线摄影和(或)超声检查来评估在筛查性乳腺 X 线摄影中发现的异常。这些发现会在短期内进行重新评估,最初的随访期通常为 6 个月。

答案 A 错误。BI – RADS 0 类,不完全评估。该类别需要召回患者进行额外的摄影检查或者视需要查看先前的图像。

答案 B 错误。BI - RADS 1 类,筛查性乳腺 X 线摄影检查阴性,没有证据表明有恶性肿瘤征象。

答案 D 错误。BI - RADS 5 类,几乎可以完全确定的乳腺癌病变,具有典型特征。这些病变有 95% 的恶性概率。建议通过活检获得组织学诊断。

其他 BI - RADS 评估类别:

BI - RADS 2 类,筛查性乳腺 X 线摄影检查"正常"的评估,与 1 类相仿,但是可以用来描述完全良性的发现。

BI - RADS 4 类用于"可疑异常",当发现没有显示出典型的恶性特征,但其恶性度大于第 3 类(>2%)。第 4 类可细分为 4A 低度怀疑;4B 中度怀疑;或 4C 高度怀疑,可指导治疗决策。

BI - RADS 6 类,经活检证实的恶性肿瘤,但还未进行治疗。

参考文献: Sickles EA, D'Orsi CJ, Bassett LW, et al. ACR BI-RADS® atlas mammography: guidance chapter. In: *ACR BI-RADS® atlas*, *breast imaging reporting and data system*. Reston, VA: American College of Radiology, 2013:149 - 157.

13　**答案 D**。神经纤维瘤病、乳腺囊肿、黑色素瘤和纤维腺瘤均为双侧多发性乳腺肿块。硅胶注射超声的典型表现为弥漫性阴影或"暴风雪"外观。乳房注射硅胶在美国未被批准,但仍在世界其他国家实行,如亚洲和南美洲国家。硅胶注射剂可以表现为大的高密度肿块,其中一些具有弧形钙化。肿块在 T1W 脂肪抑制图像上显示为低信号,T2W 水抑制图像上显示为高信号,MRI 可能对恶性病变的评估至关重要。

参考文献: Caskey CI, Berg WA, Hamper UM, et al. Imaging spectrum of extracapsular silicone: correlation with US, MR imaging, mammographic, and histopathologic findings. *RadioGraphics* 1999;19: S39 - S51.

Cheung YC, Su MY, Ng SH, et al. Lumpy silicone-injected breasts: enhanced MRI and microscopic correlation. *Clin Imaging* 2002;26:397 - 404.

Leibman AJ, Misra M. Spectrum of imaging findings in the silicone-injected breast. *Plast Reconstr Surg* 2011;128:28e - 29e.

14a　**答案 C**。该患者的检查表明,由于分泌期乳腺实质强化程度的增加,MRI 假阳性的结果有所增多。乳腺 MRI 检查的最佳时机是在月经周期的第 2 周。

参考文献: Morris EA, Bassett LW, Berg WA, et al. *ACR practice guideline for the performance of contrast-enhanced magnetic resonance imaging (MRI) of the breast*. Reston, VA: American College of Radiology, 2008:7.

14b　**答案 D**。该患者有非霍奇金淋巴瘤的治疗史,由于暴露于斗篷样辐射野,患者罹患乳腺癌的风险超过 20% 。虽然隆胸也可以是一种指征,但通常不用增强。

参考文献: Morris EA, Bassett LW, Berg WA, et al. *ACR practice guideline for the performance of contrast-enhanced magnetic resonance imaging (MRI) of the breast*. Reston, VA: American College of Radiology, 2008:7.

15　**答案 D**。建议在 40 岁开始每年进行乳腺 X 线摄影检查,只要女性身体健康,就可以继续每年进行乳腺 X 线摄影检查。

参考文献: Lee C, Dershaw D, Kopans D, et al. Breast cancer screening with imaging: recommendations from the Society of Breast Imaging and the ACR on the use of mammography, breast MRI, breast ultrasound and other technologies for the detection of clinically occult breast cancer. *J Am Coll Radiol* 2010;7(1):18 - 27.

16

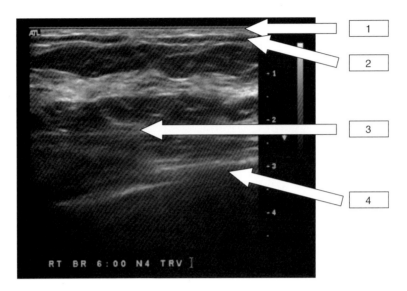

参考文献:Ikeda DM, Miyake KK. *Breast imaging:the requisites*, 3rd ed. St. Louis, MO:Elsevier, 2017:173 - 176.

17 答案 D。乳晕下区有丰富的淋巴系统——Sappey 丛,因此,与其他部位的乳腺癌相比,乳晕下区的乳腺癌发生早期转移的风险更高。发生于此区的乳腺癌在男性人群中比女性更常见。在女性中,乳晕下区的乳腺癌约占所有乳腺癌的 1%。由于乳腺组织的重叠,特别是乳晕后区的纤维化,该区的乳腺癌常难以被发现。

参考文献:Tabar L, Tot T, Dean P. *Breast cancer the art of and science of early detection with mammography*. New York, NY:Thieme, 2005:259, 346.

18 答案 D。有霍奇金淋巴瘤病史的患者乳腺癌发病高峰在治疗后 15 年。如果辐射暴露在 30 岁之前,风险就会增加。首选的治疗方法是乳腺化疗后的乳腺切除术。这种情况下,放射治疗是禁忌证。

参考文献:Alm El-Din MA, Hughes KS, Raad RA, et al. Clinical outcome of breast cancer occurring after treatment for Hodgkin lymphoma:case control analysis. *Radiat Oncol* 2009;4:19.

Berg WA, Birdwell R, Gombos EC, et al. *Diagnostic imaging:breast*. Salt Lake City, UT:Amirsys, 2006;Ⅳ:4 - 58.

19 答案 B。这些是粗杆状良性钙化,不需要额外的评估。这些良性钙化与导管扩张有关,钙化主要在导管内,进而形成了导管腔内钙化。因此,粗杆状钙化通常表现为粗糙的杆样分支样钙化,沿导管分布。重要的是,这些不是 DCIS 的钙化,DCIS 多表现为细小多形性钙化。

参考文献:D'Orsi C, Sickles EA, Mendelson EB, et al. ACR BI-RADS® atlas mammography. In:*ACR BI-RADS® atlas, breast imaging reporting and data system*. Reston, VA:American College of Radiology, 2013:44 - 46.

Ikeda DM, Miyake KK. *Breast imaging:the requisites*, 3rd ed. St. Louis, MO:Elsevier, 2017:89 - 91.

Rao AA, Feneis J, Lalonde C, et al. A pictorial review of changes in the BI-RADS fifth edition. *Radio-Graphics* 2016;36(3):623 - 639.

20 答案 A。HER2 阳性乳腺癌通常生长快速且易扩散。约 20% 新近诊断的乳腺癌为 HER2 阳性。HER2 阳性乳腺癌比 HER2 阴性乳腺癌更具侵袭性,对激素治疗的反应较差。三阴性乳腺癌预后不佳。

参考文献：Lakhani SR, Van De Vijver MJ, Jacquemier J, et al. The pathology of familial breast cancer: predictive value of immunohistochemical markers estrogen receptor, progesterone receptor, HER-2, and p53 in patients with mutations in BRCA1 and BRCA2. *J Clin Oncol* 2002;20:2310 - 2318.

21a　答案 **D**。

21b　答案 **C**。文身征是乳腺 X 线摄影图像上的一种表现。其表现为在不同时间用相似投影获得的乳腺 X 线摄影图像上保持固定和可重复的相互关系的钙化点。除了文身征之外,还有另外一个类似的未命名的乳腺 X 线征象也用于形容皮肤的钙化,它可应用于所有的外周钙化病例。文身征由钙化组成,在不同时间用相似的投影获得的乳腺 X 线摄影图像上保持彼此固定和可重复的关系。未命名的特征由微钙化组成,在同一次检查的不同投影中彼此间关系固定。

参考文献：Loffman Felman RL. Signs in imaging. *Radiology* 2002;223:481 - 482.

22　答案 **B**。多部位的局限性肿块是一种相对常见的征象,研究显示每 100 次筛查性乳腺 X 线摄影中约有 2% 的发生率。绝大多数肿块是囊肿或纤维腺瘤。如果采取乳腺 X 线摄影检查随访,具有多部位局限乳腺肿块的女性罹患癌症的风险未增加。

参考文献：Leung JW, Sickles EA. Multiple bilateral masses detected on screening mammography: assessment of need for recall imaging. *AJR Am J Roentgenol* 2000;175(1):23 - 29.

23　答案 **C**。一级亲属包括母亲、父亲、姐妹和女儿。二级亲属包括祖母、姑妈和侄女。

参考文献：Berg WA, Birdwell R, Gombos EC, et al. *Diagnostic imaging: breast*. Salt Lake City, UT: Amirsys, 2006;II:0 - II:24.

24　答案 **A**。乳腺外侧的病变在 MLO 位视图上比实际的位置更远些,而乳腺内侧的病灶在 MLO 位视图上比实际位置低。外侧病变在内外侧(ML)位视图的位置降低,内侧乳腺病变在 ML 位视图上位置会上移。"铅(外侧)下沉,饼(内侧)上升"。值得注意的,位于乳腺中央的病灶在 MLO 位和 ML 位视图上几乎没有移位。

参考文献：Harvey JA, Nicholson BT, Cohen MA. Findings early invasive breast cancers: a practical approach. *Radiology* 2008;248:61 - 76.

25　答案 **D**。间期癌的定义为在推荐的筛查间期出现的具有化学发现的乳腺癌。它们可以是乳腺 X 线隐匿性的,也可以是在先前的乳腺 X 线摄影检查中漏诊的病例。与筛检癌相比,间期癌通常表现为新的可触及的肿块,组织病理多为小叶癌和黏液癌。导管内原位癌(DCIS)的发生率较低。乳腺极度密集的女性,间期癌的发生率高于脂肪型乳腺的女性。间期癌的预后与有症状的、未经筛查的乳腺癌类似。

参考文献：Berg WA, Birdwell R, Gombos EC, et al. *Diagnostic imaging: breast*. Salt Lake City, UT: Amirysis Inc. , 2006;IV:2:140 - IV:2:143.

Buist DS, Porter PL, Lehman C, et al. Factors contributing to mammography failure in women aged 40 - 49 years. *J Natl Cancer Inst* 2004;96:1432 - 1440.

Ikeda DM, Birdwell RL, O'Shaughnessy KF, et al. Analysis of 172 subtle findings on prior normal mammograms in women with breast cancer detected at follow up screening. *Radiology* 2003;226:494 - 503.

26　答案 **B**。应在每侧乳腺的至少一个视图中能够见到乳头的轮廓,以评估乳晕下区域。

参考文献：Bassett L, Hirbawi I, DeBruhl N, et al. Mammographic positioning: evaluation from the viewbox. *Radiology* 1993;188:803 - 806.

27   **答案 B**。对于男性临床可疑的肿块，首选的影像学检查方法是乳腺 X 线摄影。在乳腺 X 线摄影图像上，对于隐匿性或不完全成像的可触及的肿块，需要进行针对性的超声检查。

参考文献：Nguyen C, Kettler MD, Swirsky ME, et al. Male breast disease：pictorial review with radiologic-pathologic correlation. *RadioGraphics* 2013；33（3）；763.

28a   **答案 B**。乳腺 MRI 显示左侧乳腺导管扩张，这是一种良性表现，故最佳分类为 BI – RADS 2 类。导管扩张是乳腺 MRI 上常见的良性征象。可呈单侧或双侧、局灶性或弥漫性。导管扩张时，在扩张的导管内有蛋白质成分或碎片；其典型表现为在非增强 T1 序列图像上沿导管分布的 T1 高信号。由于蛋白质成分具有特征性的 T1 高信号，因此，它在增强后的 T1 序列图像中也表现为高信号。然而，该高信号是增强前的信号所致而非真正强化，因此，在减影序列中见不到高信号。仔细观察减影序列以确保没有真正的强化是很重要的。答案 A 不正确，因为评估并不是不完整的（BI – RADS 0 类），不需要额外的成像。答案 C、D 和 E 不正确，未明确短期随访或活检。

28b   **答案 E**。根据所包含的图像，对该患者的正确随访建议是：除了左侧乳腺 X 线摄影检查外，每年还需进行一次 MRI 检查。答案 A 不正确，因为不需要额外的超声检查来进一步描述发现的特征。这一发现不需要手术转诊，只要患者情况稳定且无症状，就可以继续进行标准的临床随访。因此，答案 B 不正确。答案 C 不正确，因为 MRI 活检是不必要的。单纯的导管扩张并不是 MRI 的可疑恶性发现，重要的是在减影序列图像上观察邻近区域的强化。DCIS 可能在导管内存在出血或碎片，故在增强前的序列上也可以表现为 T1 高信号。然而，增强前、后的 T1 高信号，其在减影序列上也为高信号。答案 D 不正确，这是一个良性发现，应推荐每年而不是每 6 个月进行一次乳腺 MRI 随访。

参考文献：Morris EA, Liberman L（eds）. *Breast MRI diagnosis and intervention*. New York, NY：Springer, 2005；25 – 26, 437 – 440.

29   **答案 C**。充分加压在乳腺 X 线摄影时很重要，原因有很多。它可以防止乳腺移动，减少散射，并更好地展开组织。其减少了所需的辐射量。在月经周期的前半期逐渐施压，通常会使不适减轻。

参考文献：Berg WA, Birdwell R, Gombos EC, et al. *Diagnostic imaging*：*breast*. Salt Lake City, UT：Amirsis Inc. , 2006；II：0 – 2 – II：0 – 3.

30   **答案 B**。该患者为炎性乳腺癌。乳腺外上象限的明显肿块，皮肤和小梁增厚，上述表现都支持该诊断。该患者需要做肿块的核芯针活检来确诊。在没有明显肿块的情况下，或许会诊断为乳腺炎。然而，如果在抗生素治疗后的随访乳腺 X 线摄影中，异常表现仍然存在，除非另有证明，否则应诊断为炎性乳腺癌。此时，患者应进行穿刺活检。穿刺活检通常会显示肿瘤细胞侵入真皮淋巴管，以证实炎性乳腺癌的诊断。尽管乳腺 MRI 可能会显示明显的肿块，但它不是最具成本效益的。只有乳腺 X 线摄影明确为阴性或良性的检查者，才召回行每年一次的乳腺 X 线摄影检查，而不应推荐 MRI 检查。对于怀疑良性的病变，如乳腺炎，即使明显的肿块已经消失，治疗后也必须随访，以排除潜在的恶性肿瘤的可能。

参考文献：Gunhan-Bilgen I, Üstün EE, Memiş A, et al. Inflammatory breast carcinoma：mammographic, ultrasonographic, clinical and pathologic findings in 142 cases. *Radiology* 2002；223；829 – 838.

Kushwaha AC, Whitman GJ, Stelling CB, et al. Primary inflammatory carcinomaof the breast. Retrospective review of radiological findings. *AJR Am J Roentgenol* 2000；174；535 – 538.

31　答案 C。MBI 全身的辐射暴露对肠壁的影响最大。MBI 死亡率的终身风险是乳腺 X 线摄影检查的 20~30 倍。乳腺组织的密度不影响敏感性，MBI 在致密型乳腺和脂肪乳腺中同样敏感。

参考文献：Brem RF, Rechtman LR. Nuclear medicine imaging of the breast: a novel, physiologic approach to breast cancer detection and diagnosis. *Radiol Clin North Am* 2010;48:1055 – 1074.

Hendrick RE. Radiation does and cancer risks from breast imaging studies. *Radiology* 2010;257: 246 –253.

32　答案 A。经证实的 BRCA 基因突变携带者；这也包括未经检查证明是 BRCA 突变携带者一级亲属。

答案 B 错误。基于家族史乳腺癌终身风险 >20% 的患者应推荐行 MRI 检查。

答案 C 错误。有胸部照射史的女性应在放射治疗完成后 8 年起开始 MRI 筛查，不一定要在 30 岁。

答案 D 错误。活检证实的 ADH 女性患者，只有在其他因素使其终身风险为 15%~20% 时，才必须进行 MRI 筛查。

参考文献：Lee CH, Dershaw D, Kopans D, et al. Breast cancer screening with imaging: recommendations from the society of breast imaging and the ACR on the use of mammography, breast MRI, breast ultrasound, and other technologies for the detection of clinically occult breast cancer. *J Am Coll Radiol* 2010;7:18 – 27.

Mainiero MB, Lourenco A, Mahoney MC, et al. ACR appropriateness criteria breast cancer screening. *J Am Coll Radiol* 2013;10:11 – 14.

33a　答案 B。如果仅在 MLO 位和侧位图像上可见病灶，则使用三角测量方法来定位病灶在 CC 位图像上的位置。将 MLO 位图像放在中间，通过将 MLO 和侧位图像上的病灶连线并延伸到 CC 位图像上，将在 CC 位视图中横穿病变所在的位置。因此，在 CC 位图像上，乳腺的病灶位于内侧和中间深度。记住"铅下沉" = 乳腺 CC 位的外侧病变在 MLO 位图像上降低，在侧位图像上进一步降低。要记住的另一种是"饼上升" = 乳腺 CC 位的内侧病灶在 MLO 位图像上升高，并且在侧位图像上进一步升高。

参考文献：Ikeda DM, Miyake KK. *Breast imaging: the requisites*, 3rd ed. St. Louis, MO: Elsevier, 2017:43 – 44.

33b　答案 D。由于肿块在侧斜位图像上位于乳晕后区，在头尾位图像上将位于中间，因此，肿块大致位于 9 点位置。

乳腺象限和钟面示意图

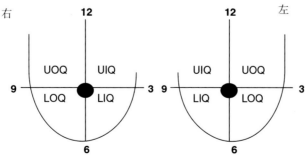

UOQ = 外上象限　　LOQ = 外下象限　　UIQ = 内上象限　　LIQ = 内下象限

参考文献：Ikeda DM, Miyake KK. *Breast imaging: the requisites*, 3rd ed. St. Louis, MO: Elsevier, 2017:43.

34a **答案 C**。腋窝淋巴结分 3 组：Ⅰ组包括胸小肌外侧和下方的淋巴结；Ⅱ组包括胸小肌下方/后方的淋巴结；Ⅲ组包括胸小肌内侧和上方的淋巴结。

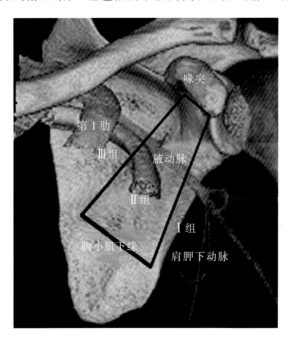

Courtesy of Ecanow JS, Abe H, Newstead GM, et al. Axillary staging of breast cancer: what the radiologist should know. *RadioGraphics* 2013;33(6):1589 - 1612, Figure 2.

参考文献：Bedi DG. Axillary lymph nodes in breast cancer: ultrasound appearance. *AJR Am J Roentgenol* 2011;197:W194.

34b **答案 B**。根据淋巴结与胸小肌的关系,将腋窝淋巴结分为 3 组。Ⅰ组包括胸小肌外侧和下方的淋巴结;Ⅱ组包括胸小肌下方/后方淋巴结;Ⅲ组包括胸小肌内侧和上方的淋巴结。

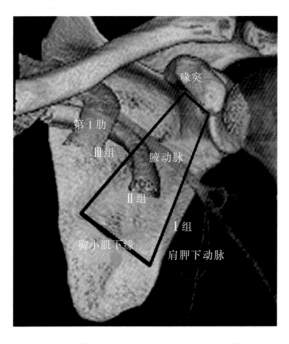

Courtesy of Ecanow JS, Abe H, Newstead GM, et al. Axillary staging of breast cancer: what the radiologist should know. *RadioGraphics* 2013;33(6):1589 - 1612.

参考文献：Bedi DG. Axillary lymph nodes in breast cancer: ultrasound appearance. *AJR Am J Roentgenol*

2011;197:W194.

Ecanow JS, Abe H, Newstead GM, et al. Axillary staging of breast cancer: what the radiologist should know. *RadioGraphics* 2013;33(6):1589 – 1612.

34c 答案 **A**。前哨淋巴结定义为癌细胞可能扩散的第一站淋巴结。它通常在 Ⅰ 组淋巴结，因此,对于有可疑乳腺肿块的患者,应进行仔细的超声检查,特别是同侧腋下的检查。因为腋窝淋巴结的状态与预后高度相关,所以淋巴结的组织学评估是确定疾病向淋巴结扩散的最准确的方法。传统的腋窝淋巴结清扫术通常会切除 Ⅰ 组和 Ⅱ 组淋巴结。

参考文献: Abe H, Schmidt RA, Sennett CA, et al. US-guided core needle biopsy of axillary lymph nodes in patients with breast cancer: why and how to do it. *RadioGraphics* 2007;27(Suppl 1):S91 – S99.

Ikeda DM, Miyake KK. *Breast imaging: the requisites*, 3rd ed. St. Louis, MO: Elsevier, 2017: 326 – 329.

35a 答案 **D**。右后乳腺外上象限局灶性不对称(箭)。

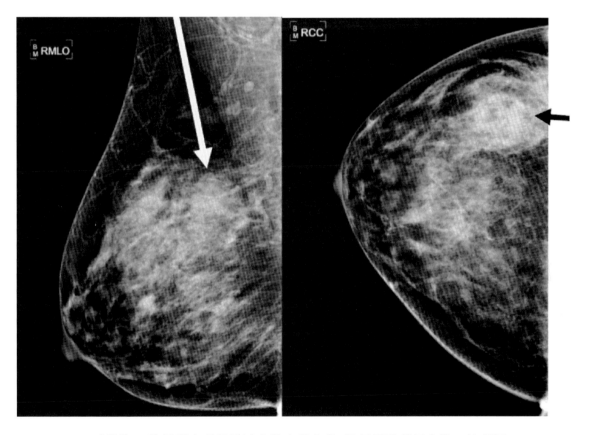

• 对乳腺 X 线摄影表现的描述有特定的定义,以便阅片者间有统一的理解。

• 局灶性不对称定义为:在两个乳腺 X 线摄影视图中发现,范围 <1/4 个乳腺,有凹的边界,常有脂肪组织散在分布。

• 不对称定义为仅在 1 幅乳线 X 线摄影视图中能看到有凹的边界。即使这个病灶看起来像是一个具有凸边的团块,但只在 1 幅视图中可见,也被描述为不对称,直到肿块可以在两幅视图中被定位。

• 肿块定义为在两个乳腺 X 线摄影视图中均可见,具有至少部分凸出的边界,并且病灶中心比外周更致密。

35b 答案 **A**。侧位片和点压片是完整的乳腺 X 线摄影检查的第一步。点压片有助于进一步评估不对称和局灶性不对称。

- 如果需要,在超声评估局灶性不对称前,需要进行额外的投照体位以使乳腺 X 线摄影更为完善。

- MRI 并不作为局灶性不对称的初步诊断的一部分。影像学诊断包括完整的乳腺 X 线摄影检查,如有必要可以随后行超声检查。在诊断检查完成后,于随访期间给出诊断性的乳腺 X 线摄影和超声评估的 BI - RADS 分类,并建议有需要的患者进行核芯针活检或 MRI 检查。

参考文献：Sickles EA, D'Orsi CJ, Bassett LW, et al. ACR BI-RADS® mammography. In：*ACR BI-RADS® atlas, breast imaging reporting and data system*. Reston, VA：American College of Radiology, 2013：15, 81, 89.

36 **答案 C**。乳腺癌的危险因素包括月经初潮过早、绝经晚、未生育、非典型导管增生(ADH)、小叶原位癌(LCIS)、乳腺癌个人史、一级亲属罹患乳腺癌、第一胎生育年龄 > 30 岁、BRCA1 和 BRCA2 基因携带者,以及年轻时有过辐射暴露。

参考文献：Ikeda DM, Miyake KK. *Breast imaging：the requisites*, 3rd ed. St. Louis, MO：Elsevier Mosby, 2017：30 - 33.

37 **答案 A**。无论男性还是女性,乳腺癌最常见的类型都是浸润性导管癌。由于女性乳腺癌和男性乳腺癌在组织学上难以区分,所以在男性患者中描述了乳腺癌的所有导管亚型(包括髓质和黏液性)。大多数男性乳腺癌被发现时仍局限在导管内。

在男性患者中,浸润性小叶癌是罕见的类型,因为男性乳腺内很少有乳腺小叶形成。

乳头 Paget 病约占全部男性乳腺癌的 12%。它被认为是累及乳头表皮的原位癌,恶性肿瘤细胞通过导管扩散。

ADH 是一种高风险病变,可使患浸润性乳腺癌的风险增大 4~5 倍。22% 的男性乳腺癌病例(浸润性癌)与 ADH 相关。

参考文献：Briest S, Vang R, Terrell K, et al. Invasive lobular carcinoma of the male breast：a rare histology in an uncommon disease. *Breast Care (Basel)* 2009；4(1)：36 - 38.

Ge Y, Sneige N, Eltorky MA, et al. Immunohistochemical characterization of subtypes of male breast carcinoma. *Breast Cancer Res* 2009；11：R28.

Kopans DB. *Breast imaging*, 3rd ed. Philadelphia, PA：Lippincott Williams & Wilkins, 2007.

本 书 配 有
智能阅读助手
可 以 帮 助 你
提高读书效率

第3章 乳腺影像诊断、病理及影像特征

1 根据下图，最可能的诊断是：

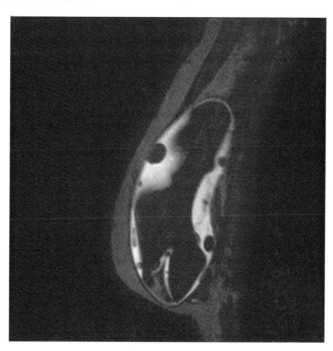

矢状位快速 STIR 水饱和序列图像

A. 放射状褶皱   B. 包膜挛缩

C. 囊内破裂   D. 囊外破裂

2 保守治疗后，哪个 MRI 征象属于 BI - RADS 4 类表现，需要采取组织活检以排除是否复发？

A. 结构扭曲   B. 水肿

C. 肿块样强化   D. 信号减低或信号增高

E. 皮肤增厚

3a 下面图像主要表现是：

A. 乳晕下区非肿块样强化   B. 胸肌强化

C. 单侧皮肤增厚   D. 右侧乳腺上象限结构扭曲

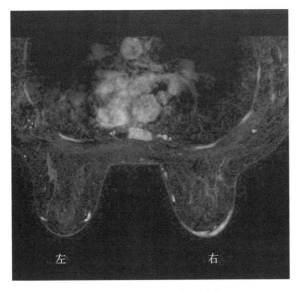
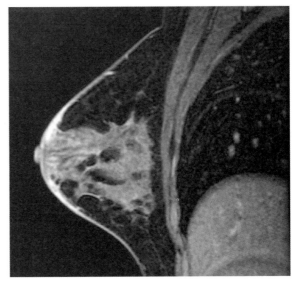

轴位增强后 T1W 减影图像　　　　　　　右侧乳腺矢状位增强后 T1W 脂肪饱和序列图像

3b　以下最具鉴别诊断意义的既往史是：

A. 月经期　　　　　　　　　　　　　　B. 乳腺炎

C. 激素治疗　　　　　　　　　　　　　D. 肾功能不全

4　患者女，49 岁，右侧乳头血性溢液，既往无乳腺癌史或乳腺癌家族史。 根据下列超声图像，最可能的诊断是：

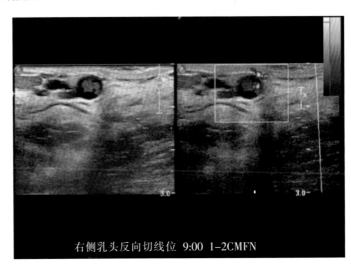

A. 导管内癌　　　　　　　　　　　　　B. 导管扩张伴碎片

C. 纤维囊性变　　　　　　　　　　　　D. 导管内乳头状瘤

5a　患者女，16 岁，右侧乳腺可触及肿物，以下哪项是最合适的影像检查方法？

A. 右侧乳腺 X 线摄影　　　　　　　　　B. 双侧乳腺 X 线摄影

C. 右侧乳腺超声检查　　　　　　　　　D. 双侧乳腺超声检查

E. 右侧乳腺 X 线摄影及超声检查

5b　关于纤维腺瘤的描述，以下哪项正确？

A. 巨大纤维腺瘤在亚洲人群中更为常见。

B. 多数青少年发生的纤维腺瘤为成人型纤维腺瘤。

C. 纤维腺瘤在绝经后女性中更为常见。

D. 男性和女性均可发生纤维腺瘤。

5c　根据下面的图像，最有可能的诊断是：

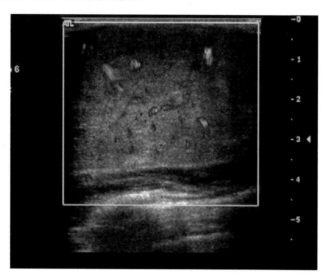

触诊部位横断面彩色多普勒图像

A. 脂肪坏死　　　　　　　　　　　　B. 淋巴结

C. 血肿　　　　　　　　　　　　　　D. 青春型纤维腺瘤

6　下列哪种良性病变在 MRI 上最可能表现为典型的恶性征象？

A. 纤维腺瘤　　　　　　　　　　　　B. 脂肪坏死

C. 单纯囊肿　　　　　　　　　　　　D. 错构瘤

7a　患者女，28 岁，孕 2 产 1，孕 38 周，发现右侧乳腺肿块，局部疼痛伴皮肤红斑。哪种影像方式最适用于评估该患者的情况？

A. 乳腺 X 线摄影　　　　　　　　　　B. 超声

C. MRI　　　　　　　　　　　　　　D. 乳腺分子成像

7b　靶向超声图像如下所示，最可能的诊断是：

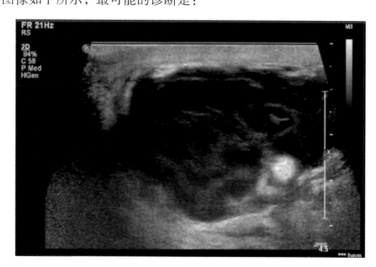

A. 导管扩张　　　　　　　　　　　　B. 脓肿

C. 恶性肿瘤　　　　　　　　　　　　D. 血肿

8a 根据下列图像，最恰当的 BI – RADS 分类是：

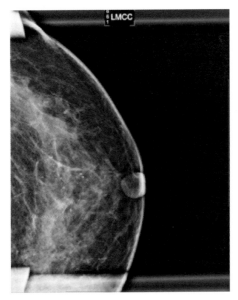 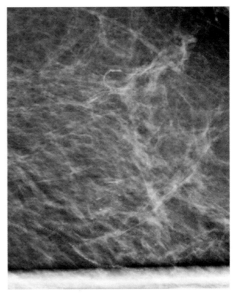

CC 位点压放大摄影图像 　　　　　　　　ML 位点压放大摄影图像

A. 2 类 　　　　　　　　　　　　　　　B. 3 类

C. 4 类 　　　　　　　　　　　　　　　D. 5 类

8b 进一步的诊疗建议是：

A. 每年 1 次乳腺 X 线摄影 　　　　　　B. 6 个月短期随访

C. 细针穿刺活检 　　　　　　　　　　　D. 手术切除活检

9 患者女，35 岁，29 岁时行左侧乳房肿瘤切除术，术后放疗、化疗，每年行乳腺 X 线摄影随访。根据术区放大图像，进一步检查最合适的是：

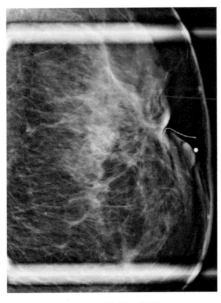 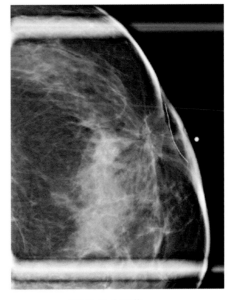

ML 位放大图像 　　　　　　　　　　　CC 位放大图像

A. 6 个月后随访 　　　　　　　　　　　B. MRI 检查

C. 立体定位穿刺活检 　　　　　　　　　D. 每年筛查性乳腺 X 线摄影

E. 每年诊断性乳腺 X 线摄影

10a　患者女，65 岁，左侧乳腺浸润性导管癌及导管原位癌（DCIS）切除术后，右侧乳腺预防性切除，术后即行下腹部横行腹直肌肌皮瓣（TRAM）移植乳房再造术，行乳腺 MRI 监测。轴位 T1W 平扫及轴位 T1W 增强后减影图像如下所示，最可能的诊断是：

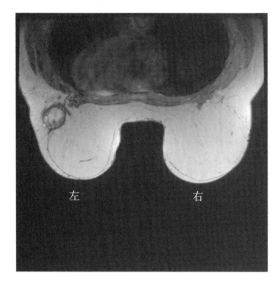 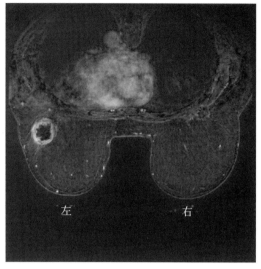

轴位 T1W 平扫图像　　　　　　　　　　增强后轴位 T1W 减影图像

A. 浸润性导管癌复发　　　　　　　　　　B. 脂肪坏死

C. 乳腺脓肿　　　　　　　　　　　　　　D. 术后血肿

10b　该患者术前左侧乳腺 X 线图像如下，无前片对比。　最恰当的 BI - RADS 分类是：

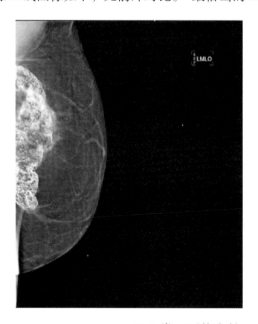

A. 2 类，良性　　　　　　　　　　　　　B. 3 类，可能良性

C. 4 类，可疑恶性　　　　　　　　　　　D. 6 类，恶性

11　患者女，29 岁，孕 35 周，右侧乳腺可触及肿块，伴有疼痛，否认发热，无皮肤红斑。肿块区域的超声图像如下图所示。考虑到患者的年龄及妊娠期，未行乳腺 X 线摄影检查。下一步诊疗方式最合适的是：

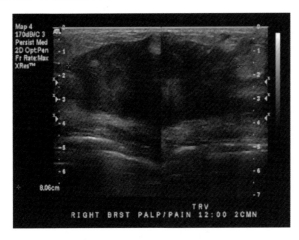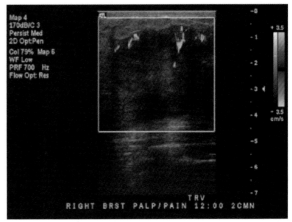

A. 脓肿可能，抗生素治疗，短期超声随访。

B. 脓肿可能，建议引流/抽吸。

C. 良性可能，泌乳型腺瘤或纤维腺瘤，建议 6 个月内超声随访。

D. 可疑肿瘤，建议超声引导下穿刺活检。

12 患者女，51 岁，行乳腺 X 线摄影，无既往检查对比。根据下列图像，最有可能的诊断是：

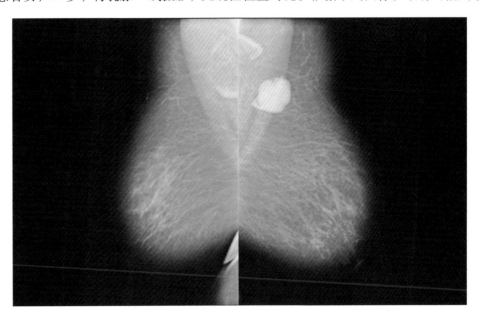

A. HIV   B. 结核

C. 转移瘤   D. 结节病

E. 类风湿关节炎

13a 患者女，70 岁，行 MRI 检查评估是否存在假体破裂。双侧乳腺 T1W 轴位及左侧乳腺 T2W 抑脂和抑水图像如下图所示，假体类型属于哪种?

A. 盐水，乳后间隙   B. 盐水，胸大肌后间隙

C. 硅胶，胸大肌前间隙   D. 硅胶，胸大肌后间隙

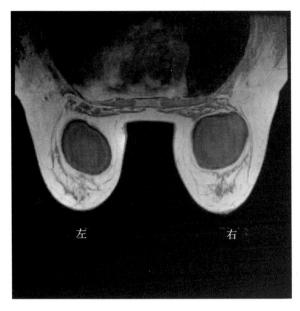

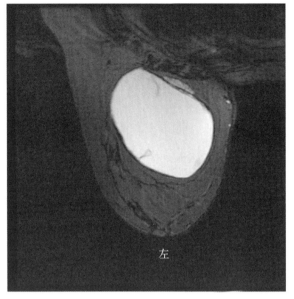

轴位 T1W 平扫图像　　　　　　　　　　　　　轴位 T2W STIR 水饱和图像

13b 有关左侧乳腺假体轴位 T2W STIR 水饱和图像表现，以下哪项最准确？

　　A. 假体的放射状皱褶　　　　　　　　　B. 假体囊内破裂

　　C. 假体囊内挛缩　　　　　　　　　　　D. 假体囊内和囊外破裂

13c 患者女，50 岁，右侧乳腺 9 点钟方向触及异常，根据下面超声图像，最可能的诊断是：

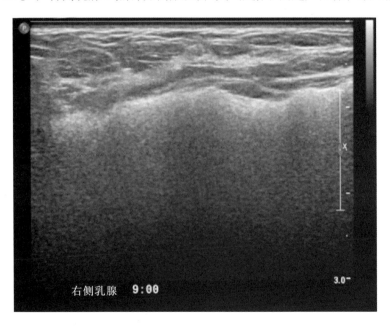

　　A. 硅胶假体囊外破裂　　　　　　　　　B. 硅胶假体局灶性凸起

　　C. 盐水假体局灶性凸起　　　　　　　　D. 硅胶假体囊内破裂

　　E. 盐水假体破裂

14 外侧 CC 位转动位摄影拍摄技术要点是：

　　A. 乳腺的上部向外侧旋转，下部向内侧旋转。

　　B. 乳腺的上部向内侧旋转，下部向外侧旋转。

　　C. 乳腺的内侧部向头侧旋转，外侧部向足侧旋转。

D.乳腺的外侧部向头侧旋转,内侧部向足侧旋转。

15 患者女,52 岁,筛查性及诊断性乳腺 X 线摄影显示毛刺状肿块影伴中央透亮区,肿块细针穿刺活检确诊为放射状瘢痕,随后进行手术切除。哪种特殊类型乳腺癌可能与放射状瘢痕并存?

A.浸润性小叶癌   B.炎性乳腺癌

C.髓样癌   D.乳腺小管癌

16 患者女,56 岁,右侧乳腺可触及肿块。经检查及穿刺活检后,病理诊断为浸润性导管癌。PET 扫描无远处转移。T1W 增强后减影图像如下所示,肿瘤分期为:

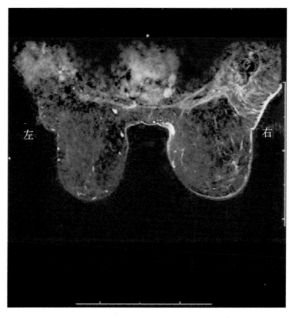

增强后轴位 T1W 减影图像

A. Ⅰ 期   B. Ⅱ B 期

C. Ⅲ B 期   D. Ⅲ C 期

E. Ⅳ 期

17 患者女,56 岁,筛查性乳腺 X 线摄影。根据乳腺标准体位图像(A,B),最可能的诊断是:

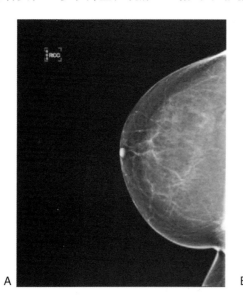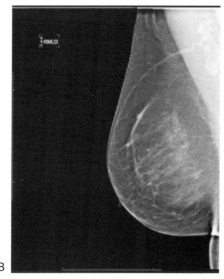

A.淋巴结　　　　　　　　　　　　B.浸润性导管癌

C.放射状瘢痕　　　　　　　　　　D.乳房下皱襞

E.胸骨肌

18 标准筛查性乳腺 X 线摄影图像如下所示，下一步最恰当的处理方法是：

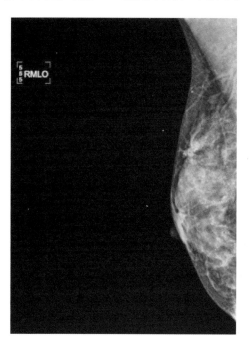

A.1 年后随访　　　　　　　　　　B.6 个月后随访

C.局部点压放大摄影　　　　　　　D.MRI 检查

19a 患者男，76 岁，右侧乳腺触及无痛肿块。根据乳腺 X 线图像（A，B），最可能的诊断是：

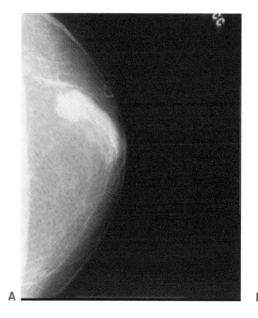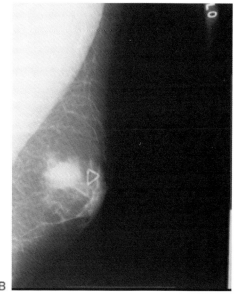

A.脓肿　　　　　　　　　　　　　B.血肿

C.乳腺炎　　　　　　　　　　　　D.乳腺癌

E.男性乳房发育症

19b 男性乳腺癌的发病率约为:

A. 1%   B. 5%

C. 10%   D. 15%

20 患者 55 岁,有乳腺癌家族史,行双侧乳腺 MRI 筛查。根据下图增强后轴位 T1W 减影图像,下一步最佳的处理方法是:

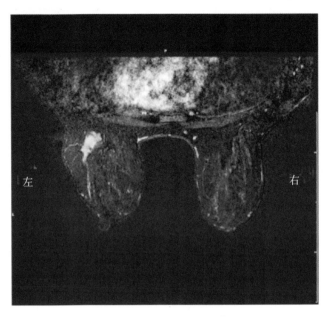

增强后轴位 T1W 减影图像

A. 常规每年筛查性乳腺 X 线摄影。

B. 6 个月后乳腺 X 线摄影随访。

C. 如果聚焦超声下可见,行超声引导穿刺活检。

D. 咨询外科医师。

21 患者女,56 岁,主诉右侧乳腺外上象限肿块。乳腺 X 线摄影:双侧乳腺可见多发椭圆形肿块,大小相近,肿块大部分边界(80% 以上)清晰。回顾 3 年前的乳腺 X 线摄影图像,双侧乳腺均可见类似的多发肿块。根据以上描述,最恰当的 BI – RADS 分类是:

A. 0 类   B. 2 类

C. 3 类   D. 4 类

E. 6 类

22 下列选项中,最常出现乳腺转移瘤的恶性肿瘤是:

A. 肺癌

B. 卵巢癌

C. 黑色素瘤

D. 胰腺癌

E. 胃癌

23　患者男，65 岁，有冠状动脉搭桥手术史、甲状腺疾病和抑郁症病史，发现乳晕下区肿块，触痛。 根据所提供的乳腺 X 线摄影图像，最佳的下一步诊疗方法是：

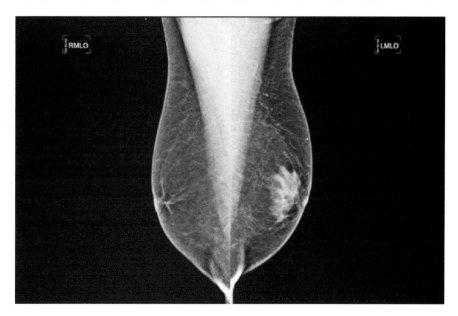

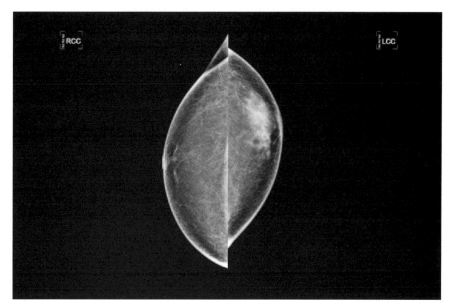

A. 超声检查

B. 乳腺 MRI 检查

C. 获取详细的药物史

D. 局部点压放大摄影

E. 活检和细胞学分析

24　确诊为右侧乳腺癌患者，双侧乳房切除术及腹壁下动脉穿支（DIEP）重建术后，现诉右侧乳腺皮肤厚重感，行双侧乳腺 MRI 增强扫描，图像如下所示，最能解释患者症状的是：

A. 术后血肿　　　　　　　　　　　　B. 脂肪坏死

C. 肿瘤复发　　　　　　　　　　　　D. 皮瓣水肿

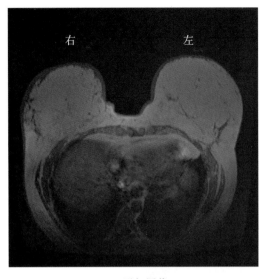
T1W 平扫图像

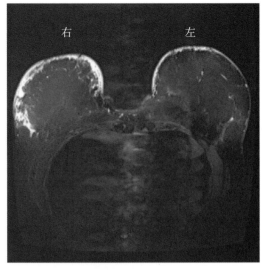
T2W 平扫图像

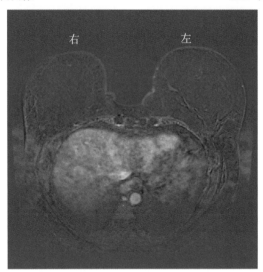
增强后 T1W 图像

25 关于纤维囊性改变,以下哪项描述正确?

A. 30 岁以下患者中最常见。

B. 乳腺 MRI 增强 T1W 序列图像上表现为均匀强化。

C. 厚壁强化提示单纯囊肿。

D. 囊肿起源于乳腺终末小叶。

E. 囊肿随时间的推移而变大。

26a 患者女,31 岁,左侧乳腺可触及肿物。 患者母亲在 46 岁时被诊断为乳腺癌。对肿块区域进行超声检查,根据超声图像最可能的诊断是:

A. 复杂囊肿   B. 纤维腺瘤

C. 浸润性导管癌   D. 叶状肿瘤

E. 单纯囊肿

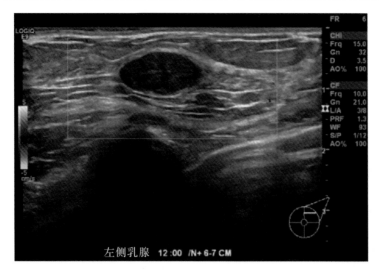

26b 该患者如果行乳腺 MRI 检查，肿块的典型 MRI 征象是：

　　A. 肿块强化，且内部分隔不强化　　　　B. T1W 低信号，T2W 高信号，无强化

　　C. 肿块呈不均质强化，且内部多发小囊变影

　　D. Ⅲ型时间 – 信号曲线　　　　　　　E. 抑脂序列为低信号

27a 患者行筛查性乳腺 X 线摄影，CC 位图像上发现乳腺中央区密度不均匀，加照特殊体位，局部点压图像仍可见密度不均匀，MLO 位及标准侧位图像未见明确异常。下一步最佳的处理方法是：

　　A. 乳晕后平面 6 点及 12 点位超声检查　　B. 要求患者在 6 个月内短期随访

　　C. 建议乳腺 MRI　　　　　　　　　　　　D. 追加转动位摄影

27b 转动位摄影，外侧 CC 位图像显示病灶向外侧移位。这表明：

　　A. 病变位于乳腺上象限　　　　　　　　B. 病变位于乳腺下象限

　　C. 病变位于乳腺中央区　　　　　　　　D. 根据所提供的信息未能确定病变部位

28a 筛查性乳腺 X 线摄影 CC 位及 MLO 位放大图像如下所示，最恰当的 BI – RADS 分类为：

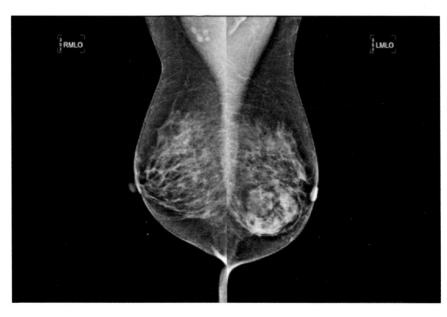

　　A. 0 类　　　　　　　　　　　　　　　B. 2 类

　　C. 3 类　　　　　　　　　　　　　　　D. 5 类

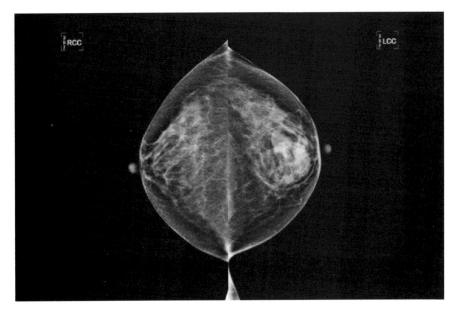

28b　乳腺 X 线图像上出现"乳腺内乳腺"外观的包裹性肿块，最可能的诊断是:

A.脂肪坏死　　　　　　　　　　　B.纤维腺瘤

C.纤维性脂肪瘤　　　　　　　　　D.积乳囊肿

E.脂肪瘤

29a　患者女，50 岁，筛查性乳腺 X 线摄影图像如下所示。　最主要的发现是:

A.囊内破裂　　　　　　　　　　　B.囊肿钙化

C.假体变形　　　　　　　　　　　D.假体囊内、囊外破裂并硅胶游离

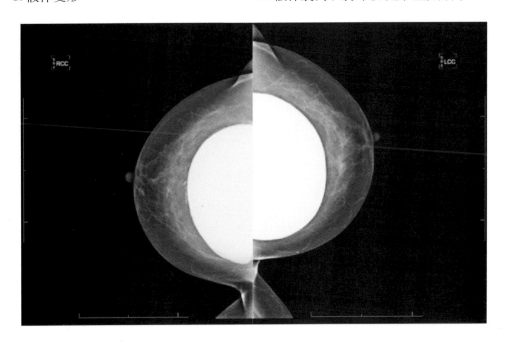

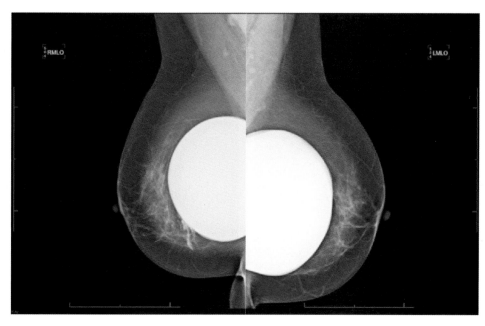

29b BI – RADS 评估分类是：

A. 0 类   B. 2 类

C. 3 类   D. 4 类

30 以下哪项是高风险病变？

A. 叶状肿瘤   B. 糖尿病性乳腺病

C. 纤维性脂肪瘤   D. 假性血管瘤性间质增生（PASH）

31 患者女，57 岁，6 个月前筛查性乳腺 X 线摄影阴性，近 4 个月新发现左侧乳腺肿块，并自觉肿块明显增大。诊断性乳腺 X 线摄影及超声图像如下所示。 最有可能的诊断是：

A. 纤维腺瘤   B. 错构瘤

C. 化生性癌   D. 管状腺瘤

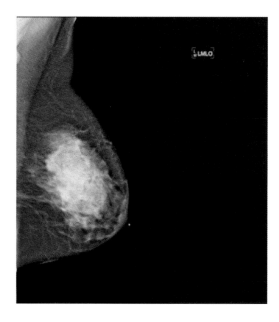
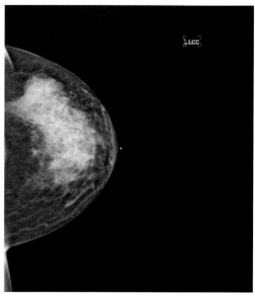

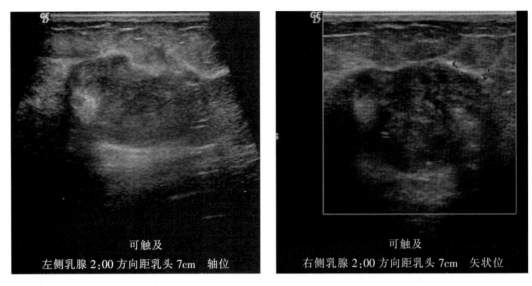

可触及
左侧乳腺 2:00 方向距乳头 7cm 轴位

可触及
右侧乳腺 2:00 方向距乳头 7cm 矢状位

32   患者女,45 岁,1 型糖尿病史,查体右侧乳腺可扪及多发肿块,诊断性右侧乳腺 X 线摄影及超声图像如下所示。

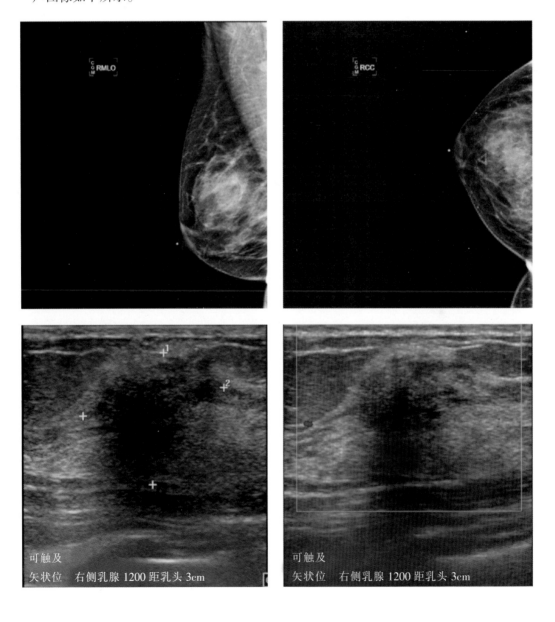

可触及
矢状位   右侧乳腺 1200 距乳头 3cm

可触及
矢状位   右侧乳腺 1200 距乳头 3cm

基于所有肿块的超声图像相似，因此，超声引导下对其中一个肿块进行取样活检。 病理证实为糖尿病相关的乳腺纤维间质增生和血管周围淋巴细胞浸润。对于影像学表现与病理结果的相关性，以下哪项正确？

A. 一致，建议切除

B. 一致，建议临床随访

C. 不一致，建议切除

D. 不一致，建议重新活检

33 乳腺癌最常见的胸膜表现是：

A. 胸腔积液

B. 胸膜软组织结节

C. 圆形肺不张

D. 胸膜和肺内转移性结节

E. 结节样小叶间隔增厚并向胸膜延伸

34 患者女，48 岁，临床表现为左侧乳头自发性黄色分泌物，超声图像如下所示，最可能的诊断是：

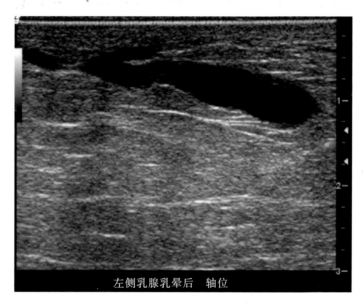

左侧乳腺乳晕后　轴位

A. 导管扩张

B. 导管原位癌

C. 乳头状瘤

D. 乳头状癌

E. 乳头 Paget 病

35 患者女，44 岁，筛查性乳腺 X 线摄影中发现异常，局部点压 CC 位和 MLO 位图像如下图（A，B）所示。 既往乳腺 X 线摄影阴性。乳腺聚焦超声检查未发现明显异常声像。结合超声未见病灶显示，以下哪项是最佳的 BI - RADS 分类评估？

A. 0 类，未定类，建议乳腺 MRI 检查。

B. 2 类，良性，1 年后复查。

C. 3 类，可能良性，建议 6 个月后乳腺 X 线摄影随访。

D. 4 类，可疑恶性，建议活检。

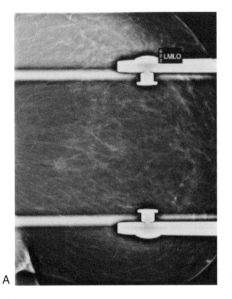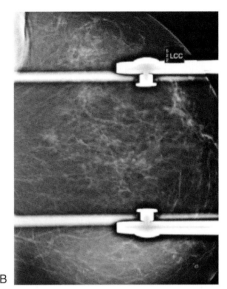

36 根据以下图像，诊断是：

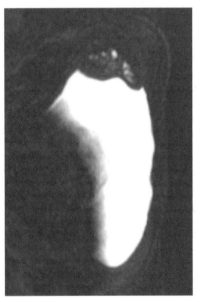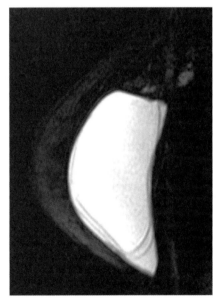

冠状位 STIR   矢状位 STIR

A. 假体囊内破裂   B. 假体内部放射状皱褶

C. 假体囊外破裂   D. 硅凝胶内出血

E. 假体囊内、囊外破裂

37a 如图所示，最恰当的 BI－RADS 分类是：

A. 2 类   B. 3 类

C. 4 类   D. 6 类

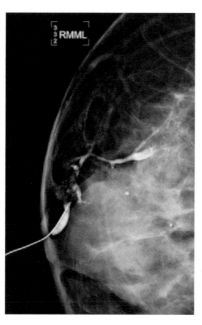

37b 根据图像，最常见的诊断是：

A. 导管内乳头状癌　　　　　　　　B. 导管内乳头状瘤

C. 导管原位癌　　　　　　　　　　D. 浸润性导管癌

38a 患者 55 岁，乳腺癌高危患者，要求行筛查性乳腺 MRI 检查。无既往检查对比。乳腺 MRI 增强扫描如下图所示。

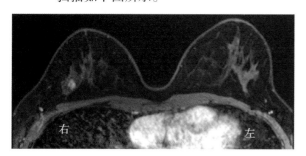

增强后轴位 T1W 脂肪饱和序列图像

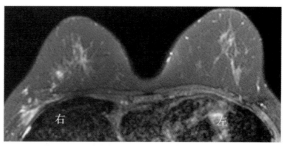

轴位 T2W 脂肪饱和序列图像

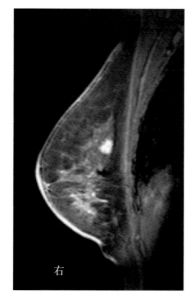

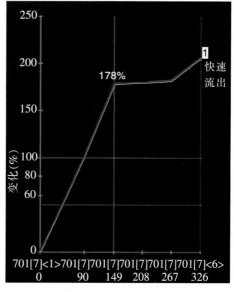

增强后矢状位 T1W 脂肪饱和序列图像及动态曲线

恰当的 BI－RADS 分类是:

A.0 类   B.1 类

C.2 类   D.3 类

E.4 类

38b 下一步最合适的处理是:

A.6 个月后乳腺 MRI 随访

B. 聚焦超声/乳腺 X 线摄影   C. 每年筛查性乳腺 MRI 检查

D. MRI 引导下乳腺活检   E. 复查乳腺 MRI

39 患者女,56 岁,右侧乳腺可触及包块,自称服用了香豆素。乳腺 X 线摄影图像(A,B)及超声图像(C)如下所示。

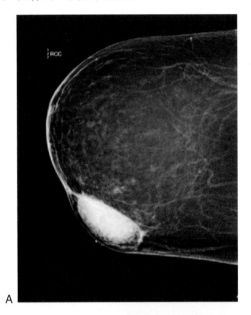
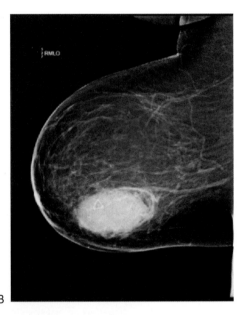

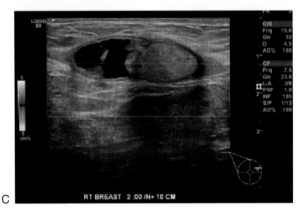

BI－RADS 评估分类是:

A.1 类   B.2 类

C.3 类   D.4 类

E.0 类

40 患者女,72 岁,筛查性乳腺 X 线摄影示右侧乳腺新发两组疑似钙化灶,行立体定向穿刺活检,两个部位的穿刺活检病理结果均显示为非典型导管增生(ADH)。针对该患者下一步最佳的诊疗管理是：

A. 继续保持每年筛查性乳腺 X 线摄影。　B. 建议 6 个月后右行侧乳腺 X 线摄影随访。

C. 建议手术切除两个部位的病变。　　　D. 建议 MRI 评估潜在的恶性病变。

E. 建议手术切除其中一个部位的病变。

41　乳腺 MRI 图像上，以下哪项征象属于恶性征象？

A. 分叶征　　　　　　　　　　　　　B. 暗区内部分隔无明显强化

C. 厚壁环状强化　　　　　　　　　　D. 病变与 Cooper 韧带平行

E. 小囊征

42　对持续存在的伴有多形性钙化的非对称致密影病灶行超声检查。根据下面的超声图像，下一步合适的处理步骤是：

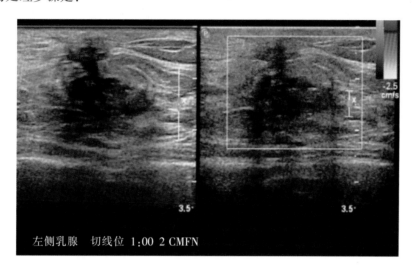

A. 超声引导下穿刺活检　　　　　　　B. 立体定向穿刺活检

C. MRI 检查　　　　　　　　　　　　D. 6 个月随访

E. 每年诊断性乳腺 X 线摄影检查

43　患者女，60 岁，近期筛查性乳腺 X 线摄影检查发现左侧乳腺内下象限钙化灶，疑似皮肤钙化。进一步明确钙化性质的最恰当的方法是：

A. 局部点压 CC 位　　　　　　　　　B. 标准 ML 位

C. 切线位　　　　　　　　　　　　　D. 重摄 MLO 位

44　乳腺淋巴阻塞性水肿，乳腺 X 线摄影图像显示呈线状、不规则弯曲、非管状钙化，最有可能是由于：

A. 金黄色葡萄球菌感染　　　　　　　B. 链球菌感染

C. 淋巴瘤　　　　　　　　　　　　　D. 丝虫病

E. 充血性心力衰竭

45　关于浸润性小叶癌（ILC），以下哪项正确？

A. ILC 报告假阴性率高于其他任何类型的癌。

B. ILC 最常见的表现为钙化。

C. MRI 通常不适用于对 ILC 患者进行治疗评估。

D. 对比浸润性导管癌，ILC 的多形性及双侧发病比率相对较低。

46 患者女, 50 岁, 行筛查性乳腺 X 线摄影。 双侧乳腺 MLO 位图像如下图所示, 诊断为:

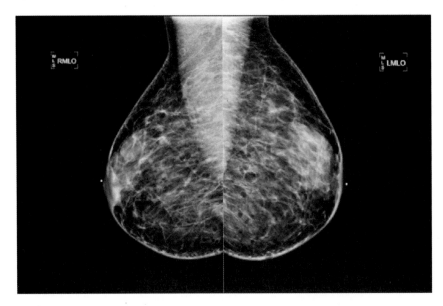

A. 神经纤维瘤病   B. 多发性皮脂腺囊肿

C. 恶性肿瘤   D. 硅胶瘤

47 患者右侧乳腺可触及明显异常, 行 MRI 检查。 根据下面的图像, 最有可能的病理诊断是:

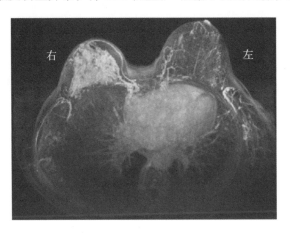

增强后轴位 T1W 减影图像

A. 浸润性导管癌   B. 浸润性小叶癌

C. 纤维腺瘤   D. 叶状肿瘤

48 关于炎性乳腺癌, 以下哪项正确?

A. T1 期病变   B. 最常见的表现为皮肤红斑

C. 大多数患者有腋窝淋巴结受累的表现

D. 炎性乳腺癌占乳腺癌的 10%

49 患者女, 46 岁, 乳头血性溢液。根据乳腺 X 线补充性体位摄影及超声定位, 细针穿刺活检病
理诊断为非典型导管内乳头状瘤。下一步最佳的处理方法是:

A. 每年筛查性乳腺 X 线摄影   B. 6 个月随访

C. 重新穿刺活检   D. 手术切除

50　接受新辅助化疗的患者，评价疗效的最佳方法是：

A. 临床检查　　　　　　　　　　B. 乳腺 X 线摄影

C. 超声检查　　　　　　　　　　D. MRI 检查

51　关于复发性乳腺癌，以下哪项正确？

A. 乳腺癌保乳术后局部复发率为 10% ~20% 。

B. 大多数复发病例发生于治疗后的 2 年内。

C. MRI 在评估复发方面优于其他检查方式。

D. 在 MRI 图像上，术区反应性强化可见于术后 2 个月内。

52a　患者女，39 岁，有明确的乳腺癌家族史，左侧乳房疼痛行诊断性乳腺 X 线摄影。根据图像，最可能的诊断是：

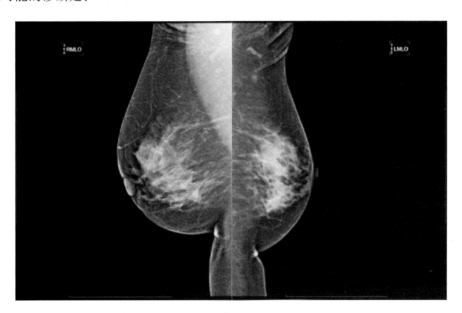

A. TRAM 重建术　　　　　　　　B. Poland 综合征

C. 乳房切除术　　　　　　　　　D. 乳房缩小成形术

52b　Poland 综合征的遗传模式是：

A. 线粒体遗传

B. 常染色体显性遗传

C. 常染色体隐性遗传

D. X 连锁显性遗传

E. X 连锁隐性遗传

52c　Poland 综合征可能与下列哪种癌症发病率增高有关？

A. 霍奇金淋巴瘤　　　　　　　　B. 卵巢癌

C. 甲状腺癌　　　　　　　　　　D. 乳腺癌

E. 肝细胞癌

53　下列为乳腺 MRI 增强扫描图像，显示右侧乳腺中央区成簇状非肿块样强化，使用 CAD 处理软件对强化区域进行血流动力学分析，提示为哪种类型曲线？

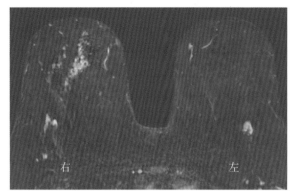

增强后减影图像

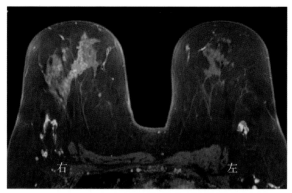

增强后 CAD 处理

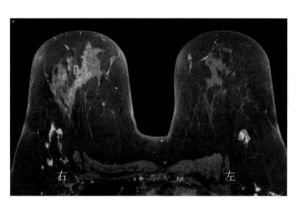

增强后 CAD 处理图像中感兴趣的动态曲线(标记 1)

A. 缓升缓降型   B. 速升持续型

C. 速升平台型   D. 速升缓降型

E. 缓升平台型

54 妊娠期和产后患者最常见的恶性乳腺肿瘤是:

A. 浸润性髓样癌

B. 浸润性小叶癌

C. 浸润性导管癌

D. 浸润性黏液癌

E. 浸润性管状癌

55 患者女,55 岁,近期左侧乳腺 2 个肿块确诊为浸润性导管癌。肿块 A 最大直径为 3.1cm,位于左外上象限后深部。肿块 B 最大直径为 4cm,位于左内下象限中深层。以下哪项正确?

A. 患者可行全乳房放射治疗。

B. 患者可行乳腺癌保乳手术。

C. MRI 图像上的表现符合多灶浸润性乳腺癌。

D. MRI 图像上的表现符合多中心浸润性乳腺癌。

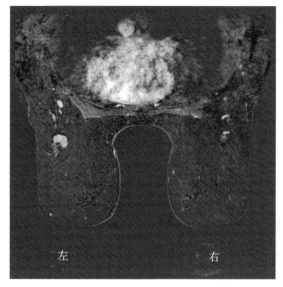

肿块 A:增强后轴位 T1W 减影图像

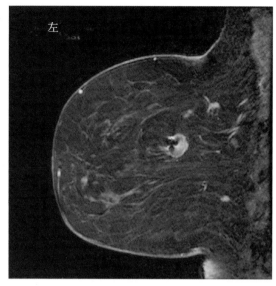

肿块 A:左侧乳腺增强后矢状位 T1W 减影图像

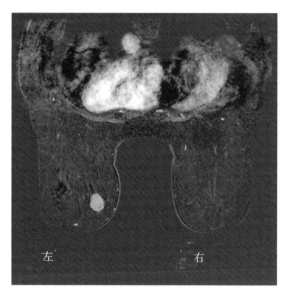

肿块 B:增强后轴位 T1W 减影图像

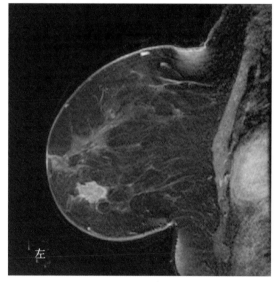

肿块 B:左侧乳腺增强后矢状位 T1W 减影图像

56a　患者女,34 岁,左侧乳腺触及肿块,根据乳腺 X 线摄影图像和超声图像,BI – RADS 分类最恰当的是:

A.1 类　　　　　　　　　　　　　B.2 类

C.3 类　　　　　　　　　　　　　D.4 类

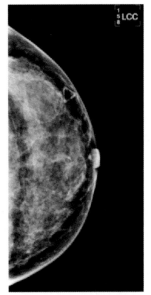
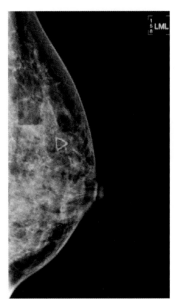

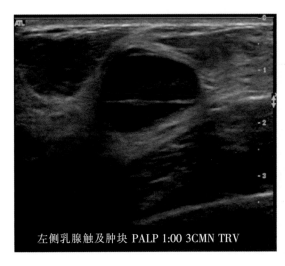

左侧乳腺触及肿块 PALP 1:00 3CMN TRV

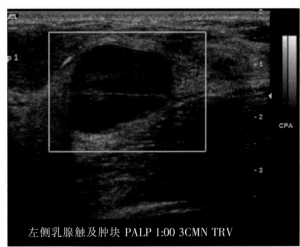

左侧乳腺触及肿块 PALP 1:00 3CMN TRV

56b 根据超声图像，最有可能的诊断是:

A. 错构瘤   B. 积乳囊肿

C. 乳房内淋巴结   D. 脂肪瘤

E. 脂肪坏死

56c 根据这些图像，最合适的处理是:

A. 无须进一步评估   B. 囊液抽吸诊断

C. 细针穿刺活检   D. 抗生素治疗

57 患者女，41 岁，左侧乳腺触及肿块。根据下列图像，最合适的处理方法是:

A. 无须进一步评估   B. 囊液抽吸诊断

C. 细针穿刺活检   D. 抗生素治疗

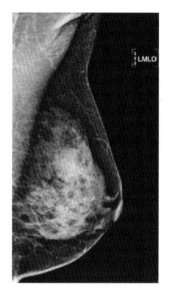
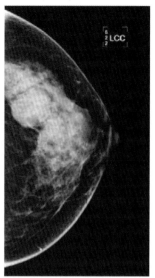

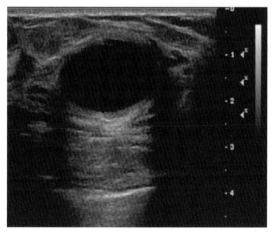
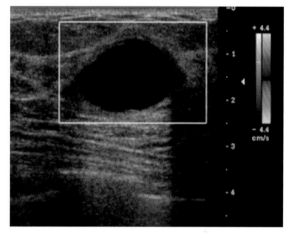

左侧乳腺 2:00 位置,距离乳头 5cm　　　　　　　左侧乳腺 2:00 位置,距离乳头 5cm

58　妊娠相关乳腺癌最常见的乳腺 X 线征象是:

A. 微钙化　　　　　　　　　　　　　B. 水肿

C. 结构扭曲　　　　　　　　　　　　D. 肿块

E. 腋窝淋巴结肿大

59　患者女, 57 岁, 绝经期, 近期乳腺病理活检诊断为局灶性纤维化。该患者最有可能服用了以下哪种药物?

A. 大剂量阿司匹林　　　　　　　　　B. 皮质类固醇激素

C. 甲状腺素替代疗法　　　　　　　　D. 激素替代疗法

E. 胰岛素

60　如图所示, 局部点压放大摄影图像及超声检查均可显示左侧腋窝淋巴结。如该患者有同侧乳腺癌病史, 新出现阳性腋窝淋巴结, 那么该患者的 BI-RADS 分类评估是:

A. 2 类　　　　　　　　　　　　　　B. 3 类

C. 4 类　　　　　　　　　　　　　　D. 6 类

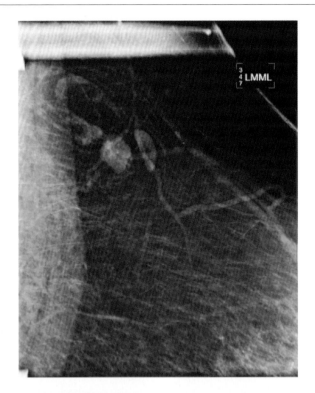

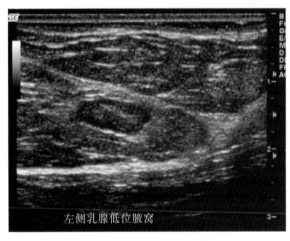

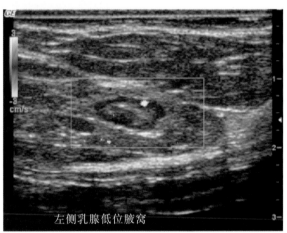

左侧乳腺低位腋窝　　　　　　　　　　　左侧乳腺低位腋窝

61　下图是乳腺 MRI 图像,显示肿块位于右侧乳腺中央区 7 点方向。时间 – 强度动态增强曲线呈Ⅰ型。下一步处理最适合的是:

A. 建议 6 个月乳腺 MRI 随访判断病变的稳定性。

B. 肿块应归类为 BI – RADS 2 类,建议继续行适当的风险筛查。

C. 尽管肿块的动态增强曲线表现为良性,仍需进行活检。

D. 由于不是最佳的检查手段, 观察受限,应重复进行。

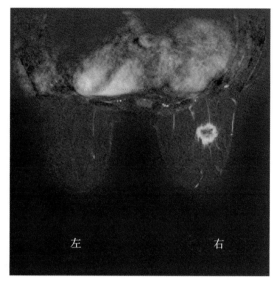
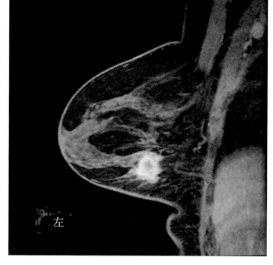

增强后轴位 T1W 减影图像　　　　　　　　增强后矢状位 T1W 脂肪抑制图像

62　根据诊断性超声图像，以下哪项是最适合的 BI－RADS 分类评估？

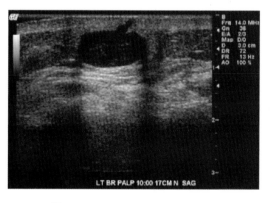
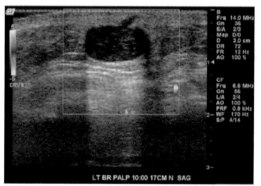

　A. 0 类　　　　　　　　　　　　　　　　B. 2 类

　C. 3 类　　　　　　　　　　　　　　　　D. 4 类

63　哪种情况最常引起双侧乳房水肿？

　A. 炎性乳腺癌

　B. 上腔静脉综合征

　C. 乳腺炎

　D. 创伤

　E. 香豆素坏死

64　患者女，46 岁，相隔 2 年行筛查性双侧乳腺 X 线摄影。根据这些图像，以下哪项是最适当的 BI－RADS 分类评估？

　A. 0 类　　　　　　　　　　　　　　　　B. 2 类

　C. 3 类　　　　　　　　　　　　　　　　D. 4 类

　E. 6 类

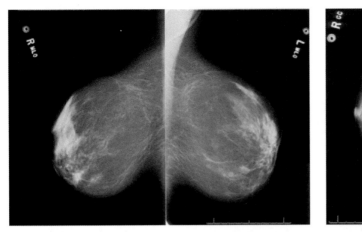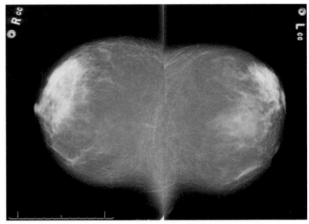

2 年前筛查性乳腺 X 线摄影图像

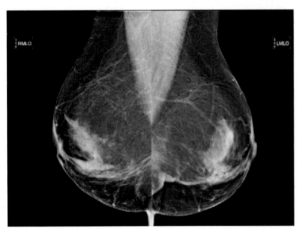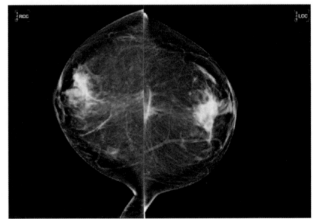

新近的筛查性乳腺 X 线摄影图像

65 患者女，45 岁，乳腺分子成像显示双侧乳腺广泛、不均匀的同位素摄取，最可能的诊断是：

A. 活跃的乳房纤维腺体组织

B. 单纯性乳腺囊肿

C. 纤维腺瘤

D. 慢性脂肪坏死

E. 术后瘢痕组织

66 根据图像，以下乳腺描述正确的是：

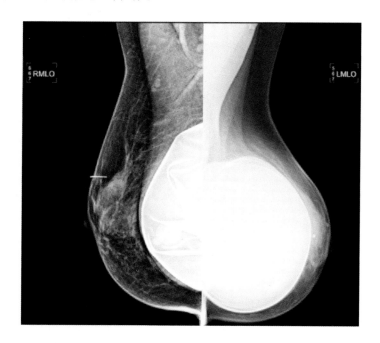

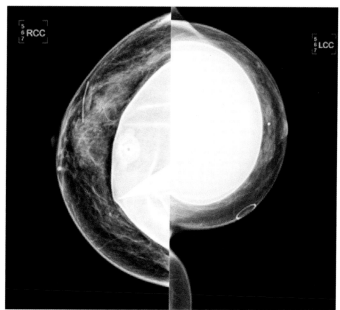

A. 右侧乳腺植入物的囊内破裂

B. 右侧乳腺植入物的放射状皱褶

C. 右侧乳腺植入物塌陷/破裂

D. 右侧乳腺植入物的囊状挛缩

67 将这些乳腺的引流淋巴结与它们的位置匹配。

1. I 级淋巴结群　　　　2. II 级淋巴结群　　　　3. III 级淋巴结群

A. 胸小肌后方　　　　　　　　　　B. 胸小肌外侧缘的侧下方

C. 胸大肌的内侧　　　　　　　　　D. 胸小肌与胸锁乳突肌之间（Halstead 韧带）

68a 患者女，48岁，主诉左侧乳房局部可触及条索感。根据诊断性乳腺X线摄影图像和超声图像，以下哪项是恰当的临床处理？

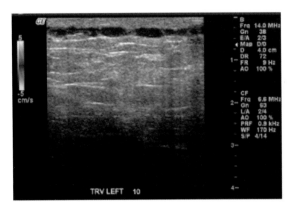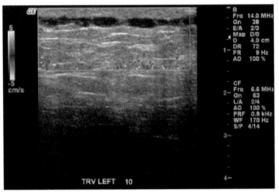

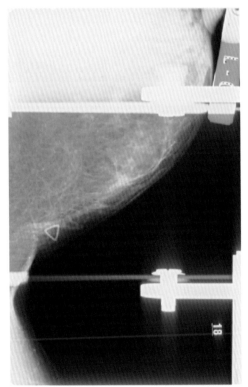

A. 将患者转诊至乳腺外科进行手术切除和腋窝淋巴结活检。

B. 建议行超声引导下粗针穿刺活检。

C. 向患者阐明病变有自限性并且会消除。

D. 建议乳腺MRI检查。

E. 实行扩大局部切除术。

68b 以下哪项是乳腺Mondor病（乳腺区的浅表血栓性静脉炎）的典型特征？

A. 易于与炎性乳腺癌鉴别。

B. 以前外侧胸壁皮下静脉血栓性静脉炎为特征的常见疾病。

C. 触诊为柔软的条状物，在乳腺X线摄影图像上呈浅表管状密度，在超声图像上表现为无多普勒血流信号的皮下血管。

D. 需要活检或切除的罕见乳腺恶性病变。

69　患者女，87 岁，临床表现为一个可触及的肿块（三角形皮肤标记）。 6 年前诊断为乳腺癌，随后接受乳腺肿瘤切除术及放射治疗。 以下最可能的诊断是：

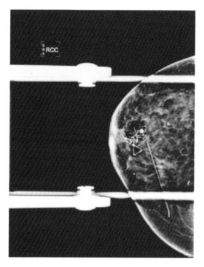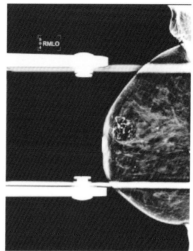

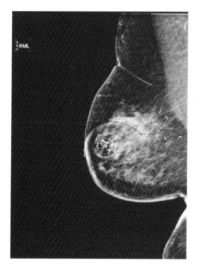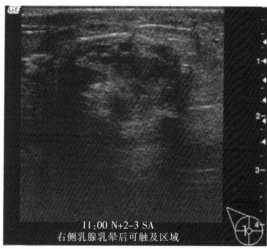

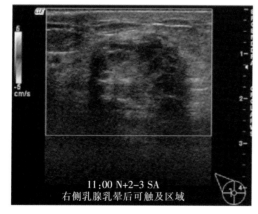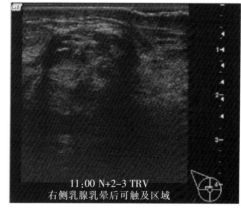

A. 乳内淋巴结
C. 脂肪瘤
E. 错构瘤

B. 血管瘤
D. 脂肪坏死

70a   患者女，28 岁，左侧乳腺可触及异常包块。 根据以下图像，最恰当的处理是:

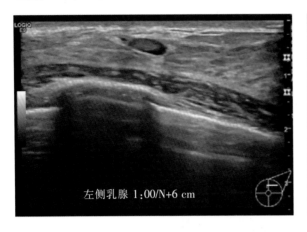 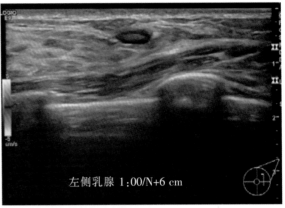

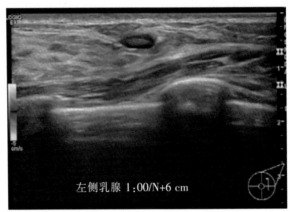

A. 无须进一步处理   B. 囊肿抽吸

C. 针吸活组织检查   D. 抗生素治疗

70b   乳内淋巴结最常见的部位是:

A. 外上象限   B. 内上象限

C. 外下象限   D. 内下象限

71   在保乳术后放疗的多少个月之后，乳腺增强 MRI 检查示术后残腔的强化程度开始减低?

A. 3~5 个月   B. 6~7 个月

C. 8~9 个月   D. 10~18 个月

72   "双侧、多发、边界清晰、无钙化的肿块" BI－RADS 分类为:

A. 1 类   B. 2 类

C. 3 类   D. 4 类

73   患者男，78 岁，右侧乳腺可扪及肿块。根据诊断性乳腺 X 线摄影图像和超声图像，最可能的诊断是:

A. 浸润性导管癌   B. 囊肿

C. 脂肪瘤   D. 纤维腺瘤

E. 男性乳房发育症

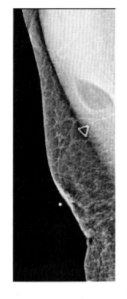
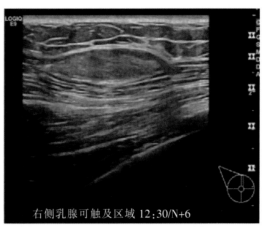

右侧乳腺可触及区域 12：30/N+6

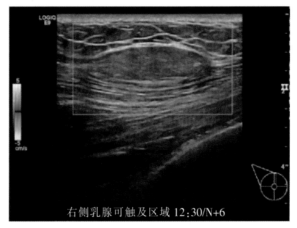

右侧乳腺可触及区域 12：30/N+6

74 直径约为 2.5cm 的乳腺恶性肿块，伴同侧 1 组和 2 组腋窝淋巴结转移，可活动，无临床或影像学证据表明远处转移，其 TNM 分期为：

A. T1a，N2，M0　　　　　　　　　　B. T2，N1，M0

C. T3，N3，M0　　　　　　　　　　　D. T2，N2a，M1

E. T4，N3，M0

75 在 MRI 图像中，以下哪种征象提示胸壁受侵？

A. 胸小肌水肿　　　　　　　　　　　B. 胸大肌强化

C. 中间脂肪层消失　　　　　　　　　D. 肋间肌强化

76 下面乳腺 X 线摄影图像上所看到的钙化实际上是皮肤，请问是由什么原因引起的？

A. 碳酸钙　　　　　　　　　　　　　B. 水杨酸甲酯

C. 氧化锌　　　　　　　　　　　　　D. 甘油

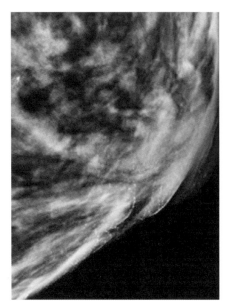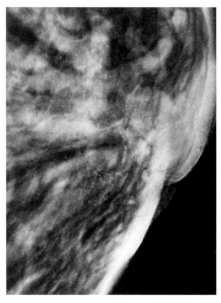

77a 第一组乳腺 X 线摄影图像拍摄于 3 年前,之后左侧乳腺外上象限非对称致密影行手术切除,病理提示为假性血管瘤性间质增生(PASH)。现患者返院行年度筛查性乳腺 X 线摄影检查,根据图像,其合适的 BI – RADS 分类评估是:

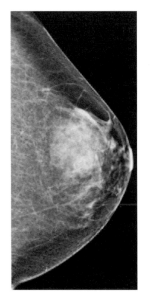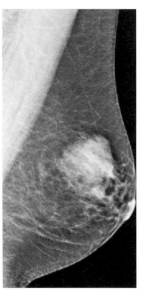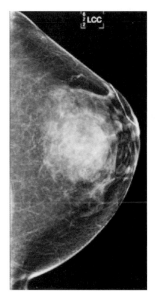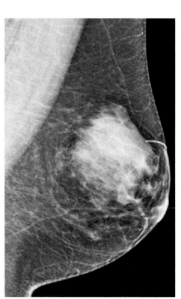

A. 0 类   B. 1 类

C. 3 类   D. 4 类

77b 乳腺 X 线补充摄影和超声图像如下所示,下一步的处理措施是:

A. 外科手术切除   B. 粗针穿刺活检

C. 每年 1 次乳腺筛查   D. 6 个月的乳腺 X 线摄影短期随访

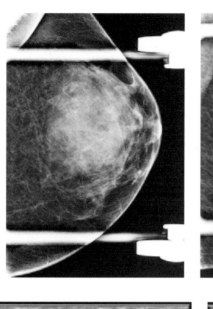
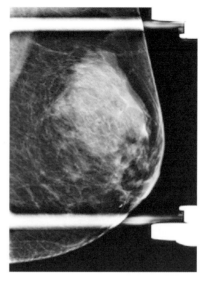

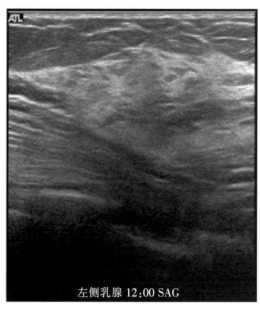
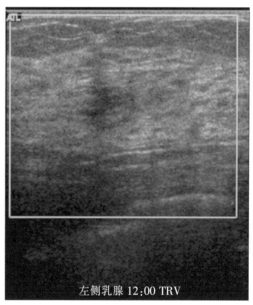

77c 已行粗针穿刺活检，病理提示为假性血管瘤性间质增生（PASH）。要求进行放射学 – 病理相关性的评估，评估和建议是：

A. 良性的放射学 – 病理学结果。每年 1 次筛查性乳腺 X 线摄影检查。

B. 良性的放射学 – 病理学结果。建议手术切除。

C. 良性的放射学 – 病理学结果。建议乳腺 X 线摄影短期随访。

D. 放射学 – 病理学结果不一致。建议手术切除。

78 患者女，44 岁，右侧乳腺触及异常包块 2 个月。根据以下乳腺 X 线摄影图像和超声图像，最可能的诊断是：

A. 纤维腺瘤　　　　　　　　　　B. 复杂囊肿

C. 黏液癌　　　　　　　　　　　D. 油脂囊肿

E. 脂肪瘤

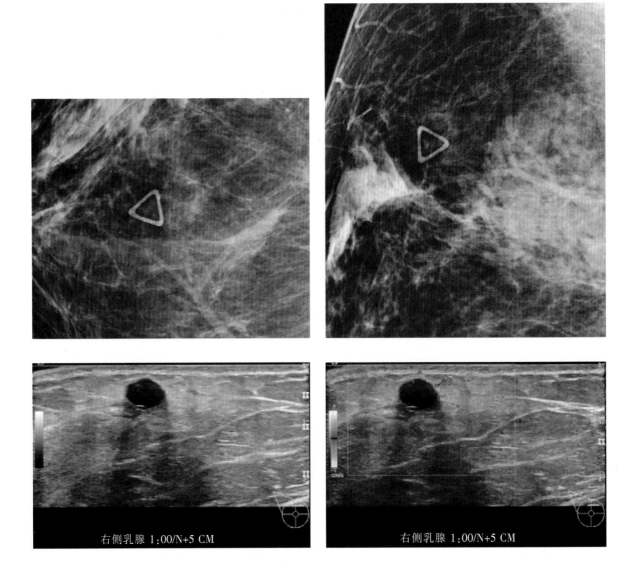

79 如果活检显示钙化灶的成分是草酸钙,其在病理学上如何鉴别?

A. 苏木素 – 伊红(HE)染色切片　　　　B. 标本连续薄层切片

C. 在切片上使用偏振光　　　　　　　　D. 石蜡组织块 X 线摄影

80 根据以下图像,请问 BI – RADS 评估分类和下一步适当的处理措施是:

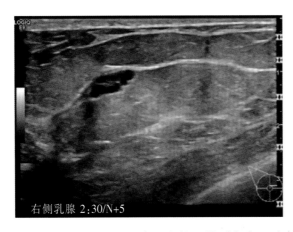

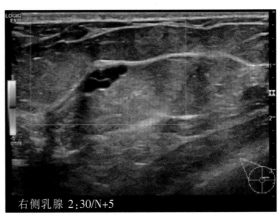

A. BI – RADS 2 类;良性;接受每年 1 次筛查性乳腺 X 线摄影检查。

B. BI – RADS 3 类；可能良性；间隔 6 个月的短期随访。

C. BI – RADS 4A 类；低度可疑恶性；建议活检。

D. BI – RADS 4C 类；中度可疑恶性；建议活检以及同侧腋窝淋巴结检查。

81 患者女，43 岁，新发右侧乳房乳头回缩，下一步恰当的处理措施是：

A. 回缩乳头的乳腺导管造影

B. 外科会诊乳腺导管切除

C. 乳腺 MRI 检查

D. 回缩乳头的点压放大摄影

82 患者最近发生过车祸，对于以下图像中的发现，哪项正确？

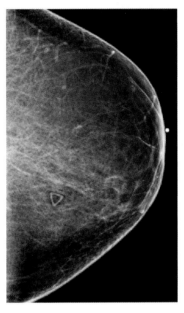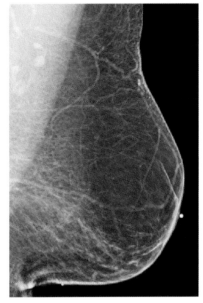

A. 钝器或锐器均能造成此种损伤。

B. 手术是脂肪坏死最常见的原因。

C. 当患者是司机时，其创伤部位通常是右侧乳腺内上象限。

D. 病史对诊断没有帮助。

83a 如下图所示，左侧乳腺外上象限肿块。肿块穿刺活检病理结果为恶性叶状肿瘤。

关于恶性叶状肿瘤，以下哪项叙述正确？

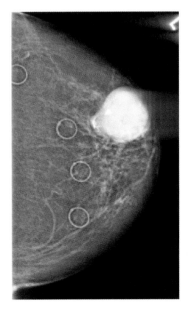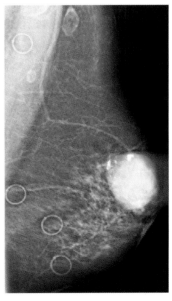

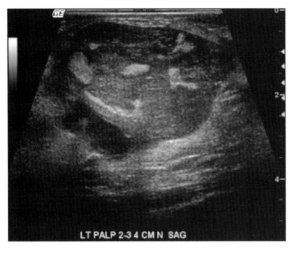
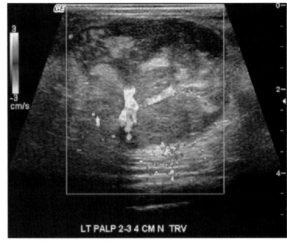

A. 约50%的叶状肿瘤为恶性。 B. 腋窝淋巴结为最常见的转移部位。

C. 恶性叶状肿瘤与遗传因素无关。 D. 治疗方式选择新辅助化疗。

83b 关于叶状肿瘤，以下哪项正确？

A. 其病理往往与纤维腺瘤有很大不同。

B. 虽然肿瘤往往较大，并且生长迅速，但仍被认为是一种良性肿瘤。

C. 完整的手术切除往往疗效显著，但需要同步进行放化疗。

D. 叶状肿瘤是一种双相分化肿瘤，由两层上皮成分及周围分布的过度生长的间质细胞共同形成。

E. 不同于乳腺癌，叶状肿瘤一般不会侵犯皮肤，例如，出现皮肤溃烂或酒窝征。

83c 患者女，52岁，左侧乳房触及包块，下列为诊断性乳腺X线摄影图像和超声图像。患者接受了超声引导下的粗针穿刺活检，病理结果显示为叶状肿瘤。根据影像学检查结果和病理结果，以下哪项是最合适的建议？

A. 手术切除活检 B. 乳腺分子成像（MBI）

C. 乳腺MRI检查 D. 间隔6个月超声诊断随访

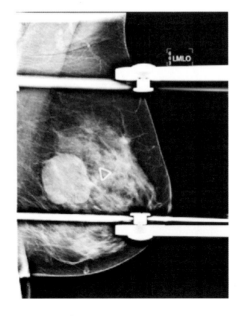
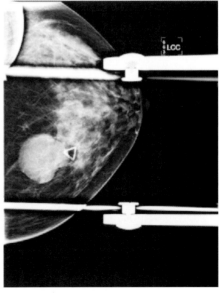

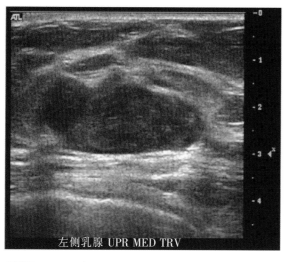
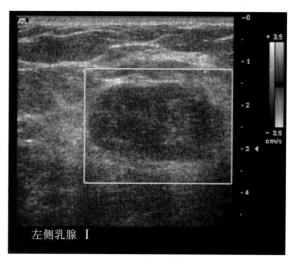

左侧乳腺 UPR MED TRV　　　左侧乳腺 Ⅰ

84　关于浸润性小叶癌（ILC），以下哪项正确？

A. ILC 的肿瘤细胞呈单行线状排列分布于间质中。

B. 占全部浸润性乳腺癌的 60％~70％。

C. 钙化是常见的征象。

D. 相较于浸润性导管癌，其双侧发病和多灶性的比例较低。

85　哪项有可能是出现以下异常征象的原因？

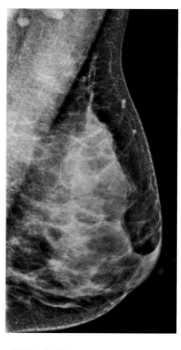
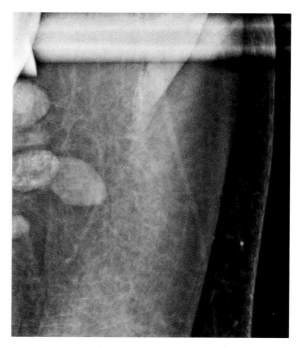

A. 假体破裂　　　　　　　　　　B. 淋巴瘤

C. 假血管瘤样间质增生（PASH）　　D. 乳腺炎

86　患者女，54 岁，既往有淋巴瘤病史。 筛查性乳腺 X 线摄影图像如下图所示。 根据第 5 版 BI
－RADS 分类，最恰当的评估分类是：

A. 0 类　　　　　　　　　　　　B. 2 类

C. 3 类　　　　　　　　　　　　D. 4 类

E. 6 类

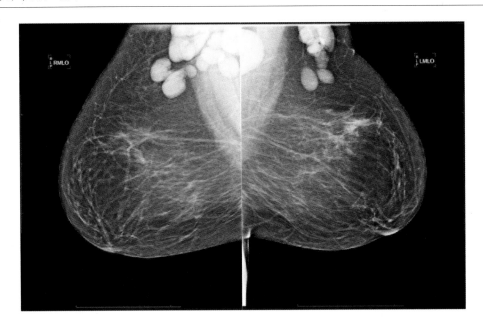

87   关于乳腺癌新辅助化疗（NAT），以下哪项正确？

    A. 主要用于原发不可手术的局部晚期乳腺癌（LABC）。

    B. 主要目的是减瘤，使其有可能进行保乳手术。

    C. 超声能够最准确地确定肿瘤大小。

    D. 对于浸润性小叶癌，乳腺 X 线摄影能够最为准确确定术前肿瘤大小。

88a   如下图所示，关于影像征象的描述，以下哪项正确？

    A. 结构扭曲伴皮肤增厚   B. 局灶性非对称性致密影伴皮肤增厚

    C. 小梁结构增宽伴皮肤增厚   D. 段样分布钙化伴皮肤增厚

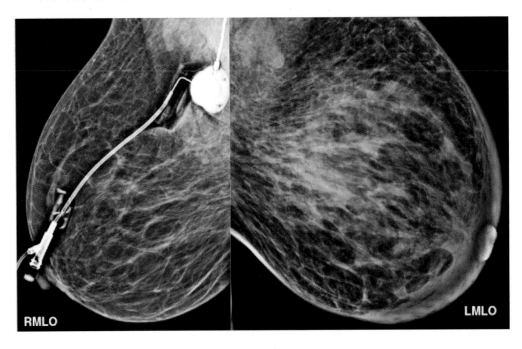

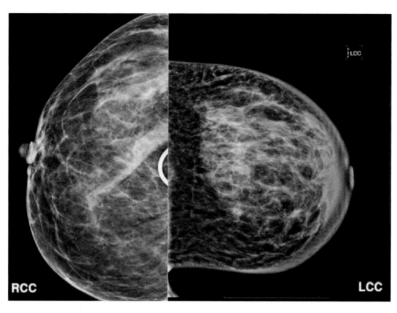

88b　根据这些异常发现，最可能的诊断是：

　　A. 浸润性导管癌　　　　　　　　　　B. 乳房缩小成形术

　　C. 安全带损伤/创伤　　　　　　　　 D. 乳腺炎

89　下列哪种情况会导致乳房皮肤增厚？

　　A. 卵巢癌　　　　　　　　　　　　　B. 硅胶假体破裂

　　C. 银屑病　　　　　　　　　　　　　D. 纤维脂肪瘤

90a　如以下同一乳腺相同时期的影像图像所示，请问阳性征象是：

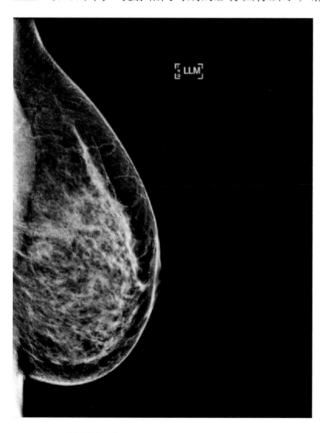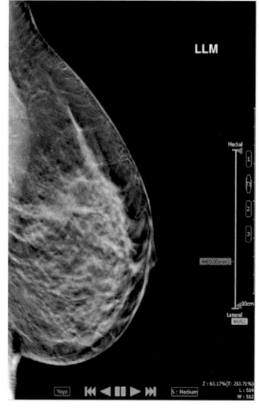

　　A. 结构扭曲　　　　　　　　　　　　B. 不对称

C. 局灶性非对称性致密影　　　　　　　D. 宽域非对称性致密影

E. 肿块

90b　第 1 幅图像是左侧乳腺全视野数字乳腺 X 线摄影图像。第 2 幅图像的检查方式是:

A. 乳腺热成像　　　　　　　　　　B. 计算机辅助检测

C. 对比增强乳腺 X 线摄影　　　　　　D. 数字乳腺断层融合 X 线成像

E. 乳腺分子成像

90c　关于数字乳腺断层融合 X 线成像（DBT）, 以下哪项正确?

A. DBT 增加假阳性召回率, 因其比常规乳腺 X 线摄影显示出更多的阳性征象。

B. 相较于结构扭曲的评估, DBT 在钙化的评估方面更有用。

C. 目前尚无前瞻性试验表明 DBT 能够提高乳腺癌的检出率。

D. 研究表明, DBT 可以提高乳腺癌检出的敏感性和特异性。

E. DBT 使患者接受的辐射剂量是数字乳腺 X 线摄影的 4 倍。

90d　下图所示阳性征象已进行影像引导下的粗针穿刺活检, 并放置活检后标记物。 病理报告提示乳头状瘤伴普通导管增生。 恰当的放射学/病理学建议是:

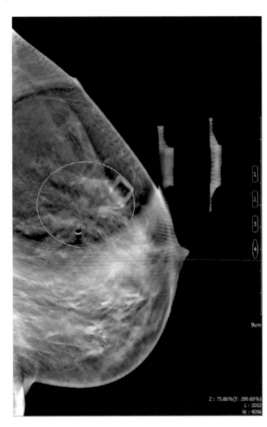

A. 一致; 建议每年常规行乳腺 X 线摄影检查。

B. 一致; 建议间隔 6 个月的单侧诊断性乳腺 X 线摄影检查。

C. 一致; 建议手术切除。

D. 不一致; 建议手术切除。

E. 不一致; 建议 MRI 检查。

90e　导丝定位之后进行手术切除。病理证实为复杂硬化性腺病。请问恰当的放射学/病理学相关性是:

A. 良性；一致   B. 高危；一致

C. 恶性；一致   D. 良性；不一致

E. 高危；不一致

91 患者女，54 岁，车祸后左侧乳腺出现可触及肿块。诊断性乳腺 X 线摄影图像和超声图像如下所示。 根据第 5 版 BI – RADS 分类，最恰当的评估分类是：

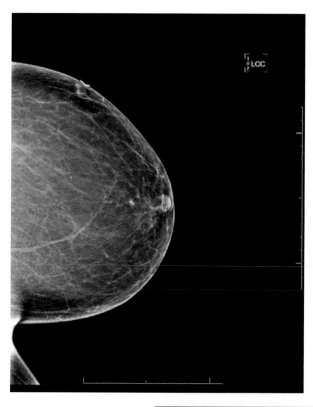
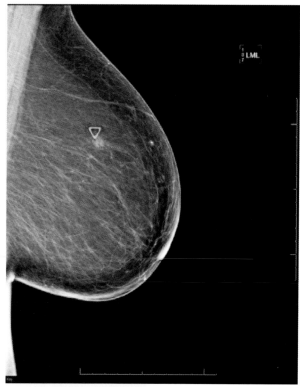
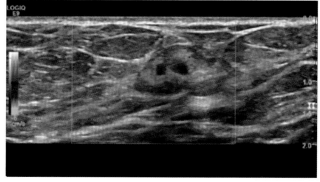

A. 0 类   B. 1 类

C. 3 类   D. 4 类

92a 乳腺 Paget 病最常伴发的潜在恶性肿瘤是：

A. 浸润性导管癌（IDC）   B. 导管原位癌（DCIS）

C. 浸润性小叶癌（ILC）   D. 炎性乳腺癌（IBC）

92b 患者 60 岁，右侧乳头 – 乳晕复合体瘙痒、发红和湿疹，最可能的诊断是：

A. 浸润性导管癌   B. 浸润性小叶癌

C. 乳腺 Paget 病   D. 炎性乳腺癌

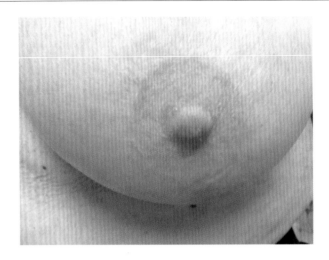

Courtesy of Shawna C, Willey, M. D. , Director, MedStar Regional Breast Health Program, Medstar Georgetown University Hospital.

92c   最有可能的诊断是:

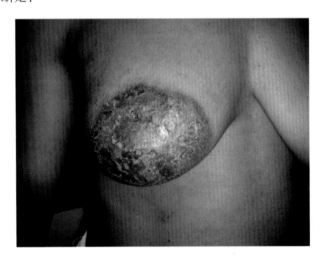

Courtesy of Shawna C, Willey, M. D. , Director, MedStar Regional Breast Health Program, Medstar Georgetown University Hospital.

A. 乳腺 Paget 病   B. 炎性乳腺癌

C. 乳腺炎   D. 浸润性导管癌

93   导管原位癌相当于乳腺癌的哪一期?

A. 0 期   B. Ⅰ 期

C. Ⅱ 期   D. Ⅲ 期

94   患者 40 岁,右侧乳腺可触及明显包块。靶向超声显示病灶如下图所示,建议行超声引导下的粗针穿刺活检。病理结果提示为细胞纤维上皮病变。恰当的处理建议是:

A. 无须影像随访;常规筛查性乳腺 X 线摄影检查。

B. 间隔 6 个月的单侧乳腺 X 线摄影检查。

C. 间隔 6 个月的右侧乳腺超声随访。

D. 外科会诊、切除。

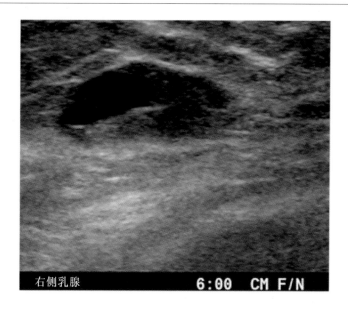

95a 患者女，34 岁，无明显临床症状；因整形外科医生的要求，在行双侧乳腺缩小术之前完善诊断性乳腺 X 线摄影检查。下图中钙化的形态和分布分别是：

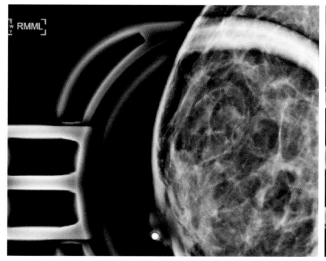

ML 位点压放大图像

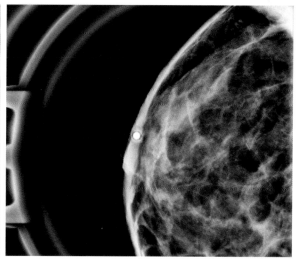

CC 位点压放大图像

　　A. 粗糙不均质钙化和集群分布　　　　　B. 圆形钙化和集群分布

　　C. 圆形钙化和线样分布　　　　　　　　D. 线样钙化和集群分布

95b 对于该患者，恰当的处理建议是：

　　A. 立体定位活检。　　　　　　　　　　B. 短期随访。

　　C. 无须进一步随访或评价；患者可以在 40 岁时开始筛查。

　　D. 钙化太靠近乳头部位，以至于很难使用立体定位活检，需行手术切除。

96a 患者女，35 岁，由于患乳腺癌的终身风险提高而进行第一次双侧乳腺 MRI 筛查，轴位 STIR 图像（A）、增强后轴位 T1W 减影图像（B）和最大密度投影（MIP）图像（C）伪彩色叠加如下所示。 左侧乳房肿块最可能的诊断是：

　　A. 乳腺纤维腺瘤　　　　　　　　　　　B. 浸润性导管癌

　　C. 良性囊肿　　　　　　　　　　　　　D. 黏液癌

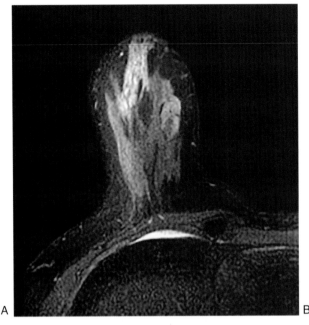
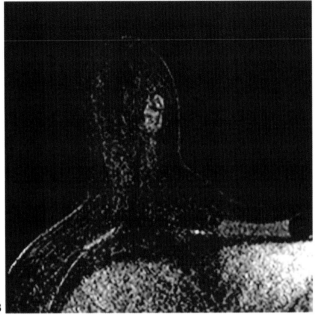

轴位 STIR 图像

增强后轴位 T1W 减影图像

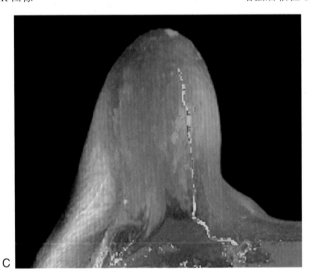

最大密度投影(MIP)图像

96b 假设没有其他重要的阳性征象，该患者下一步恰当的处理是：

A. 建议超声评估确定 MRI 图像上的发现，以便进行活检。

B. 建议超声评估确定 MRI 图像上的发现，以便短期随访。

C. 不需要进一步的干预或评估。患者可继续每年行 MRI 和筛查性乳腺 X 线摄影检查。

D. 行 MRI 引导下的乳腺活检。

97 患者女，62 岁，乳腺癌病史，右侧乳腺切除术后。由于患乳腺癌的风险增加，行左侧乳房 MRI 筛查（左图：平扫 T1W 脂肪抑制图像；右图：第一期增强后减影图像）。

当你咨询住院医生对右侧乳腺乳晕下区异常发现的处理建议时，住院医生告诉你说，CAD 软件已经关闭，除非他能评估病变的动力学改变，否则无法进行分类。你会说什么？

A. 无论动力学改变如何，这个发现都是良性的，它代表导管内的蛋白质残渣。

B. 无论动力学改变如何，这个发现都需要进行活检。

C. 他是对的。　在动力学数据可使用之前，无法进行进一步评估。

D. 无须借助软件，可手动计算进行动力学评估。

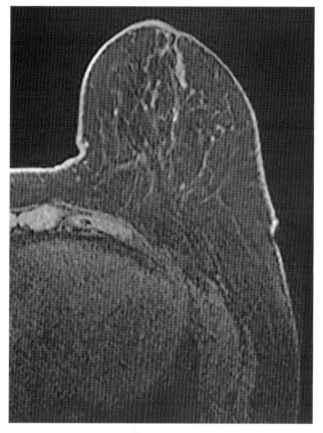 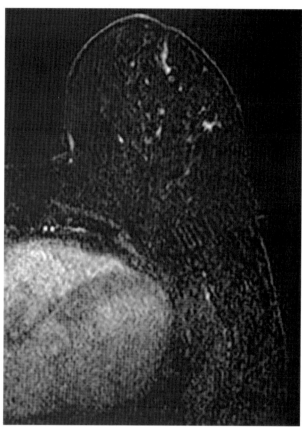

　　　　增强后轴位 T1W 图像　　　　　　　　　　　　　增强后轴位 T1W 减影图像

98a　患者女，50 岁，常规手段行筛查性乳腺 X 线摄影检查。患者之前的乳腺 X 线摄影检查是在国外进行的，无法获得对比。请问这次检查的 BI－RADS 评估分类是：

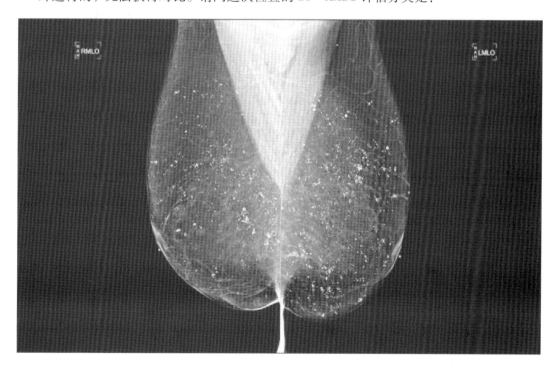

A. 0 类   B. 2 类

C. 3 类   D. 4 类

98b 乳腺钙化最可能的原因是：

A. 双侧导管原位癌   B. 安全带创伤

C. 脂肪注射   D. 硅胶假体破裂

99 患者女，52 岁，常规行高风险乳腺 MRI 筛查，所发现病灶如下图所示。请问最恰当的 BI - RADS 术语描述是：

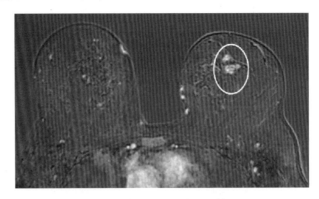

增强后轴位 T1W 减影图像

A. 集群状非肿块样强化   B. 环状非肿块样强化

C. 簇样环状非肿块样强化   D. 点状非肿块样强化

100a 技术员向你说明，有一患者因左侧乳腺触及肿块就诊，并告知患者约 2 周前刚停止母乳喂养。患者今年 28 岁，患乳腺癌风险为平均水平。之后，针对左侧乳腺可触及肿块进行超声检查。请问对于超声异常发现的评估分类和处理建议是：

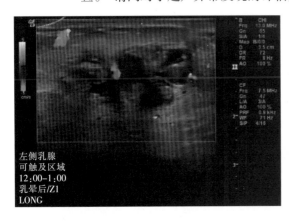
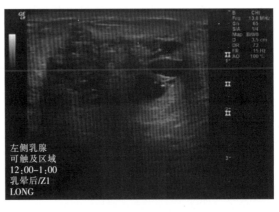

A. BI - RADS 2 类；良性。   B. BI - RADS 3 类；可能良性——短期随访。

C. BI - RADS 4 类；可疑发现——建议活检

D. 没有乳腺 X 线摄影检查结果，无法评估。

100b 你和患者都同意活检。她的医生丈夫走进来，坚决地试图说服他的妻子拒绝活检，因为这种异常不足以考虑为癌症，且穿刺活检可能出现的并发症——乳汁瘘（哺乳期的患者）是穿刺活检的相对禁忌证。你会对患者和她的丈夫说什么？

A. 建议超声随访，因为大部分病灶都是良性的。

B. 乳汁瘘是一种少见的穿刺活检的并发症，如果发生，也往往可以自愈。

C. 哺乳期患者只能在病变被评估分类为 BI – RADS 5 类时进行活检。

D. 将患者转诊给外科医生进行切除活检。

101 在对比增强乳腺 MRI 图像中，可出现以下相关征象：

A. 低级别导管内癌可见乳腺周围的可疑段样非肿块样强化。

B. 双侧乳腺外周可出现非均匀脂肪抑制所致伪影。

C. 乳腺实质的外周强化，当没有对比提示病变稳定时，需行短期随访。

D. 乳腺实质强化的正常模式是从外周到中央的强化。

102 患者女，48 岁，左侧乳腺行筛查性乳腺断层融合 X 线成像，以下为 CC 位（A）和 MLO 位（B）图像。对此患者，下一步最恰当的处理是：

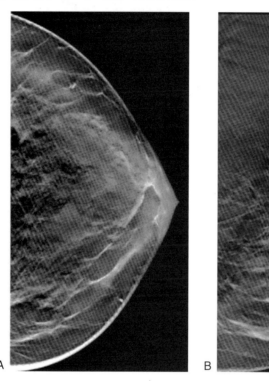

A. 超声　　　　　　　　　　　　　　B. 活检

C. 1 年后行乳腺 X 线摄影　　　　　　D. 补充放大摄影

103 患者女，48 岁，有乳腺癌病史，每年行常规乳腺 MRI 筛查。以下哪项对病灶评估最有帮助？

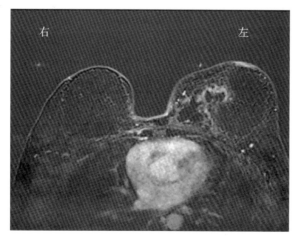

增强后轴位 T1W 减影图像

A. 延迟增强 T1W 脂肪抑制图像   B. 平扫 T1W 非脂肪抑制图像

C. T2W 脂肪抑制图像   D. 平扫 T1W 脂肪抑制图像

E. 动态增强曲线评估

104 患者女,45 岁,最近常规乳腺 X 线摄影提示阴性,MRI 筛查表现为高危。下一步该患者最恰当的处理是:

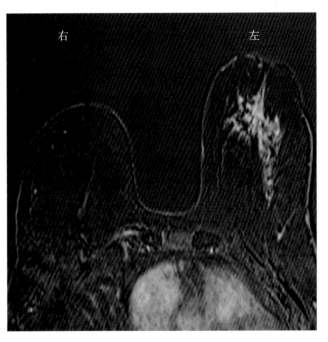

增强后轴位 T1W 减影图像

A. 1 年后行高风险 MRI 筛查。

B. 可能良性,6 个月内的 MRI 短期随访。

C. 如果超声检查为阴性,则应行聚焦超声和 MRI 引导下活检。

D. 抗生素治疗 10 天,2 个月后 MRI 随访。

105a 患者女,62 岁,活检证实为右侧乳腺癌,并接受乳腺 MRI 检查以评估左侧乳腺隐匿性恶性病灶。对于该患者的 MRI 检查,最恰当的 BI-RADS 评估分类是:

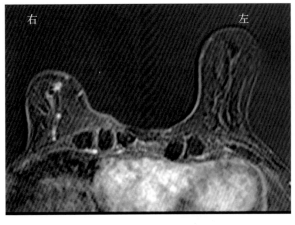
增强后轴位 T1W 减影图像

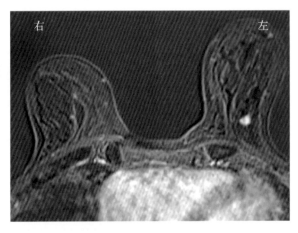
增强后轴位 T1W 减影图像

A. 6 类   B. 4 类

C. 2 类   D. 0 类

105b 对于乳腺癌患者，MRI 检查可以检出对侧乳腺隐匿性恶性病灶的范围是：

A. 1%~2%   B. 3%~5%

C. 8%~12%   D. 13%~15%

E. 16%~20%

106 以下哪项是乳腺分子成像（MBI）或乳腺特异性 γ 成像（BSGI）的特征？

A. 使用含葡萄糖的放射性药物脱氧葡萄糖（FDG）

B. 受乳腺密度的影响

C. 辐射剂量低于乳腺 X 线摄影

D. 使用放射性示踪剂^{99m}Tc - 甲氧基异丁基异腈

107 患者女，54 岁，因筛查性乳腺断层融合 X 线成像发现左侧乳腺可疑结构扭曲而召回。诊断性数字乳腺断层局部压迫摄影仍显示此异常发现，但患者的超声检查未提示相关异常。对于该患者，下一步最恰当的处理措施是：

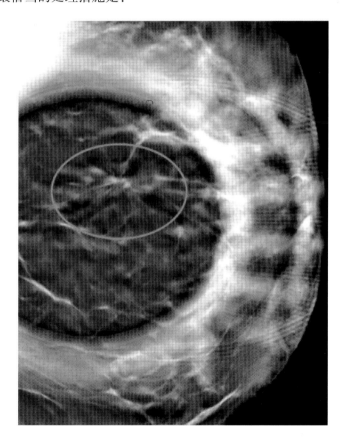

A. 重做筛查性乳腺 X 线摄影   B. 间隔 6 个月乳腺断层融合 X 线成像随访

C. 乳腺断层融合 X 线成像引导下活检   D. 乳腺 MRI 检查

108 如下所示的 MRI 病灶强化方式，最恰当的描述是：

A. 均匀非肿块样强化   B. 线状非肿块样强化

C. 簇状环形非肿块样强化   D. 集群状非肿块样强化

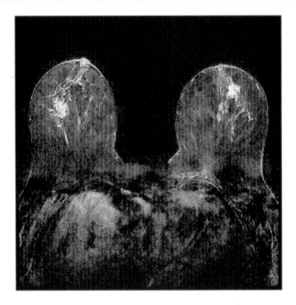

增强后轴位 T1W 减影图像

109 根据诊断性放大摄影中显示的钙化形态，诊断报告应给出怎样的 BI – RADS 评估分类？

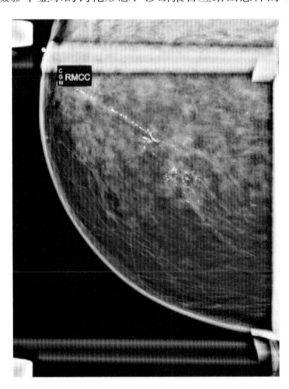

A. 2 类   B. 3 类

C. 4a 类   D. 4b 类

E. 4c 类

110 以下 MRI 图像所显示的肿块，最可能的诊断是：

A. 浸润性导管癌   B. 囊肿

C. 乳腺纤维腺瘤   D. 乳内淋巴结

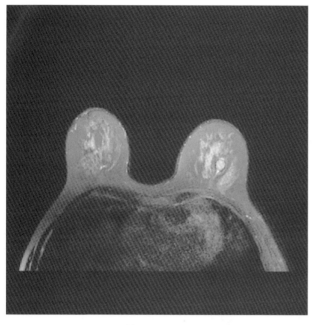
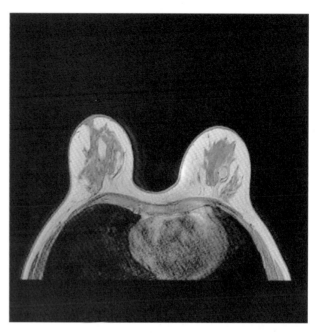

增强后轴位 T1W 减影图像   轴位平扫 T1W 图像

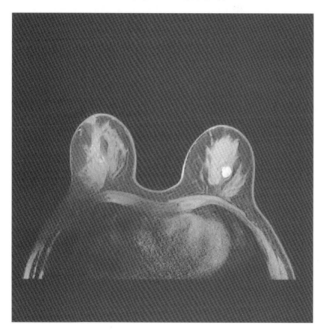
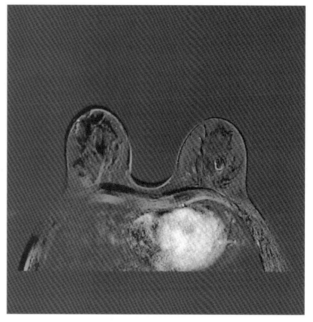

轴位增强 T1W 图像   轴位增强 T1W 减影图像

111 患者乳房局部区域可触及异常。诊断性乳腺 X 线摄影和靶向超声显示正常的纤维腺体组织，但偶然发现另一个病灶，如下图所示。下一步最恰当的处理措施是：

A. 由于乳腺 X 线摄影或超声未发现与可触及的异常相对应的改变，建议临床处理。患者应每年进行常规乳腺 X 线摄影检查——BI - RADS 2 类。

B. 对于可触及异常的区域以及偶然发现的病变（图示），应进行间隔 6 个月的短期超声随访——BI - RADS 3 类。

C. 建议对关注区域进行临床处理，对偶然发现的病变进行穿刺活检——BI - RADS 4 类。

D. 建议肿瘤科会诊咨询——BI - RADS 5 类。

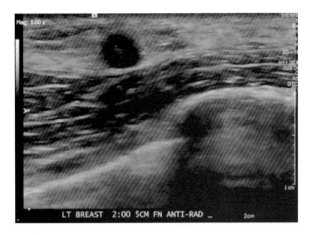
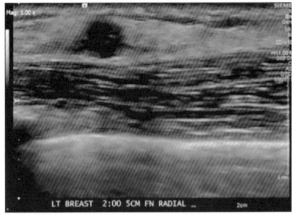

112　患者男，63 岁，左侧乳腺发现可触及病变。患者接受靶向超声检查（如下图所示）。

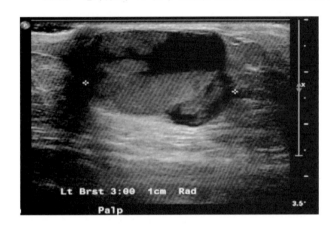
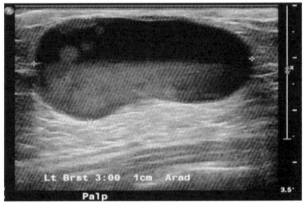

评估分类和处理建议应包括：

A. 临床处理，可触及病变所在区域对应的是含有碎片沉淀的囊肿——BI - RADS 2 类。

B. 临床处理，虽然可触及病变所在区域是含有碎片的良性囊肿，但可行囊肿抽吸以缓解症状——BI - RADS 2 类。

C. 应行超声引导下活检，重点关注肿块的实性成分——BI - RADS 4 类。

D. 应行超声引导下活检，重点关注正常乳腺组织与肿块囊性部分边缘之间的过渡成分——BI - RADS 4 类。

答案与解析

1   **答案 C。** 图像显示乳腺反向双腔假体囊内破裂,外腔是硅胶(STIR 水饱和序列呈高信号),内腔是生理盐水(STIR 水饱和序列呈低信号)。硅胶与生理盐水混合产生"色拉油信号"。

      双囊腔乳腺假体囊内破裂是指置入物外壳的破裂或撕裂,硅胶流出假体壳之外,但停留在纤维囊内。囊内破裂较囊外破裂更常见。本例图像显示双囊腔乳腺假体特征 MRI 表现——"色拉油信号",即硅胶(STIR 水饱和序列上的高信号)和生理盐水(STIR 水饱和序列上的低信号)相混合。

参考文献:Ikeda DM, Miyake KK. *Breast imaging: the requisites*, 3rd ed. St. Louis, MO: Elsevier, 2017: 374 - 383.

     Molleran V, Mahoney MC. *Breast MRI: expert consult*. Philadelphia, PA: Elsevier Saunders, 2014: 141 - 143.

2   **答案 C。** 任何肿块样强化、新发或新增强化,或非肿块样强化都应怀疑肿瘤复发。皮肤增厚、结构扭曲、水肿、信号缺失或信号增强[手术或活检及出血(含铁血黄素)所致]通常被认为是保守治疗后的良性表现。这些发现大多会随着时间的推移逐渐减少。

参考文献:Drukteinis JS, Gombos EC, Raza S, et al. MR imaging assessment of the breast after breast conservation therapy: distinguishing benign from malignant lesions. *RadioGraphics* 2012;32:219 - 234.

3a   **答案 C。** 图像中主要显示的是右侧乳腺皮肤增厚,增厚最明显区域位于乳头中央及周围。皮肤厚度 >2mm 被认为是皮肤增厚,可以表现为局灶性或弥漫性。然而,在乳晕区及乳房下皱襞,正常皮肤厚度可能达 4mm。

3b   **答案 B。** 皮肤增厚的鉴别诊断包括单侧水肿(局灶性或弥漫性)、乳腺炎、炎性乳腺癌、术后皮肤增厚、脓肿和潜在的恶性肿瘤。乳腺实质强化可随月经周期的变化而变化,但皮肤增厚不会因此而改变。

参考文献:D'Orsi C, Sickles EA, Mendelson EB, et al. ACR BI-RADS® atlas mammography. In: *ACR BI-RADS® atlas, breast imaging reporting and data system*. Reston, VA: American College of Radiology, 2013:108 - 109.

     Ikeda DM, Miyake KK. *Breast imaging: the requisites*, 3rd ed. St. Louis, MO: Elsevier, 2017: 188 - 191.

     Shah BA, Fundaro GM, Mandava S. *Breast imaging review: a quick guide to essential diagnoses*, 2nd ed. New York, NY: Springer, 2015:238.

4   **答案 D。** 超声显示导管内肿块回声。当临床发现单侧自发的浆液性或血性乳头溢液时,需要重视并进行影像学检查。导管内乳头状瘤是导管上皮增生,通常有中央血管轴心。产生血性乳头溢液的肿块最常见的是良性导管内乳头状瘤,只有5%的女性在活检时发现恶性肿瘤。血性乳头溢液是由于乳头状瘤上的纤维血管轴心扭转后出现梗死和出血。其他导致导管血性乳头溢液的原因有导管增生/扩张、导管原位癌(DCIS)、浸润性癌和妊娠导致的乳腺组织快速增生。

     非血性乳头溢液的原因有:

- 透明或奶油色分泌物:导管扩张症

- 绿色、白色、蓝色和黑色分泌物:

    ○囊肿

    ○导管扩张症

   ● 乳白色分泌物：

    ○生理性(新生儿)——青春期乳房快速生长

    ○内分泌性(哺乳期、哺乳后期、妊娠期)

    ○肿瘤(泌乳素瘤或其他产生泌乳素的肿瘤)

    ○慢性乳头挤压

    ○药物(多巴胺受体阻滞剂或多巴胺消耗性药物)

参考文献：Ikeda DM, Miyake KK. *Breast imaging*：*the requisites*, 3rd ed. St. Louis, MO：Elsevier, 2017：409 - 419.

    Stavros AT. *Breast ultrasound*. Philadelphia, PA：Lippincott Williams & Wilkins, 2004：157 - 160.

5a　**答案 C**。对于哺乳期、妊娠期和 40 岁以下触及肿块的女性,美国放射学会(ACR)建议超声检查作为首选检查方法。原因是 40 岁以下的女性患乳腺癌的风险相对较低,并且 40 岁以下的女性乳腺超声可能比 X 线摄影更敏感。

参考文献：Ikeda DM, Miyake KK. *Breast imaging*：*the requisites*, 3rd ed. St. Louis, MO：Elsevier, 2017：206 - 383.

5b　**答案 B**。纤维腺瘤的主要类型是成人型和幼年型。青少年的纤维腺瘤多为成人型。巨大的纤维腺瘤在非洲裔美国女性中更为常见,直径≥8cm 的纤维腺瘤称为巨纤维腺瘤。纤维腺瘤是 35 岁以下女性最常见的乳腺肿瘤,占绝经后女性乳腺肿瘤的 10% ,几乎全部发生于女性。

5c　**答案 D**。彩色多普勒超声显示一个长轴平行于皮肤表面,实性、低回声、椭圆形、边界清楚、血流丰富的纤维腺瘤。纤维腺瘤是年轻女性最常见的实性良性肿瘤。幼年型纤维腺瘤通常见于 10 ~ 20 岁,45 岁以上罕见。由于幼年型纤维腺瘤可以生长至较大尺寸,因此称为巨纤维腺瘤。然而,并非所有的巨纤维腺瘤都是幼年型纤维腺瘤。在超声图像中,脂肪坏死的表现随着时间推移而变化,可以表现为无回声、等回声、不规则低回声或复杂的囊实性肿块。淋巴结中心血管门在超声图像上表现为等回声。

参考文献：Ikeda DM, Miyake KK. *Breast imaging*：*the requisites*, 3rd ed. St. Louis, MO：Elsevier, 2017：147 - 149, 199.

6　**答案 B**。脂肪坏死可以像浸润性导管癌一样表现为环形强化。MRI 增强不均匀强化包括环形强化,是恶性肿瘤的一种特征表现。环形强化的肿块也包括良性病变,如感染性囊肿和良性脂肪坏死。浸润性导管癌可能表现出其他恶性肿瘤征象,如不均匀的分隔或中央强化。

    增强后均匀强化和不强化提示良性病变可能。如玻璃样变纤维腺瘤可能没有强化,纤维腺瘤另一个典型征象是低信号纤维分隔。单纯囊肿增强也不强化。错构瘤诊断首选乳腺 X 线摄影,MRI 不作为常规诊断工具。在 MRI 图像上,错构瘤内的腺体成分常表现为轻微强化。

参考文献：Ikeda DM, Miyake KK. *Breast imaging*：*the requisites*, 3rd ed. St. Louis, MO：Elsevier, 2017：292.

    Molleran V, Mahoney MC. *Breast MRI*：*expert consult*. Philadelphia, PA：Elsevier Saunders, 2014：127 - 129.

7a 　答案 **B**。30 岁以下的妊娠期女性乳腺检查的最佳方法是超声。

7b 　答案 **B**。乳腺脓肿、血肿和恶性肿瘤都有相似的表现。病变的内部回声和不规则厚壁可以表示病变的不同过程。如果产后或围生期的女性局部有红肿、触痛、发热和皮肤增厚提示脓肿可能。在混杂软组织肿块中，如果出现较多的血管成分则提示恶性肿瘤。而血肿一般伴有乳房外伤病史。

　　即使不能完全确定是否可以抽吸出低回声物质或者通过针头引流出蜂窝状物质，如果怀疑脓肿，亦可以尝试抽吸和引流。

参考文献：Ikeda DM, Miyake KK. *Breast imaging*：*the requisites*, 3rd ed. St. Louis, MO：Elsevier, 2017：161 – 162.

　　Mahoney MC, et al. Breast emergencies：types, imaging features, and management. *AJR Am J Roentgenol* 2014；202；W390 – W399.

　　Trop I, et al. Breast abscesses：evidence-based algorithms for diagnosis, management and follow-up. *RadioGraphics* 2011；31；1683 – 1699.

8a 　答案 **A**。在 CC 位图像上显示为圆形和模糊的钙化点，在 MLO 位图像上呈弧形改变。这些钙化特点代表良性的钙乳沉积。钙乳钙化是指在微囊和扩张的小叶内沉积的草酸钙。

8b 　答案 **A**。钙乳钙化是一种良性钙化，因此，不需要进一步检查和干预。

参考文献：D'Orsi C, Sickles EA, Mendelson EB, et al. ACR BI-RADS® atlas mammography. In：*ACR BI-RADS® atlas*, *breast imaging reporting and data system*. Reston, VA：American College of Radiology, 2013；55 – 57.

　　Ikeda DM, Miyake KK. *Breast imaging*：*the requisites*, 3rd ed. St. Louis, MO：Elsevier, 2017；95 – 96.

9 　答案 **C**。与前片相比，放大图像显示肿块切除灶附近新发较明显的多形性微小钙化灶，提示恶性肿瘤可能，因此，该患者不适合进行每年筛查性乳腺 X 线摄影检查、乳腺 X 线诊断检查和 6 个月随访复查。如果存在多中心病变，那么在活检术后进行 MRI 检查可能对病变检出有一定作用。所以在所提供的答案选择中，钙化立体定位活检是最合适的答案。

参考文献：Kopans D. *Breast imaging*, 3rd ed. Philadelphia, PA：Lippincott Williams & Wilkins, 2007：967 – 969.

10a 　答案 **B**。

10b 　答案 **A**。脂肪坏死在乳腺 MRI 上有多种表现。最常见的是含脂肪的囊肿，囊内可能有或没有脂–液平面。通常可见薄或厚的环形强化，但也可能不强化。病灶手术多年后有时可以出现强化，可呈持续型、平台型或流出型。与脂肪一致的内部信号特征是诊断的关键，因此，T1 脂肪饱和图像可能非常有助于诊断。当脂肪含量较低时，脂肪坏死在 MRI 图像上可以酷似新发或复发的恶性肿瘤，表现为毛刺型肿块。在这种情况下，活检可能非常有助于病变诊断。乳腺 X 线摄影图像上，脂肪坏死多表现为弧形或蛋壳状钙化，但在病变早期可类似线样多形性钙化，也可以表现为脂质囊肿、局灶性不对称和毛刺型肿块。

参考文献：D'Orsi C, Sickles EA, Mendelson EB, et al. ACR BI-RADS® atlas breast MRI. In：*ACR BI-RADS® atlas*, *breast imaging reporting and data system*. Reston, VA：American College of Radiology, 2013；97 – 98.

　　Ikeda DM, Miyake KK. *Breast imaging*：*the requisites*, 3rd ed. St. Louis, MO：Elsevier, 2017；292.

Molleran V, Mahoney MC. *Breast MRI：expert consult*. Philadelphia, PA：Elsevier Saunders，2014：135 – 137.

11   答案 **D**。虽然该患者较年轻,但这个肿块是浸润性导管癌。20 多岁的女性发生乳腺癌非常少见,每年患乳腺癌的风险约为 1/20 000(40 岁和 50 岁的女性分别为 1/667 和1/370)。乳腺癌是妊娠期间较常见的恶性肿瘤之一。虽然这个年龄段的女性脓肿更常见,但该患者没有发热或乳房红斑的临床病史。此外,虽然脓肿可能由于炎症而出现边缘环形强化,但一般不会出现类似此例肿块的内部血流信号。我们不能因为妊娠而不进行或延迟可疑肿块的检查。妊娠期间,局部麻醉下的肿块切除和穿刺活检是比较安全的。

参考文献：Kopans D. *Breast imaging*，3rd ed. Philadelphia，PA：Lippincott Williams & Wilkins，2007：967 – 969；89，579 – 603.

Litton JK，Theriault RL，Gonzalez-Angulo AM. *Breast cancer diagnosis during pregnancy*. *Women's Health* 2009；5(3)：243 – 249.

Trop I，Dugas A，David J，et al. Breast abscesses：evidence-based algorithms for diagnosis，management，and follow-up. *RadioGraphics* 2011；31：1683 – 1699.

Vashi R，Hooley R，Butler R，et al. Breast imaging of the pregnant and lactating patient：imaging modalities and pregnancy-associated breast cancer. *AJR Am J Roentgenol* 2013；200：321 – 328.

12   答案 **C**。MLO 图像上显示左侧腋窝淋巴结肿大。单侧淋巴结肿大的鉴别诊断包括转移、乳腺炎、炎性反应性淋巴结肿大,或假体破裂或渗漏所致的硅胶游离。双侧腋窝淋巴结肿大的鉴别诊断包括 HIV、淋巴增生性疾病(如淋巴瘤或白血病)、类风湿关节炎和其他胶原血管疾病、结核、结节病以及转移性疾病。该淋巴结经过活检,证实因卵巢癌转移所致。该患者卵巢恶性肿瘤在乳腺 X 线摄影之前就已经发现,并作为转移的诊断依据。

参考文献：Ikeda DM，Miyake KK. *Breast imaging：the requisites*，3rd ed. St. Louis，MO：Elsevier，2017：422 – 424.

13a   答案 **C**。

13b   答案 **D**。在轴位 T1W 图像上可以清晰显示胸大肌结构,表明这是胸大肌前置入假体。第二张水饱和图像显示置入物仍然呈高信号,表明这是硅胶置入物。图像中"匙孔征"提示存在囊内破裂。此外置入物囊壁后部的硅胶信号影提示存在囊外破裂。

参考文献：Ikeda DM，Miyake KK. *Breast imaging：the requisites*，3rd ed. St. Louis，MO：Elsevier，2017：357 – 384.

Molleran V，Mahoney MC. *Breast MRI：expert consult*. Philadelphia，PA：Elsevier Saunders，2014：140 – 151.

Seiler SJ，Sharma PB，Hayes JC，et al. Multimodality imaging-based evaluation of single-lumen silicone breast implants for rupture. *RadioGraphics* 2017；37(2)：366 – 382.

13c   答案 **A**。超声图像上囊外硅胶破裂产生低信号阴影呈典型的暴风雪样改变。破裂的囊外硅胶可形成硅胶肉芽肿,临床表现为可扪及的肿块。囊外硅胶提示同时存在或先前存在囊内破裂,即使超声可能无法同时显示囊内破裂。本例图像可以发现低信号阴影的囊外硅胶,但不能显示囊内破裂。

参考文献：Ikeda DM，Miyake KK. *Breast imaging：the requisites*，3rd ed. St. Louis，MO：Elsevier，2017：

373 - 375.

Seiler SJ, Sharma PB, Hayes JC, et al. Multimodality imaging-based evaluation of single-lumen sili-cone breast implants for rupture. *RadioGraphics* 2017;37(2);366 - 382.

14　**答案 A**。有些异常仅在 CC 位图像上才能发现,而 MLO 位或侧位图像上较难发现。转动 CC 位摄影有时可以用于确定可疑的发现是否真实,还可以确定病变位于乳腺的上方还是下方。CC 位侧向转动(RL)摄影(顶部向侧方转动)是指技术人员将乳房的上部朝腋下和乳房下部转动。乳房上方肿块应与乳房上部乳腺组织一起侧向移动。乳房下方肿块应与乳房下部组织一起向内侧移动。

参考文献：Ikeda DM, Miyake KK. *Breast imaging*：*the requisites*, 3rd ed. St. Louis, MO：Elsevier, 2017：44，46 - 47.

15　**答案 D**。放射状瘢痕虽是一种良性病变,但较难与恶性肿瘤形成的毛刺鉴别。因此,在诊断时建议手术切除。乳腺小管癌是一种分化良好的浸润性导管癌,可以与放射状瘢痕共存,其约占浸润性乳腺癌的 0.6% 和所有乳腺癌的 6% ~8%(浸润性 + DCIS)。虽然乳腺小管癌是一种浸润性癌,但其分化产生的不成熟导管结构,由单层立方上皮杂乱排列形成。虽然有时可触及,但更多的病变是被乳腺 X 线摄影发现。因病变生长缓慢,发现时通常较小。且由于乳腺小管癌分化较好,所以其预后良好,转移低,腋窝淋巴结很少受累。

参考文献：Ikeda DM, Miyake KK. *Breast imaging*：*the requisites*, 3rd ed. St. Louis, MO：Elsevier, 2017：145 - 146.

Shah BA, Fundaro GM, Mandava S. *Breast imaging review*：*a quick guide to essential diagnoses*, 2nd ed. New York, NY：Springer, 2015;95 - 97.

16　**答案 C**。MRI 显示由右上方腋窝延伸至胸大肌的强化肿块,考虑为 T4 期,患者无远处转移,则为ⅢB 期。

乳腺癌 TNM 分期

分期	描述		
	原发肿瘤	区域淋巴结	远处转移
0	Tis	N0	M0
Ⅰ A	T1 [*]	N0	M0
Ⅰ B	T0	N1mi	M0
	T1 [*]	N1mi	M0
Ⅱ A	T0	N1 [†]	M0
	T1 [*]	N1 [†]	M0
	T2	N0	M0
Ⅱ B	T2	N1	M0
	T3	N0	M0
Ⅲ A	T0	N2	M0
	T1 [*]	N2	M0
	T2	N2	M0
	T3	N1	M0

(待续)

乳腺癌 TNM 分期(续)

分期	描述		
	原发肿瘤	区域淋巴结	远处转移
	T3	N2	M0
ⅢB	T4	N0	M0
	T4	N1	M0
	T4	N2	M0
ⅢC	任意 T	N3	M0
Ⅳ	任意 T	任意 N	M1

* 包括 T1mi(微侵袭)。

† 伴有淋巴结微转移的 T0 和 T1 肿瘤被排除在ⅡA 期以外,并被归类为ⅠB 期。

乳腺癌 TNM 分期中 T 分类标准

TX	原发肿瘤无法评估
T0	无原发肿瘤证据
Tis	原位癌(DCIS、LCIS、不伴有乳腺实质浸润癌或原位癌的乳头 Paget 病)
T1	肿瘤直径≤20mm
T1mi	肿瘤直径≤1mm
T1a	肿瘤直径 >1mm,但≤5mm
T1b	肿瘤直径 >5mm,但≤10mm
T1c	肿瘤直径 >10mm,但≤20mm
T2	肿瘤直径 >20mm,但≤50mm
T3	肿瘤直径 >50mm
T4	不论肿瘤大小,直接侵犯胸壁和(或)皮肤(溃疡或皮肤结节)*
T4a	侵犯胸壁†
T4b	溃疡、同侧卫星结节和(或)皮肤水肿(包括橘皮样变)‡
T4c	T4a + T4b
T4d	炎性乳腺癌

DCIS:导管原位癌;LCIS:小叶原位癌。

不包括仅侵犯真皮层。

† 不包括单纯胸大肌粘连或侵犯。

‡ 不满足炎性乳腺癌(IBC)诊断标准。

乳腺癌 TNM 分期中 N 分类标准

描述	定义
NX	区域淋巴结无法评估
N0	无区域淋巴结转移
N1	同侧Ⅰ~Ⅱ级可移动的腋窝淋巴结转移
N2	同侧Ⅰ~Ⅱ级腋窝淋巴结转移,固定或融合;或发现同侧乳腺内淋巴结转移无明显腋窝淋巴结转移的临床征象
N2a	同侧Ⅰ~Ⅱ级腋窝淋巴结转移,淋巴结间互相融合或与其他组织融合
N2b	仅同侧乳内淋巴结转移临床征象*,而没有Ⅰ~Ⅱ级腋窝淋巴结转移临床征象

(待续)

乳腺癌 TNM 分期中 N 分类标准（续）

描述	定义
N3	同侧锁骨下淋巴结（Ⅲ级腋窝淋巴结）转移，伴或不伴Ⅰ~Ⅱ级腋窝淋巴结转移；或有同侧内乳淋巴结转移的临床征象*，同时伴有Ⅰ~Ⅱ级腋窝淋巴结转移；或同侧锁骨上淋巴结转移，伴或不伴腋窝或乳内淋巴结转移
N3a	同侧锁骨下淋巴结转移
N3b	同侧腋窝及乳内淋巴结转移
N3c	同侧锁骨上淋巴结转移

*影像学检查（不包括淋巴核素显像），并用细针穿刺活检、核芯针活检或临床检测证实，具有高度怀疑恶性肿瘤的特征。

乳腺癌 TNM 分期中 M 分类标准

远处转移	定义
M0	无远处转移的临床及影像学证据
cM0(i+)	无远外转移的临床及影像学证据；没有任何症状或体征的患者，但在血液、骨髓或其他器官组织中，分子或组织学技术检测到直径≤0.2mm 的转移灶
M1	临床和影像学检查发现转移灶，或组织学发现直径>0.2mm 的远处转移灶

参考文献: Harvey JA, March DE. *Making the diagnosis: a practical guide to breast imaging*. Philadelphia, PA: Elsevier, 2013:447 - 452.

Ikeda DM, Miyake KK. *Breast imaging: the requisites*, 3rd ed. St. Louis, MO: Elsevier, 2017: 322 - 324.

Lee SC, Jain PA, Jethwa SC, et al. Radiologist's role in breast cancer staging: providing key information for clinicians. *RadioGraphics* 2014;34(2):330 - 342.

17 答案 **E**。CC 位图像显示胸骨肌（箭示胸骨肌）。

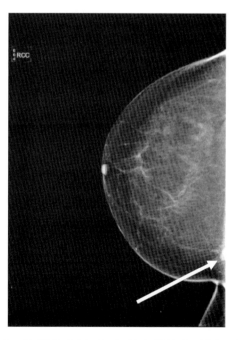

　　胸骨肌仅在 CC 位图像中显示，表现为乳腺内后侧一个边界清晰的肿块，直径通常为3~15mm，边缘光整，呈圆形或局部隆起。由于乳房内侧组织受牵引情况不同，胸骨

肌在之前或之后的检查中可能会显示或不显示。由于乳房内侧组织是 MLO 位投影的潜在盲点,因此,胸骨肌在 MLO 图像上不能被发现。它是胸部的一种薄的辅助肌肉,平行并毗邻胸骨头尾方向走行。据报道,胸骨肌显示率因人群而异,为 1% ~ 11%。它可以见于双侧乳房,但更常见的是单侧。胸骨肌是一种类似乳腺病变的正常变异。用 CT 或 MRI 检查可以证实其存在。

参考文献:Demirpolat G, Oktay A, Bilgen I, et al. Mammographic features of the sternalis muscle. *Diagn Interv Radiol* 2010;16:276 - 278.

Ikeda DM, Miyake KK. *Breast imaging: the requisites*, 3rd ed. St. Louis, MO: Elsevier, 2017;33 - 36.

18 答案 **C**。在右侧乳腺外上象限后带伴有钙化的结构扭曲,需要进一步评估。局部点压放大摄影和靶向超声检查可以进一步明确这个病灶。

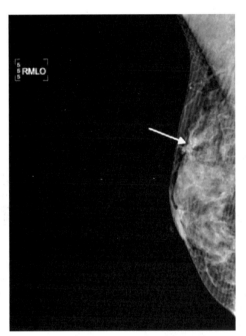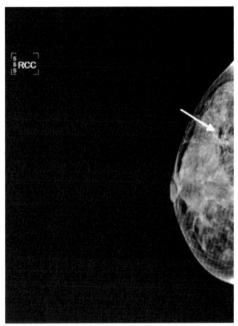

参考文献:Cardeñosa G. *Breast imaging companion*, 4th ed. Philadelphia, PA: Lippincott Williams & Wilkins, 2017;67 - 102.

Ikeda DM, Miyake KK. *Breast imaging: the requisites*, 3rd ed. St. Louis, MO: Elsevier, 2017: 132 - 136.

19a 答案 **D**。乳腺 X 线摄影图像显示左侧乳腺约 3 点钟方向中带(即三角形皮肤标记物区域)对应临床可触及肿块的异常区域可见不规则肿块,高度怀疑乳腺癌。男性乳腺癌最常见的表现为无痛或柔软的可触及的乳房肿块,典型表现为肿块朝向乳头。乳晕下区是最常见的受累部位。浸润性导管癌是男性最常见的乳腺癌病理类型,约占 99%;影像学表现和临床分期同女性乳腺癌。男性乳腺癌罕见,约占所有乳腺癌的 1%。

参考文献:Cardeñosa G. *Clinical breast imaging: a patient focused teaching file*. Philadelphia, PA: Lippincott Williams & Wilkins, 2007;308 - 309.

Weiss JR, et al. Epidemiology of male breast cancer. *Cancer Epidemiol Biomarkers Prev* 2005;14: 20 - 26.

19b **答案 A**。男性乳腺癌占男性所有癌症的比例<1%,通常发生在 60 岁左右。男性最常见的乳腺癌是浸润性导管癌。男性乳腺癌的预后与女性乳腺癌的预后相同,但由于发现更晚,通常比女性乳腺癌分期更高。乳腺癌的危险因素有 Klinefelter 综合征、高雌激素水平(如前列腺癌治疗)以及老年人的腮腺炎性睾丸炎。

参考文献: American Cancer Society. *Cancer facts & figures* 2012. Atlanta, GA: American Cancer Society, 2012.

Ikeda DM, Miyake KK. *Breast imaging: the requisites*, 3rd ed. St. Louis, MO: Elsevier, 2017: 397 - 400.

20 **答案 C**。若行聚焦超声也能发现病灶,即可行穿刺活检。MRI 检查可见左侧乳腺外侧中部病灶肿块样强化。

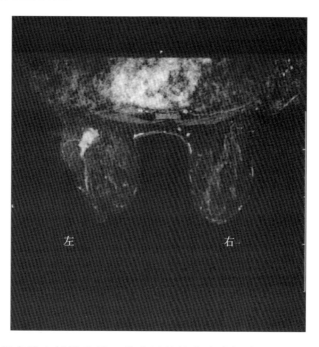

聚焦超声检查被认为是一种有目的的乳腺附加检查,能够进一步证实和评估 MRI 的异常发现。聚焦超声是一个术语,即使在没有初次超声检查的情况下,也可称为聚焦超声。相比于 MRI 活检,超声活检更简便易行,而且患者的不适感更少。因此,当 MRI 图像上显示的可疑病灶在超声图像也可以显示时,即可进行超声引导下的穿刺活检。

参考文献: Park VY, et al. Second-look ultrasound: how to find breast lesions with a suspicious MR imaging appearance. *RadioGraphics* 2013;33:1361 - 1375.

21 **答案 A**。信息不完整,建议进行额外的影像学评估。虽然双侧相似的肿块被认为是良性的,但患者有明显可触及的肿块。可触及肿块的完整的诊断检查应包括可触及区域的超声检查。

参考文献: Ikeda DM, Miyake KK. *Breast imaging: the requisites*, 3rd ed. St. Louis, MO: Elsevier, 2017: 55 - 56.

Parikh JR, Bassett LE, Mahoney MC, et al. *Expert panel on breast imaging. ACR appropriateness criteria palpable breast masses*. Reston, VA: American College of Radiology, 2009.

22 **答案 C**。黑色素瘤是最常见的乳腺转移瘤。但原发性乳腺恶性肿瘤较乳腺转移瘤更常见。

参考文献:Arora R, Robinson W. Breast metastases from malignant melanoma. *J Surg Oncol* 1992;50:27 - 29.

Shah BA, Fundaro GM, Mandava S. *Breast imaging review: a quick guide to essential diagnoses*, 2nd ed. New York, NY: Springer, 2015;239.

23 **答案 C**。该患者的临床和乳腺 X 线摄影结果显示左侧男性乳腺发育。因此,此时不需要进一步的检查或干预。左侧乳腺 MLO 位显示扇形或火焰形致密影,从乳头发出呈放射状分布于周围脂肪内。Gunhan - Bilgen 等的系列研究显示,男性单侧乳腺发育症发生率约为 45%,双侧发生率约为 55%。很多原因会导致男性乳房发育症,其中之一与药物有关。该患者具有较复杂的临床病史,所以获得完整的疾病和药物治疗史至关重要。该患者使用泼尼松、佐洛夫和三环抗抑郁药,均被列为药源性男性乳腺发育症的病因。甲状腺功能亢进/减退、肝脏疾病、肾衰竭、慢性阻塞性肺疾病(COPD)和糖尿病是男性乳腺发育症的原因。男性乳腺发育症的激素原因包括雌激素治疗、睾丸衰竭、性腺功能减退症和 Klinefelter 综合征。

男性乳腺发育症的类型:

假性乳腺发育症——不伴有腺体组织增生的乳腺脂肪增生。

树突状——乳腺 X 线摄影图像上呈放射状分布。

结节状——乳腺 X 线摄影图像上呈扇形或三角形致密影。

弥漫型——乳腺 X 线摄影图像上呈弥漫性密度增高。

参考文献:Bembo SA, Carlson HE. Gynecomastia: its features, and when and how to treat it. *Cleve Clin J Med* 2004;71(6):511 - 517.

Berg WA, Birdwell R, Gombos EC, et al. *Diagnostic imaging: breast*. Salt Lake City, UT: Amirsys, 2006:IV:5 - 50 - IV:5 - 52.

Ikeda DM, Miyake KK. *Breast imaging: the requisites*, 3rd ed. St. Louis, MO: Elsevier, 2017:397 - 402.

24 **答案 D**。右侧乳腺显示皮肤增厚,T2W 图像上呈高信号与水肿一致,增强后皮肤或皮下组织均没有强化,提示没有复发征象。

参考文献:Ikeda DM, Miyake KK. *Breast imaging: the requisites*, 3rd ed. St. Louis, MO: Elsevier, 2017:414 - 419.

Kang BL, Jung JI, Park C, et al. Breast MRI findings after modified radical mastectomy and transverse rectus abdominis myocutaneous flap in patients with breast cancer. *J Magn Reson Imaging* 2005;21:784 - 791.

Peng C, Chang CB, Tso HH, et al. MRI appearance of tumor recurrence in myocutaneous flap reconstruction after mastectomy. *AJR Am J Roentgenol* 2011;196:W471 - W475.

25 **答案 D**。乳腺纤维囊性改变是绝经前女性常见的良性乳腺病变。囊肿起源于终末小叶,超声表现为无回声,MRI 图像显示 T2WI 高信号,增强无明显强化或较厚的边缘强化。囊肿大小的波动性较大。

参考文献:Ikeda DM, Miyake KK. *Breast imaging: the requisites*, 3rd ed. St. Louis, MO: Elsevier, 2017:284.

26a **答案 B**。乳腺纤维腺瘤的典型超声表现为平行生长的边缘清晰或轻度分叶状的椭圆形斑片状低回声。

答案 A 错误。复杂囊肿是指超声表现为内部回声不均匀和(或)有内部细分隔的囊性病变。该肿块是一个无典型囊肿特征的实性肿块。

答案 C 错误。浸润性导管癌最常见的超声表现为纵向生长的、边缘成角或毛刺状的实性肿块,后伴声影。

答案 D 错误。叶状肿瘤通常见于中年患者,表现为巨大的实性肿块,其内部回声较低,并可见较小的液性暗区或囊性病变。

答案 E 错误。单纯囊肿表现为无回声伴后方回声增强。

参考文献:Ikeda DM, Miyake KK. *Breast imaging*: *the requisites*, 3rd ed. St. Louis, MO: Elsevier, 2017: 414 – 419.

Kopans D. *Breast imaging*, 3rd ed. Philadelphia, PA: Lippincott Williams & Wilkins, 2007: 147 – 149.

26b　**答案 A**。纤维腺瘤通常表现为椭圆形、边缘清晰的肿块样强化,强化程度多样,并且可能包含有不强化的内部分隔。

答案 B 错误。该选项描述了单纯囊肿的典型 MRI 表现。

答案 C 错误。该选项描述了叶状肿瘤的典型 MRI 表现。

答案 D 错误。87% 的恶性肿瘤表现为第 3 型动态曲线,呈快进快出表现。

答案 E 错误。含有脂肪的病变,如脂肪坏死,在脂肪饱和序列上表现为无信号。

参考文献:Ikeda DM, Miyake KK. *Breast imaging*: *the requisites*, 3rd ed. St. Louis, MO: Elsevier, 2017: 286 – 289.

27a　**答案 D**。

27b　**答案 A**。转动位摄影对于仅在 CC 位上见到的病灶的定位非常有用。乳腺的顶部可以向外侧或内侧转动,技术人员应该用适当的标记图像说明乳腺转动的方向(CC RL,头尾位向外侧转动;CC RM,头尾位向内侧转动)。如果乳腺顶部向外侧转动的同时,病变向外侧移动,那么可以推断它位于乳腺上方。相反,如果病变在 CC RL 位上向内侧移动,可以推断其位于乳腺下方。虽然超声可以进行单层面定位,但最好是先行转动体位摄影以更准确地确定要进行超声评估的位置。

参考文献:Ikeda DM, Miyake KK. *Breast imaging*: *the requisites*, 3rd ed. St. Louis, MO: Elsevier, 2017: 57.

Kopans DB. *Breast imaging*, 3rd ed. Philadelphia, PA: Lippincott Williams & Wilkins, 2007:766 – 772.

28a　**答案 B**。乳腺错构瘤典型的 X 线表现为"乳腺内乳腺"。乳腺错构瘤是良性病变,包含脂肪、纤维结缔组织和数量不等的腺体组织。该患者应该给予 BI – RADS 2 类评估(良性类别评估),每年接受常规的乳腺 X 线摄影检查。因为乳腺癌起源于乳腺上皮细胞和导管,所以乳腺癌同样可以发生于错构瘤内。然而,只有在错构瘤内发现可疑微钙化或肿块时,才需要进行组织活检。

参考文献:Ikeda DM, Miyake KK. *Breast imaging*: *the requisites*, 3rd ed. St. Louis, MO: Elsevier, 2017: 157, 160.

Shah BA, Fundaro GM, Mandava S. *Breast imaging review*: *a quick guide to essential diagnoses*, 2nd ed. New York, NY: Springer, 2015:145 – 146.

28b 答案 **C**。乳腺纤维脂肪腺瘤或称错构瘤于 1971 年首次被描述为内部含有纤维组织、腺体组织和脂肪组织、周围包绕薄的结缔组织的良性增生。有人用"乳腺内乳腺"来描述它,大多见于 35 岁以上的女性。在乳腺 X 线摄影图像中,通常表现为圆形或椭圆形的肿块,边界清楚,包含脂肪和软组织密度,并具有薄的不透射线的假包膜;当假包膜两侧存在脂肪时,病灶显示较清楚。本例没有其他答案符合上述改变。因为这些病变是由其他正常乳腺组织构成的,所以任何类型的乳腺癌都可能出现在错构瘤中。

参考文献:Cardeñosa G. *Clinical breast imaging*: *a patient focused teaching file*. Philadelphia, PA: Lippincott Williams & Wilkins, 2007:200.

　　Ikeda DM, Miyake KK. *Breast imaging*: *the requisites*, 3rd ed. St. Louis, MO: Elsevier, 2017:157, 160.

29a 答案 **D**。

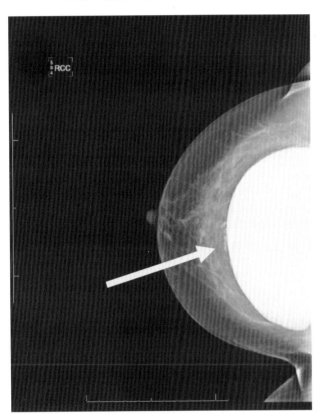
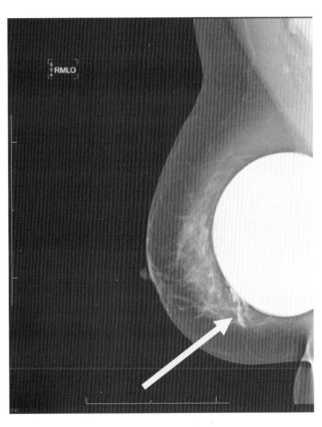

　　致密影位于右侧乳腺置入型假体外的乳腺组织内,提示是游离的硅胶(箭)。硅胶比周围的纤维腺体组织更致密,游离硅胶提示假体发生囊内和(或)囊外破裂。单纯假体囊内破裂,硅胶可能被纤维囊所包绕,故 X 线摄影无法明确假体的完整性。假体轮廓不光整是一个可疑破裂的征象。

　　虽然游离硅胶最终会导致硅胶肉芽肿,但本例图像没有看到明显肿块。假体周围通常可以见到微钙化,但本例患者的诊断要点是游离硅胶。

　　MRI、乳腺 X 线摄影和超声检查可以发现假体囊外破裂。

29b 答案 **B**。虽然乳腺 X 线摄影检查异常,但假体破裂所致乳腺组织中的游离硅胶并不具有恶性肿瘤征象。在这种情况下并不存在 BI-RADS 恶性肿瘤的证据。

参考文献:Ikeda DM, Miyake KK. *Breast imaging: the requisites*, 3rd ed. St. Louis, MO: Elsevier, 2017: 367 - 371.

Juanpere S, et al. Imaging of breast implants—a pictorial review. *Insights Imaging* 2011;2(6):653 - 670.

30 答案 **A**。高风险病变占所有乳腺穿刺活检的 3%~9%。对于这些病变是否需要手术切除活检存在争议,但普遍认为,导管上皮非典型增生(ADH)和叶状肿瘤需要手术切除。虽然大多数叶状肿瘤是良性的,但通过完整的组织学检查能发现小部分恶性肿瘤。而且叶状肿瘤往往在活检部位复发,应完整切除。ADH 是一种导管增生性病变,乳腺 X 线摄影通常表现为微钙化灶,其发生恶性肿瘤的风险增加了 4~5 倍。多项研究表明,ADH 发展为 DCIS 或浸润性导管癌的风险为 11.1%~56%。

糖尿病性乳腺病是一种无恶性潜能的良性病变的过程,因此,这些患者应随访而不是手术切除。

纤维脂肪腺瘤,也称为错构瘤,包含脂肪和正常纤维腺体组织的良性肿块,不是一种高风险病变,典型的错构瘤通常不处理。但是因为其含有乳腺上皮细胞和导管成分,恶性肿瘤也可以继发于错构瘤。如果错构瘤含有可疑的微钙化或肿块,应进行组织活检。

假性血管瘤样间质增生(PASH)是一种原因不明的罕见良性病变,表现为不伴钙化的圆形或椭圆形、边缘模糊的乳腺肿块;常见于接受外源性激素替代治疗的绝经前或绝经后女性。因为在穿刺活检中,部分低级别的血管肉瘤类似 PASH 表现。所以如果肿块增大,建议进行手术切除活检。

参考文献:Ikeda DM, Miyake KK. *Breast imaging: the requisites*, 3rd ed. St. Louis, MO: Elsevier, 2017: 156 - 157; 236 - 243; 430.

31 答案 **C**。绝经后女性乳腺肿块具有快速增长的病史,且伴有上述影像学特征,很可能是化生性癌。

参考文献:Gunhan-Bilgen I, Aysenur M, Ustun EE, et al. Metaplastic carcinoma of the breast: clinical, mammographic and sonographic findings with histopathologic correlation. *AJR Am J Roentgenol* 2002;178: 1421 - 1425.

Irshad A, Ackerman S, Pope T, et al. Rare breast lesions: correlation of imaging and histologic features with WHO classification. *RadioGraphics* 2008;28:1399 - 1414.

Leddy R, Irshad I, Rumboldt T, et al. Review of metaplastic carcinoma of the breast: imaging findings and pathologic features. *J Clin Imaging Sci* 2012;2:21.

32 答案 **B**。糖尿病患者穿刺活检,病理证实为糖尿病性乳腺疾病。糖尿病性乳腺疾病是一个良性的过程,没有恶性潜能,因此,这些患者应随访复查,而不是手术切除。

参考文献:Ikeda DM, Miyake KK. *Breast imaging: the requisites*, 3rd ed. St. Louis, MO: Elsevier, 2017: 430.

Sakuhara Y, Shinozaki T, Hozumi Y, et al. MR imaging of diabetic mastopathy. *AJR Am J Roentgenol* 2002;179:1201 - 1203.

Wong KT, Tse GMK, Yang WT. Ultrasound and MR imaging of diabetic mastopathy. *Clin Radiol* 2002;57:730 - 735.

33 答案 **A**。乳腺癌最常见的胸膜表现是恶性胸腔积液。因此,胸腔穿刺细胞学检查有助于诊断转移性疾病。

参考文献:Banerjee AK, Willetts I, Robertson JF, et al. Pleural effusion in breast cancer: a review of the Nottingham experience. *Eur J Surg Oncol* 1994;20(1):33 – 36.

34   **答案 A**。导管扩张是指主要乳腺导管的非特异性扩张,在乳腺 X 线和超声图像上表现为乳头下方的管状结构。在乳房深处也可以发现扩张的导管。导管扩张的病因尚未明确,临床主要表现为乳头溢液或溢血。

答案 B 错误。导管原位癌(DCIS)在超声检查中常表现为管壁模糊的扩张导管。孤立性单发或多发扩张导管并非 DCIS 的一常见表现。

答案 C 错误。单侧单管分泌物最常见的病因是大导管乳头状瘤。导管乳头状瘤是具有纤维血管核心的良性增生性病变,没有恶性倾向,通常发生在乳头下方数厘米以内的大导管内。乳头状瘤的分泌物可能是浆液性或血性。虽然乳头状瘤常伴有自发性乳头溢血,但本例超声图像没有发现导管内肿块。

答案 D 错误。乳头状癌常发生在老年患者,表现为复杂的囊实性肿块。但该患者没有发现肿块。

答案 E 错误。Paget 病患者通常伴有浆液性或血性乳头溢液,乳头和乳晕增厚。但 Paget 病通常不能被超声确诊。

参考文献:Berg WA, Birdwell RL, eds. *Diagnostic Imaging*:*Breast*. Salt Lake City, UT: Amirsys, 2008: IV:1 –45 – IV:1 –46.

Kopans DB. *Breast imaging*, 3rd ed. Philadelphia, PA: Lippincott Williams & Wilkins, 2007;792 – 794.

35   **答案 D**。图像显示边缘模糊的不规则形肿块,但此前乳腺 X 线摄影检查在这个位置是阴性的。即使缺乏相关超声检查结果,对于乳腺 X 线摄影图像上所发现的可疑病灶也应进行活检。立体定向穿刺活检可以用于肿块、局灶性不对称以及钙化的穿刺活检。该肿块被证实为浸润性导管癌。

参考文献:Ikeda DM, Miyake KK. *Breast imaging*:*the requisites*, 3rd ed. St. Louis, MO: Elsevier, 2017: 122 – 170.

36   **答案 E**。硅胶在 STIR(水和脂肪抑制)序列上显示为高信号。冠状位和矢状位 STIR 序列显示的"包膜下线征"均提示囊内破裂。"包膜下线征"是囊内破裂的征象之一。硅胶假体外壳完整性的丧失导致硅胶蔓延到假体外壳的外部,并局限于纤维包膜与假体外壳之间。另一个早期囊内破裂的征象是"匙孔征",也称为"绳套"或"套索征"。"匙孔征"的形成是由于假体外壳完整性的轻微缺失导致少量的硅胶蔓延到硅胶外壳的外部,并且被局限在假体褶皱内。囊内破裂的另一个征兆是"舌征"(见下图),代表更严重的破裂。假体的硅胶外壳破裂,表现为在高信号硅胶腔内可见堆叠的低信号线影。在这些囊内破裂的例子中,硅胶仍然包含在纤维包膜中。当硅胶延伸到纤维包膜外时,称为囊外破裂。本例提示为囊外破裂。在置入物表面的乳腺组织中有高信号硅胶显示。答案 A 和 C 本身不正确,因为这两种破裂类型都存在。答案 B 不正确,因为假体不完整。"包膜下线征",提示存在囊内破裂。放射状褶皱是完整假体中硅胶外壳的正常内折(没有硅胶破入)。有时复杂的放射状褶皱难以与囊内破裂区分,从多个层面对假体进行滚动检查和评估有助于正确诊断。答案 D 不正确。硅胶渗出是微量硅胶通过完整的假体外壳的漏出。

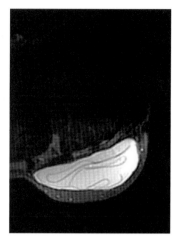

"舌征"示例

参考文献：Ikeda DM，Miyake KK. *Breast imaging*：*the requisites*，3rd ed. St. Louis，MO：Elsevier，2017：368 - 373.

Molleran V，Mahoney MC. *Breast MRI*：*expert consult*. Philadelphia，PA：Elsevier Saunders，2014：140 - 151.

Seiler SJ，Sharma PB，Hayes JC，et al. Multimodality imaging-based evaluation of single-lumen silicone breast implants for rupture. *RadioGraphics* 2017；37（2）：366 - 382.

37a　答案 **C**。

37b　答案 **B**。图像显示 30G 钝头造影针针尖处的充盈缺损。

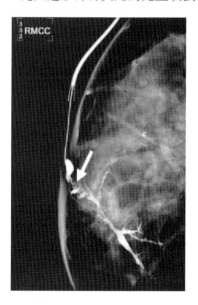

　　乳腺导管造影中出现充盈缺损、导管突然截断、管腔不规则或畸形都被认为是一种阳性发现,这可能是由于:

- 囊内导管内乳头状瘤(最常引起乳头血性溢液的肿块)
- 导管内乳头状癌
- 血栓
- 浓缩材料
- 气泡

　　乳腺导管造影的临床适应证为单侧导管自发性血性、浆液性或透明的乳头溢液。乳腺导管造影的检查步骤是：

- 与患者签署知情同意书。
- 将乳腺放置在放大架上（或患者处于仰卧位），鹅颈灯照亮乳头。
- 清洁乳头。
- 通过挤压乳头使乳头出现小滴溢液来识别腺管开口。

　　将套管连接导管和含有 1~3mL 碘佛醇对比剂的注射器。

- 将钝头（27G 或 30G）、直线形或直角形的套管连接导管和带对比剂的注射器，并将套管插入腺管的开口。
- 将套管用胶带粘贴在患者的乳房上。
- 将对比剂缓慢注入乳管，直至患者感觉乳腺发胀，或者导管有对比剂回流。
- 特别要注意不要把空气注入乳管，因其在乳腺 X 线摄影图像上可表现为充盈缺陷。
- 如果在注射过程中出现阻力，可能是由于套管靠着乳管壁放置，或乳管外部有对比剂外渗。此时应停止注射，并重新放置套管。
- 一旦注完对比剂，立即拍摄放大的头尾位和侧位图像。

　　影像可以评估该乳管内的充盈缺损或乳管的突然截断。这两种发现都需要进行活检。

　　乳腺导管造影可以评估乳管内或乳管旁的肿块，但不能区分良性或恶性。

参考文献：Ikeda DM, Miyake KK. *Breast imaging*: *the requisites*, 3rd ed. St. Louis, MO: Elsevier, 2017: 409 - 413.

　　Shah BA, Fundaro GM, Mandava S. *Breast imaging review*: *a quick guide to essential diagnoses*, 2nd ed. New York, NY: Springer, 2015:235.

38a　**答案 E**。在高危患者中新发的、MRI 表现为不规则强化的肿块，提示可疑恶性，BI-RADS 4 类。

38b　**答案 B**。下一步最合适的处理方式是进行聚焦超声或乳腺 X 线摄影检查。由于该发现是可疑恶性的，提示患乳腺癌的可能性高于 2%，因此，间隔 6 个月随访（答案 A）及每年乳腺 MRI 检查（答案 C）的建议都是不合适的。虽然这一发现可能会需要 MRI 引导下的乳腺穿刺活检（答案 D），但应首先召回患者进行聚焦超声或乳腺 X 线摄影检查，再决定是否进行活检。通过聚焦超声检查可以找到与 MRI 检查相关的影像发现，在超声引导下的定向乳腺组织活检通常让人更容易接受。所以，该患者重复乳腺 MRI 检查（答案 E）不会对诊断有帮助，且会造成不必要的资源浪费。

参考文献：Ikeda DM, Miyake KK. *Breast imaging*: *the requisites*, 3rd ed. St. Louis, MO: Elsevier, 2017: 306 - 309.

39　**答案 B**。图像显示了血肿在乳腺 X 线摄影图像和超声图像上的典型表现。结合相应的病史，可以给出 BI-RADS 2 类的评估。如果对该患者血肿的诊断有任何疑问，评估都应是 BI-RADS 4 类，并建议活检。

参考文献：Sickles EA, D'Orsi CJ, Bassett LW, et al. ACR BI-RADS® mammography. In: *ACR BI-RADS*® *atlas*, *breast imaging reporting and data system*. Reston, VA: American College of Radiology, 2013:151.

40　**答案 C**。导管上皮非典型增生(ADH)被认为是高风险病变,因为 ADH 具有发展为导管内恶性肿瘤的潜能。ADH 女性患者比正常人群 10 年内患乳腺癌的风险增加 5~6 倍。另外,当穿刺活检诊断为 ADH 时,即使采用 9 号真空辅助装置,也应推荐切除病灶。因为研究表明在穿刺活检诊断为 ADH 的患者中,约 1/5 的患者最终手术切除后表现为 DCIS 或浸润性恶性肿瘤。

参考文献:Eby PR, Oschner JE, DeMartini WB, et al. Frequency and upgrade rates of atypical ductal hyperplasia diagnosed at stereotactic vacuum-assisted core biopsy: 9 versus 11 gauge. *AJR Am J Roentgenol* 2009;192(1):229 - 234.

　　Ikeda DM, Miyake KK. *Breast imaging*: *the requisites*, 3rd ed. St. Louis, MO: Elsevier, 2017: 236 - 243.

41　**答案 C**。在乳腺 MRI 上提示恶性肿瘤的影像特点包括:

- 明显强化;
- 毛刺、不规则的边缘;
- 环形强化(注意,脂肪坏死、囊肿感染也可以有此表现);
- 不均匀强化;
- 线样、线样分支状或段样强化;
- 集簇状或成簇环状强化。

参考文献:Ikeda DM, Miyake KK. *Breast imaging*: *the requisites*, 3rd ed. St. Louis, MO: Elsevier, 2017: 270 - 273.

42　**答案 A**。超声图像显示不规则、边缘毛刺肿块,与乳腺 X 线发现的局灶性不对称相对应。因此,该病灶需要穿刺活检。对于放射科医师和患者来说,最简单的方法是在超声引导下穿刺活检。肿块穿刺活检后,病理证实为浸润性导管癌。

　　这些表现与恶性肿瘤相关,因此该患者不适合进行常规诊断性乳腺 X 线摄影或 6 个月的随访。如果存在多中心病灶,穿刺活检后的 MRI 检查可能有助于病灶检出;但建议先进行超声检查和超声引导下活检。

参考文献:Ikeda DM, Miyake KK. *Breast imaging*: *the requisites*, 3rd ed. St. Louis, MO: Elsevier, 2017: 140 - 156.

　　Stavros AT. *Breast ultrasound*. Philadelphia, PA: Lippincott Williams & Wilkins, 2004:620 - 626, 838 - 845.

43　**答案 C**。切线位显像。虽然皮肤钙化在乳腺 X 线摄影图像上很常见,通常表现为中心透亮区;但有时诊断可能较困难。当无法确定时,切线位可以帮助证实皮肤钙化。技术人员通常在乳房的钙化区域上放置栅格,将金属 BB 标志放置在钙化的皮肤上,并用金属 BB 标志的切线位来摄影。

参考文献:Andolina VF, Lille SL. *Mammographic imaging*, *a practical guide*. Lippincott Williams & Wilkins, 2010:196 - 205.

　　Ikeda DM, Miyake KK. *Breast imaging*: *the requisites*, 3rd ed. St. Louis, MO: Elsevier, 2017:84 - 86.

44　**答案 D**。丝虫病是一种系统性寄生虫感染,西方国家罕见,但在热带地区和非洲部分地区较流行。由寄生虫班氏丝虫引起,随着病变进展,寄生虫可引起皮下组织的淋巴管阻塞,导致乳房水肿。随着寄生虫的死亡会出现钙化,在乳腺 X 线摄影上图像表现为细长、弯曲、非导管样的钙化灶(见下图)。

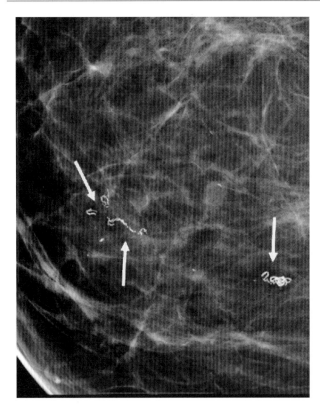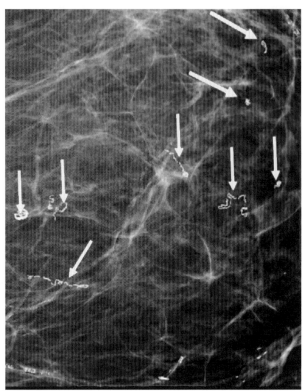

　　乳房感染的常见原因是金黄色葡萄球菌和链球菌。金黄色葡萄球菌和链球菌感染后,乳腺 X 线摄影可以显示皮肤和皮下小梁结构增厚。局灶性脓肿在乳腺 X 线摄影和超声检查中均表现为肿块。

　　充血性心力衰竭乳腺 X 线摄影可表现为双侧、有时是单侧乳房增大伴有皮肤和皮下小梁增厚,通常也可以看见扩张的静脉。

　　腋窝淋巴结病有时会导致淋巴阻塞,乳腺 X 线摄影表现为患侧乳腺整体充血,伴弥漫性皮肤和小梁结构增厚及同侧腋下淋巴结增大。

参考文献:Mashankar A, Khopkar K, Parihar A, et al. Breast filariasis. *Indian J Radiol Imaging* 2005; 15:203 – 204.

　　Thakur M, Lhamo Y. Breast filariasis. *J Surg Case Rep* 2014;2014(1):rjt128.

45　　**答案 A**。据报道,浸润性小叶癌(ILC)通常难以通过乳腺 X 线摄影确诊,其乳腺 X 线摄影的假阴性率比其他浸润性癌高(高达 21%)。

　　答案 B 错误。ILC 最常表现为边缘毛刺或模糊的肿块(44% ~65%)。

　　答案 C 错误。50% 的 ILC 患者的临床处理方式受 MRI 检查影响,从而导致 28% 的病例的外科手术方式发生改变。

　　答案 D 错误。与非特殊型浸润性导管癌相比,ILC 更具多样性和双侧性。

参考文献:Ikeda DM, Miyake KK. *Breast imaging: the requisites*, 3rd ed. St. Louis, MO: Elsevier, 2017: 141 – 143.

　　Lopez K, Bassett LW. Invasive lobular carcinoma of the breast: spectrum of mammographic, US, and MR imaging findings. *RadioGraphics* 2009;29:165 – 176.

46　　**答案 B**。多发性皮脂腺囊肿是一种常染色体显性遗传病,乳腺 X 线摄影典型的特征是多发、双侧、巨大、边缘清晰的油样囊性肿块。多发性皮脂腺囊肿与乳腺实质内的创伤后油脂囊肿不同,它位于真皮内,可以被触及或不被触及。

参考文献:Ikeda DM, Miyake KK. *Breast imaging*:*the requisites*, 3rd ed. St. Louis, MO:Elsevier, 2017:157 - 159.

47　**答案 B**。MRI 图像显示右侧乳腺比左侧乳腺小,并可见弥漫大面积的非肿块样强化,可选择的答案中最可能的诊断是浸润性小叶癌(ILC)。当 ILC 较大时,受影响的乳腺在乳腺 X 线摄影和(或)MRI 图像上看起来可能会缩小;这种现象称为"萎缩的乳腺"。"萎缩的乳腺"是 ILC 的影像表现而不是临床表现。临床上乳腺的大小并没有不同,然而,患者可能有临床症状,如皮肤增厚或触及肿块。

参考文献:Harvey J. Unusual breast cancers:useful clues to expanding the differential diagnosis. *Radiology* 2007;242:683 - 694.

　　Ikeda DM, Miyake KK. *Breast imaging*:*the requisites*, 3rd ed. St. Louis, MO:Elsevier, 2017;295.

　　Molleran V, Mahoney MC. *Breast MRI*:*expert consult*. Philadelphia, PA:Elsevier Saunders, 2014:49 - 50.

48　**答案 C**。炎性乳腺癌被认为是 T4 期病变,其最常见的表现是皮肤增厚。绝大多数炎性乳腺癌患者有皮肤增厚。炎性乳腺癌约占所有乳腺癌的 1%。

参考文献:Ikeda DM, Miyake KK. *Breast imaging*:*the requisites*, 3rd ed. St. Louis, MO:Elsevier, 2017:417 - 418.

　　Molleran V, Mahoney MC. *Breast MRI*:*expert consult*. Philadelphia, PA:Elsevier Saunders, 2014:115 - 116.

49　**答案 D**。下一步最佳的处理方式是手术切除穿刺活检部位。导管内乳头状瘤的治疗一直存在争议,一些学者主张切除所有导管内乳头状瘤,而另一些学者则主张只切除异型性乳头状瘤。由于伴发乳腺癌的发病率很高(22%~67%),因此,穿刺活检发现异型性病变应予以切除,而没有异型性的导管内乳头状瘤可以保守治疗。

参考文献:Ahmadiyeh N, et al. Management of intraductal papillomas of the breast:an analysis of 129 cases and their outcome. *Ann Surg Oncol* 2009;16:2264 - 2269.

　　Swapp R, et al. Management of benign intraductal solitary papilloma diagnosed on core needle biopsy. *Ann Surg Oncol* 2013;20:1900 - 1905.

50　**答案 D**。监测乳腺癌新辅助化疗疗效已经成为 MRI 较常见的临床应用。MRI 检查最初临床应用于肿瘤对化疗药物的反应性追踪,但最近一些研究表明,MRI 是监测化疗反应的最佳方法。

参考文献:Molleran V, Mahoney MC. *Breast MRI*:*expert consult*. Philadelphia, PA:Elsevier Saunders, 2014:118 - 119.

51　**答案 C**。保乳治疗后局部复发率为 1%~2%,复发的大多数病例发生于术后 4~6 年。MR 在评估复发方面优于其他检查方法。在 MRI 图像上,手术部位的生理性强化可以长达 18~24 个月。

参考文献:Macura KF, Ouwerkerk R, Jacobs MA, et al. Patterns of enhancement on breast MR images:interpretation and imaging pitfalls. *RadioGraphics* 2006;26:1719 - 1734.

52a　**答案 B**。Poland 综合征是一种罕见的先天性异常。患者出生时患有乳房和胸大肌的发育不全或发育不良,并且通常伴有同侧上肢发育不全。横行腹直肌肌皮瓣重建

（TRAM）不是正确答案,因为 TRAM 与对侧乳房相比会出现弥漫性脂肪化。乳房切除术后通常不会显示乳房结构,而乳房缩小成形术则表现为对称的、沿双侧乳房下缘的密度增高。

52b　答案 **C**。Poland 综合征是单侧胸大肌先天性发育不全或缺如。Poland 综合征的遗传模式是常染色体隐性遗传。

参考文献:Ikeda DM, Miyake KK. *Breast imaging*: *the requisites*, 3rd ed. St. Louis, MO: Elsevier, 2017: 434 - 435.

Seyfer AE, Fox JP, Hamilton CG. Poland syndrome: evaluation and treatment of the chest wall in 63 patients. *Plast Reconstr Surg* 2010;126(3):902 - 911.

Shah BA, Fundaro GM, Mandava S. *Breast imaging review*: *a quick guide to essential diagnoses*, 2nd ed. New York, NY: Springer, 2015:83 - 84.

52c　答案 **D**。Poland 综合征是单侧胸大肌先天性发育不全或缺如。

发病率增加与 Poland 综合征有关的疾病有:

- 乳腺癌;
- 白血病;
- 非霍奇金淋巴瘤;
- 肺癌。

参考文献:Shah BA, Fundaro GM, Mandava S. *Breast imaging review*: *a quick guide to essential diagnoses*, 2nd ed. New York, NY: Springer, 2015:83 - 84.

53　答案 **B**。右侧乳腺中央区非肿块样强化的血流动力学曲线显示早期快速强化和延迟期持续强化,也称为 Ⅰ 型曲线。在此增强曲线图中,垂直轴用百分比表示强化程度,水平轴用秒表示时间。早期/初始强化时间 <2min。2min 后,动力学曲线处于延迟期。在早期(1~2min)和延迟期(2~5min)进行多时相增强扫描,以提供肿块或病变区域的时间-强化变化情况。然后使用 CAD 后处理软件创建减影序列图像并提供血流动力学信息。所提供的动力学曲线显示非肿块样强化的增强斜率的快速变化(初始快速强化)。因此,答案 A 和 E 不正确。增强曲线显示延迟强化是持续性的,意味着增强的百分比变化随着时间的推移继续增加,尽管其斜率小于初始阶段。因此答案 C 和 D 不正确。延迟期平台型动力学曲线是一种在延迟期强化程度并不出现百分比变化的强化模式,这种类型的曲线被称为 Ⅱ 型曲线。延迟期流出型动力学曲线表明延迟期强化程度的持续下降,延迟期曲线类型是 Ⅲ 型曲线,是乳腺癌相关的经典强化模式。

参考文献:Ikeda DM, Miyake KK. *Breast imaging*: *the requisites*, 3rd ed. St. Louis, MO: Elsevier, 2017: 273 - 275.

Macura KJ, Ouwerkerk R, Jacobs MA, et al. Patterns of enhancement on breast MR images: interpretation and imaging pitfalls. *RadioGraphics* 2006;26:1719 - 1734.

Molleran V, Mahoney MC. *Breast MRI*: *expert consult*. Philadelphia, PA: Elsevier Saunders, 2014: 25 - 26.

Shah BA, Fundaro GM, Mandava S. *Breast imaging review*: *a quick guide to essential diagnoses*, 2nd ed. New York, NY: Springer, 2015:239, 242.

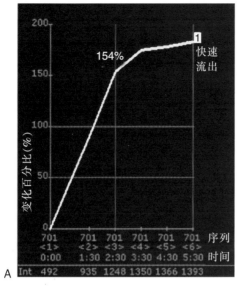

I 型

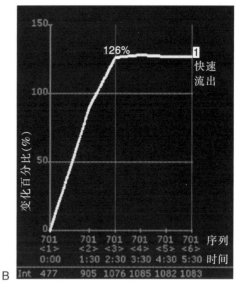

II 型

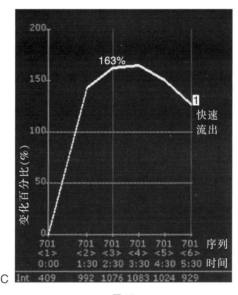

III 型

54 **答案 C**。非特殊型乳腺浸润性导管癌是妊娠期和产后女性最常见的浸润性癌；虽然还有一些其他类型的乳腺癌也可见，但明显少见。

参考文献：Ahn BY, Kim HH, Moon WK, et al. Pregnancy and lactation-associated breast cancer: mammographic and sonographic findings. *J Ultrasound Med* 2003;22:491 - 497.

Ikeda DM, Miyake KK. *Breast imaging: the requisites*, 3rd ed. St. Louis, MO: Elsevier, 2017:402.

Sabate JM, Clotet M, Torrubia S, et al. Radiographic evaluation of breast disorders related to pregnancy and lactation. *RadioGraphics* 2007;27:S101 - S124.

Yang WT, Dryden MJ, Gwyn K, et al. Imaging of breast cancer diagnosed and treated with chemotherapy during pregnancy. *Radiology* 2006;239:52 - 60.

55 **答案 D**。乳腺 MRI 发现左侧乳腺外上象限后带及内下象限中带的肿块，这称为多中心病变。多中心病变是指在乳腺的多个象限发现一个以上的病灶。多灶性病变是指在乳腺的同一个象限发现一个以上的病灶。因为肿块直径为 3~4cm，且位于同一乳腺的两侧，所以该患者很可能要接受乳腺全切除术。全乳腺放射治疗的禁忌证是：

- 妊娠期女性;
- 乳腺放疗史;
- 多中心或弥漫性病变;
- 胶原血管病;
- 美容效果差(相对禁忌证)。

参考文献:Ikeda DM, Miyake KK. *Breast imaging:the requisites*, 3rd ed. St. Louis, MO: Elsevier, 2017:325.

56a **答案 B。**

56b **答案 B。**积乳囊肿通常见于哺乳期或哺乳后期的女性。积乳囊肿是乳汁的局部积聚。在乳腺 X 线摄影图像上,积乳囊肿表现为低密度或等密度肿块,在轴位片(外侧/内侧或内侧/外侧位)上有明显的脂 - 液平。超声检查可以有不同的回声表现,取决于水和固体乳成分的含量。超声的特征性表现是"流体碎片征",其病理学基础是脂肪层位于积乳囊肿的顶部,而乳汁/液体层位于在下方。积乳囊肿通常会在数周至数月内自行吸收。抽吸也是常用治疗方法。

参考文献:Ikeda DM, Miyake KK. *Breast imaging:the requisites*, 3rd ed. St. Louis, MO: Elsevier, 2017:406 - 407.

Shah BA, Fundaro GM, Mandava S. *Breast imaging review:a quick guide to essential diagnoses*, 2nd ed. New York, NY: Springer, 2015:26 - 28.

56c **答案 A。**积乳囊肿是乳汁的一种局灶性积聚,通常见于哺乳期和哺乳后期的女性。在乳腺 X 线摄影图像上,积乳囊肿表现为低密度或等密度的肿块,"脂 - 液平"在侧位片上最常见。超声检查中,"流体碎片征"是脂肪层位于积乳囊肿的顶部,而乳汁/液体层则位于底部。积乳囊肿通常会在数周至数月内自行吸收,但可以抽吸以缓解症状。

参考文献:Ikeda DM, Miyake KK. *Breast imaging:the requisites*, 3rd ed. St. Louis, MO: Elsevier, 2017:406 - 407.

Shah BA, Fundaro GM, Mandava S. *Breast imaging review:a quick guide to essential diagnoses*, 2nd ed. New York, NY: Springer, 2015:26 - 28.

57 **答案 A。**乳腺单纯囊肿是具有上皮组织的液体积聚,是女性最常见的乳腺肿块。单纯的囊肿在乳腺 X 线摄影图像上主要表现为圆形、椭圆形或分叶状肿块;但在运用超声检查前难以与实体肿块区分。超声检查单纯囊肿表现为薄壁或无壁无回声肿块,后伴声影,易区分囊实性。单纯囊肿可以不予处理,若有症状可行抽吸。

参考文献:Ikeda DM, Miyake KK. *Breast imaging:the requisites*, 3rd ed. St. Louis, MO: Elsevier, 2017:193 - 194.

Shah BA, Fundaro GM, Mandava S. *Breast imaging review:a quick guide to essential diagnoses*, 2nd ed. New York, NY: Springer, 2015:81 - 82.

58 **答案 D。**以往一些研究报道了与妊娠相关的乳腺癌的乳腺 X 线征象,最常见的表现是伴有或不伴有钙化的肿块,其次是单独钙化或其他伴随征象,如结构扭曲或乳腺密度弥漫性增加。

参考文献:Sabate JM, Clotet M, Torrubia S, et al. Radiographic evaluation of breast disorders related to pregnancy and lactation. *RadioGraphics* 2007;27:S101 - S124.

59 **答案 D。**局灶性纤维化,又称纤维性乳腺病或纤维性肿瘤,通常发生在绝经前的女性;也可以见于可能正在接受激素替代疗法的绝经后的女性。当临床上可触及时,局灶性纤维化常表现为质硬的肿块。

局灶性纤维化乳腺 X 线摄影表现多样,可以表现为边缘模糊或清晰的肿块、不对称或结构扭曲。在超声图像上,通常表现为斑片状低回声,但也表现为不均匀的斑片状回声。

参考文献:Berg WA, Birdwell R, Gombos EC, et al. Diagnostic imaging: breast. Salt Lake City, UT: Amirsys, 2006:Ⅳ:2 - 46 - Ⅳ:2 - 49.

60 **答案 C**。腋窝淋巴结钙化可能有多种原因。鉴别诊断包括肉芽肿性疾病和乳腺癌或卵巢癌转移性疾病。新发的腋窝淋巴结钙化应活检,以排除乳腺癌或卵巢癌的转移性疾病。

参考文献:Ikeda DM, Miyake KK. *Breast imaging: the requisites*, 3rd ed. St. Louis, MO: Elsevier, 2017: 422.

Shah BA, Fundaro GM, Mandava S. *Breast imaging review: a quick guide to essential diagnoses*, 2nd ed. New York, NY: Springer, 2015:143 - 144.

61 **答案 C**。乳腺 MRI 图像显示为不规则边缘毛刺的肿块。如果肿块在形态学评估中具有明确的恶性特征,则应对肿块进行活检,而不考虑良性动力学曲线。

参考文献:Ikeda DM, Miyake KK. *Breast imaging: the requisites*, 3rd ed. St. Louis, MO: Elsevier, 2017: 325.

Molleran V, Mahoney MC. *Breast MRI: expert consult*. Philadelphia, PA: Elsevier Saunders, 2014: 107 - 108.

62 **答案 B**。超声图像显示浅表卵圆形复杂囊性肿块,伴有后方回声增强,以及从肿块延伸至皮肤的低回声结构,其为皮脂腺囊肿(起源于皮脂腺)或表皮样囊肿(阻塞毛囊所致)特征表现。在临床和影像学上,皮脂腺囊肿和表皮样囊肿相互没有区别,通常不需要治疗。如果持续疼痛或增大,切除可能是必要的。皮脂腺囊肿无恶性潜能,表皮样囊肿极为罕见。因此,诊断评估为 BI - RADS 2 类是适当的。

参考文献:Ikeda DM, Miyake KK. *Breast imaging: the requisites*, 3rd ed. St. Louis, MO: Elsevier, 2017: 164, 166.

Shah BA, Fundaro GM, Mandava S. *Breast imaging review: a quick guide to essential diagnoses*, 2nd ed. New York, NY: Springer, 2015:190 - 191.

63 **答案 B**。

双侧乳腺水肿的原因	单侧乳腺水肿的原因
• 充血性心力衰竭 • 全身性水肿 • 肾衰竭 • 淋巴结病变 • 上腔静脉综合征 • 肝脏疾病	• 乳腺炎 • 金黄色葡萄球菌感染(常见) • 结核(少见) • 梅毒(罕见) • 棘球蚴病（罕见） • 接触传染性软疣 • 脓肿合并乳腺炎 • 乳晕下脓肿复发 • 炎性乳腺癌 • 创伤 • 香豆素坏死 • 单侧淋巴管阻塞 • 放射治疗

参考文献:Ikeda DM, Miyake KK. *Breast imaging:the requisites*, 3rd ed. St. Louis, MO:Elsevier, 2017:414－420.

64 答案 **B**。与 2 年前的筛查性乳腺 X 线摄影图像相比,目前两侧乳房的大小均有缩小。结构扭曲灶在 MLO 片上位于双侧乳腺下方,而在 CC 位片上位于中央区。右侧乳腺内下象限的椭圆形低密度肿块,证实为脂肪坏死。这与双侧乳房缩小术一致。

其他特征性乳腺 X 线摄影检查结果如下:

- 乳头上、下方的皮肤均增厚;
- 乳腺纤维腺组织从外上象限到内下象限的再分配。

脂肪坏死可以是缩乳术的一种表现。

参考文献:Ikeda DM, Miyake KK. *Breast imaging:the requisites*, 3rd ed. St. Louis, MO:Elsevier, 2017:390－394.

Shah BA, Fundaro GM, Mandava S. *Breast imaging review:a quick guide to essential diagnoses*, 2nd ed. New York, NY:Springer, 2015:50－51.

65 答案 **A**。因为单侧或双侧斑片状同位素摄取经常对应于活跃的纤维腺组织或激素活性,因此尽可能在患者月经周期的第 2～12 天之间进行检查。如果有弥漫性斑片状摄取,则试验结果是不确定的。

参考文献:Brem R, Fishman M, Rapelyea J. Detection of ductal carcinoma in situ with mammography, breast specific gamma imaging and magnetic resonance imaging:a comparative study. *Acad Radiol* 2007;14:945－950.

Brem R, Ioffe M, Rapelyea J, et al. Invasive lobular carcinoma:detection with mammography, sonography, MRI, and breast-specific gamma imaging. *AJR Am J Roentgenol* 2009;192:379－383.

66 答案 **C**。图像显示双侧胸大肌下方的生理盐水乳腺置入假体。左侧胸大肌下方的生理盐水乳腺置入假体是正常的。当盐水乳腺置入假体破裂时,盐水在乳腺组织中弥散,置入假体的外壳/包膜挛缩至胸壁处。放射状皱褶是置入假体的外壳/包膜的折叠,这是硅胶假体的正常表现。放射状皱褶在 MRI 上表现为延伸至假体外周的低信号线影。正常的瘢痕组织在乳腺置入物周围形成一层包膜,当包膜挛缩时,就会收紧/挤压乳腺置入物。包膜挛缩可能发生在数个月至数年后,并可导致乳腺形状、乳腺硬度感的改变和(或)乳腺疼痛。

参考文献:Ikeda DM, Miyake KK. *Breast imaging:the requisites*, 3rd ed. St. Louis, MO:Elsevier, 2017:368－373.

Shah BA, Fundaro GM, Mandava S. *Breast imaging review:a quick guide to essential diagnoses*, 2nd ed. New York, NY:Springer, 2015:239－240.

67 答案 1－**B**,2－**A**,3－**D**。

乳腺引流淋巴结位置

分组	位置
Ⅰ组	胸小肌外侧缘的侧下方
Ⅱ组	胸小肌后方
Ⅲ组	胸小肌与锁骨下肌(Halsted 韧带)之间

参考文献:Ikeda DM, Miyake KK. *Breast imaging:the requisites*, 3rd ed. St. Louis, MO:Elsevier, 2017:326－327.

68a 答案 **C**。Mondor 病是乳腺浅静脉局灶性血栓性静脉炎。临床上表现为可触及的索状肿块,伴有疼痛、压痛和红斑。Mondor 病是一种罕见的疾病,与创伤、乳腺手术和极限的体育活动有关。Monder 病具有自限性,无须治疗;所发现的肿块在 2~12 周内就会消失。对症处理是恰当的治疗方法。

在乳腺 X 线摄影中,Mondor 病可表现为阴性或少见的血栓静脉所形成的长管状结构。

在超声图像上,Mordor 病主要表现为不可压缩的浅表管状结构,其内有或无彩色多普勒血流信号取决于血管的再通程度。

参考文献:Ikeda DM, Miyake KK. *Breast imaging*: *the requisites*, 3rd ed. St. Louis, MO: Elsevier, 2017: 427 - 428.

68b 答案 **C**。Mordor 病是一种罕见的良性疾病,其特征为前外侧胸壁皮下静脉血栓性静脉炎。临床上可触及的索条状肿块,在乳腺 X 线图像上表现为浅层管状密度影,而在超声图像上表现为皮下血管影(有或无多普勒血管信号)。依据 Mondor 病的临床表现、病理生理学和放射学特征可以做出准确的诊断;但需注意与扩张导管或炎性乳腺癌鉴别。

参考文献:Ikeda DM, Miyake KK. *Breast imaging*: *the requisites*, 3rd ed. St. Louis, MO: Elsevier, 2017: 427 - 428.

69 答案 **D**。乳腺 X 线摄影发现右侧乳腺乳晕下区的椭圆形肿块。该肿块含有脂肪密度,并伴营养不良性钙化。超声图像上表现为椭圆形不均匀回声,不伴内部血流信号。根据乳腺 X 线表现、超声特征和乳腺肿块切除术的临床病史,这些发现与脂肪坏死的区域是一致的。

参考文献:Ikeda DM, Miyake KK. *Breast imaging*: *the requisites*, 3rd ed. St. Louis, MO: Elsevier, 2017: 145.

Shah BA, Fundaro GM, Mandava S. *Breast imaging review*: *a quick guide to essential diagnoses*, 2nd ed. New York, NY: Springer, 2015:110 - 112.

Taboada JL, Stephens TW, Krishnamurthy S, et al. The many faces of fat necrosis in the breast. *AJR Am J Roentgenol* 2009;192:815 - 825.

70a 答案 **A**。图像显示为良性乳内淋巴结,不需要进一步的处理。在筛查性乳腺 X 线摄影检查中,我们可以发现近 5% 的良性乳内淋巴结。其典型表现为位于乳腺外上象限边缘清晰的肿块,直径 <1cm,呈肾形,可见低密度淋巴门;少见于乳腺其他象限。在超声检查中,乳内淋巴结表现为边界清楚的肿块,伴有轻度分叶,低回声的皮质、淋巴门及中央供血血管。当乳内淋巴结肿大时,出现广泛或局灶性皮质增厚(皮质厚度 > 3mm),或淋巴结因失去正常脂肪门而变圆。如果怀疑乳内淋巴结有转移,应考虑核芯针穿刺活检。

参考文献:Ikeda DM, Miyake KK. *Breast imaging*: *the requisites*, 3rd ed. St. Louis, MO: Elsevier, 2017: 199, 157, 160.

Shah BA, Fundaro GM, Mandava S. *Breast imaging review*: *a quick guide to essential diagnoses*, 2nd ed. New York, NY: Springer, 2015:120 - 122.

70b **答案 A**。乳内淋巴结最常见于乳腺外上象限及沿血管分布。约90%的乳内淋巴结位于外上象限。乳内淋巴结表现为细小的(直径≤5mm)、卵圆形或肾形伴有中央脂肪门的肿块。在 MRI 图像上,乳内淋巴结的皮质在 T2 图像上信号均匀,并且早期明显快速强化,延迟期表现为平台型或流出型曲线。

参考文献:Berg A、Birdwell R、Gombos E. *Diagnostic imaging breast*. Salt Lake City, UT: Amirsys, 2008:IV:1 – IV:8.

Ikeda DM、Miyake KK. *Breast imaging*:*the requisites*, 3rd ed. St. Louis, MO: Elsevier, 2017: 374 – 383.

71 **答案 D**。术后9个月,乳腺肿物切除和放射治疗区域均有较强的强化表现。10~18个月后,乳腺肿块切除和放射治疗区域的强化程度缓慢消退,约94%的病例未见明显强化。

参考文献:Ikeda DM、Miyake KK. *Breast imaging*:*the requisites*, 3rd ed. St. Louis, MO: Elsevier, 2017: 332 – 336.

72 **答案 B**。筛查性乳腺 X 线摄影的"多发性规则"的标准和 BI – RADS 2 类评估标准如下:

- 至少存在3个肿块(每侧乳房至少有1个肿块);
- 边缘(超过75%清晰可见);
  - 不能出现模糊或毛刺的边缘;
- 无可疑钙化;
- 在形状、大小和密度上,肿块一般应该是相似的;
- 不可触及。

双侧多发类似的发现提示良性。双侧乳腺至少发现3个肿块,每侧至少有1个;且这不包括可触及的肿块。

参考文献:Kopans D. *Breast imaging*, 3rd ed. Philadelphia, PA: Lippincott Williams & Wilkins, 2007:487.

Leung JW、Sickles EA. Multiple bilateral masses detected on screening mammography: assessment of need for recall imaging. *AJR Am J Roentgenol* 2000;175:23 – 29.

73 **答案 C**。乳线 X 线摄影图像片显示,在右侧胸大肌内可见一个低密度(脂肪密度)肿块,伴有明显的纤维包膜;这对应于患者可触及的异常区,如三角形皮肤标记所示。超声图像表现为椭圆形、边界清晰的等回声或轻度高回声肿块,位于皮下脂肪层。根据影像学表现和答案,这些发现最有可能诊断为脂肪瘤。

参考文献:Berg WA、Birdwell R、Gombos EC, et al. *Diagnostic imaging*:*breast*. Salt Lake City, UT: Amirsys, 2006:IV:2 – 56 – IV:2 –57.

Ikeda DM、Miyake KK. *Breast imaging*:*the requisites*, 3rd ed. St. Louis, MO: Elsevier, 2017:157, 162.

74 **答案 B**。可以应用美国癌症联合委员会(AJCC)的 TNM(肿瘤、淋巴结、转移)分类对乳腺癌进行分期。治疗计划基于 TNM 分期、影像学、体格检查结果及患者的意愿,由患者和治疗团队共同决策。国家综合癌症网络(NCCN)提供了一种关于全面护理的临床决策依据。

乳腺癌 TNM 分期

分期	描述		
	原发肿瘤	区域淋巴结	远处转移
0	Tis	N0	M0
I A	T1 *	N0	M0
I B	T0	N1mi	M0
	T1 *	N1mi	M0
II A	T0	N1 †	M0
	T1 *	N1 †	M0
	T2	N0	M0
II B	T2	N1	M0
	T3	N0	M0
III A	T0	N2	M0
	T1 *	N2	M0
	T2	N2	M0
	T3	N1	M0
	T3	N2	M0
III B	T4	N0	M0
	T4	N1	M0
	T4	N2	M0
III C	任意 T	N3	M0
IV	任意 T	任意 N	M1

* 包括 T1mi（微浸润）。

† 伴淋巴结微转移的 T0 和 T1 肿瘤，不属于 II A 期，而应被归类为 I B 期。

乳腺癌 TNM 分期中 T 分期标准

描述	定义
TX	原发肿瘤无法评估
T0	无原发肿瘤证据
Tis	原位癌（DCIS、LCIS、不伴有乳腺实质浸润癌或原位癌的乳头 Paget 病）
T1	肿瘤直径≤20mm
T1mi	肿瘤直径≤1mm
T1a	肿瘤直径＞1mm，但≤5mm
T1b	肿瘤直径＞5mm，但≤10mm
T1c	肿瘤直径＞10mm，但≤20mm
T2	肿瘤直径＞20mm，但≤50mm
T3	肿瘤直径＞50mm
T4	不论肿瘤大小，直接侵犯胸壁和（或）皮肤（溃疡或皮肤结节）*
T4a	侵犯胸壁†
T4b	溃疡、同侧卫星结节和（或）皮肤水肿（包括橘皮样变）‡
T4c	T4a + T4b
T4d	炎性乳腺癌

DCIS：导管原位癌；LCIS：小叶原位癌。

不包括仅侵犯真皮层。

† 不包括单纯胸大肌粘连或侵犯。

‡ 不满足炎性乳腺癌（IBC）诊断标准。

乳腺癌 TNM 分期中 N 分期标准

描述	定义
NX	区域淋巴结无法评估
N0	无区域淋巴结转移
N1	同侧Ⅰ~Ⅱ级可移动的腋窝淋巴结转移
N2	同侧Ⅰ~Ⅱ级腋窝淋巴结转移,固定或融合;或同侧乳内淋巴结转移且没有腋窝淋巴结转移临床征象
N2a	同侧Ⅰ~Ⅱ级腋窝淋巴结转移,淋巴结间互相融合或与其他组织融合
N2b	仅同侧乳内淋巴结转移临床征象[*],而没有Ⅰ~Ⅱ级腋窝淋巴结转移临床征象
N3	同侧锁骨下淋巴结(Ⅲ级腋窝淋巴结)转移,伴或不伴Ⅰ~Ⅱ级腋窝淋巴结转移;或有同侧内乳淋巴结转移的临床征象[*],同时伴有Ⅰ~Ⅱ级腋窝淋巴结转移;或同侧锁骨上淋巴结转移,伴或不伴腋窝或内乳淋巴结转移
N3a	同侧锁骨下淋巴结转移
N3b	同侧腋窝及内乳淋巴结转移
N3c	同侧锁骨上淋巴结转移

[*]影像学检查(不包括淋巴核素显像),并用细针穿刺活检、核芯针活检或临床检测证实,具有高度怀疑恶性肿瘤的特征。

乳腺癌 TNM 分期中 M 分期标准

远处转移	定义
M0	无远处转移的临床及影像学证据
cM0 (i+)	无远外转移的临床及影像学证据;没有任何症状或体征的患者,但在血液、骨髓或其他器官组织中,分子或组织学技术检测到直径≤0.2mm 的转移灶
M1	临床和影像学检查发现转移灶,或组织学发现直径>0.2mm 的远处转移灶

最大径为 2.5cm 的恶性肿瘤伴同侧 2 级至 1 级腋窝淋巴结转移,而无远处转移的临床或影像学依据,其 TNM 分期分为 T2、N1 和 M0。

参考文献: Ikeda DM, Miyake KK. *Breast imaging: the requisites*, 3rd ed. St. Louis, MO: Elsevier, 2017: 322 - 324.

Lee SC, Jain PA, Jethwa SC, et al. Radiologist's role in breast cancer staging: providing key information for clinicians. *RadioGraphics* 2014;34(2):330 - 342.

75 答案 D。胸壁由肋骨、肋间肌和前锯肌组成。根据 AJCC TNM 分期,乳腺癌无论大小直接侵犯胸壁则归为 T4 期。尽管胸大肌或胸小肌的受累是一项重要的发现,应纳入 MRI 报告描述中,但单独的 MRI 检查仍不足以确定胸壁是否受累;因此,这不会改变乳腺癌的临床分期。胸肌受累可表现为肌肉强化,肿瘤与肌肉之间的脂肪层消失。然而,仅靠后脂肪层的消失并不能确切地表示肌肉受侵。

参考文献: Lee SC, Jain PA, Jethwa SC, et al. Radiologist's role in breast cancer staging: providing key information for clinicians. *RadioGraphics* 2014;34(2):330 - 342.

Morris EA, Liberman L. *Breast MRI: diagnosis and intervention*, New York, NY: Springer, 2005:205.

76 答案 C。某些软膏如 Desitin 和炉甘石洗剂中存在氧化锌可导致"假性钙化",所以乳腺 X 线摄影应在患者彻底擦净乳房后再做一次。

参考文献:de Paredes ES. *Atlas of mammography (electronic resource)*, 3rd ed. Philadelphia, PA: Lippincott Williams & Wilkins，2007：238 – 240.

77a　答案 **A**。乳腺外上象限的不对称范围越来越大，需要用其他影像学检查和超声再评估。

77b　答案 **B**。虽然在超声图像上并无特异性，但乳腺 X 线摄影图像上有一个进展和增大的不对称。原因尚待确定。最简单的方法是在立体定向或超声引导下进行针吸活检。切除活检也可以做，但更具创伤性。

77c　答案 **B**。PASH 是一种良性病变。如果肿块增大，或患者因触及肿块而担忧，或者其影像特征不典型，则需要进行广泛的局部切除。切除不完全则通常会导致局部复发。

参考文献：Ikeda DM，Miyake KK. *Breast imaging*：*the requisites*，3rd ed. St. Louis，MO：Elsevier，2017：156 – 157.

78　答案 **D**。在可触及标记物的部位可见乳腺油脂囊肿/脂肪坏死在乳腺 X 线图像上的特征表现——边缘/中间透亮钙化。在超声图像上，其表现多样，可表现为无回声（如单纯囊肿），或有内部回声及后方声影。油脂囊肿可由钝性创伤或手术引起，在未钙化前，在乳腺 X 线图像上通常表现低密度或脂肪肿块。乳腺纤维腺瘤、复杂囊肿和黏液癌在乳腺 X 线图像上均表现为高密度肿块。

参考文献：Ikeda DM，Miyake KK. *Breast imaging*：*the requisites*，3rd ed. St. Louis，MO：Elsevier，2017：92，94.

79　答案 **C**。在 HE 染色中很容易看到磷酸钙钙化。用 HE 染色不能看到草酸钙，需要特殊的偏振光来显示钙化。如果钙化仍在石蜡块内，则 X 线摄影会把这些钙化显示出来。切开该特定蜡块将显示钙化。

参考文献：Ikeda DM，Miyake KK. *Breast imaging*：*the requisites*，3rd ed. St. Louis，MO：Elsevier，2017：252 – 253.

80　答案 **A**。大汗腺囊肿簇是一组成簇分布的直径为 1～7mm 微小无回声灶，中间可伴薄的分隔，其内未见固体成分。它们具有典型的超声表现，不需要进一步的干预或检查。多起源于终末小叶单位（TDLU）的小叶部分。可以在微囊中看到钙乳钙化。如果微囊或单个微囊复杂样变，可进行短期随访。如果囊肿存在固体成分，则需要进行活检。

参考文献：Berg WA，Birdwell R，Gombos EC，et al. *Diagnostic imaging*：*breast*. Salt Lake City，UT：Amirsys，2006：IV：1.

81　答案 **D**。乳头回缩是新发时，其原因可能是乳腺导管周围炎、导管扩张或恶性肿瘤。通常，发生在乳晕下区的癌症是浸润性导管癌或浸润性小叶癌。这两种癌症，如果靠近乳头，都会导致乳头回缩。乳头回缩的首选检查方法是诊断性乳腺 X 线摄影，包括乳晕下区的点压 – 放大摄影。

参考文献：Ikeda DM，Miyake KK. *Breast imaging*：*the requisites*，3rd ed. St. Louis，MO：Elsevier，2017：413 – 414.

Nicholson BT，Harvey JA，Cohen MA. Nipple-areolar complex：normal anatomy and benign and malignant processes. *RadioGraphics* 2009；29（2）：509 – 523.

82　答案 **A**。以上发现是由安全带损伤引起的。这可见于任何类型的钝性或穿透性乳腺损伤。如果没有外伤史，那么该处密度持续增高将是可疑的，可能需要活检。安全带损伤的不对称常见于驾驶员的左侧乳房，而乘客则是右侧。

参考文献：Berg WA，Birdwell R，Gombos EC，et al. *Diagnostic imaging*：*breast*. Salt Lake City，UT：Amirsys，2006：IV：5 – 20 – IV：5 – 21.

83a **答案 C**。叶状肿瘤并不常见,大多数都是良性的。它们通常发生在 50 岁左右的女性,且第一次发现时就非常大。约 10% 的叶状肿瘤是恶性的。最常见的转移部位是肺部和骨骼。腋窝淋巴结转移并不常见。

较大肿瘤的治疗是广泛的局部切除或乳房切除术。放射治疗可减少局部复发。化疗没有效果。

参考文献:Ikeda DM, Miyake KK. *Breast imaging*:*the requisites*, 3rd ed. St. Louis, MO:Elsevier, 2017:152, 199.

83b **答案 D**。叶状肿瘤具有从良性、交界性到恶性的演变过程。典型的表现是体积大且增长迅速(6 个月内直径可增加 20% 以上)。一般无钙化。中位发病年龄为 45~49 岁,切除术后前 2 年复发率约为 21%。放射治疗可以降低复发的风险,手术切除通常有效。

参考文献:Ikeda DM, Miyake KK. *Breast imaging*:*the requisites*, 3rd ed. St. Louis, MO:Elsevier, 2017:199.

Shah BA, Fundaro GM, Mandava S. *Breast imaging review*:*a quick guide to essential diagnoses*, 2nd ed. New York, NY:Springer, 2015:182 - 183.

83c **答案 A**。叶状肿瘤是巨大的、快速生长且有清楚边界的肿瘤,不伴钙化。约 10% 的叶状肿瘤为恶性。复发往往发生在活检部位,手术应完全切除。因此,所有叶状肿瘤均应切除。

参考文献:Ikeda DM, Miyake KK. *Breast imaging*:*the requisites*, 3rd ed. St. Louis, MO:Elsevier, 2017:199, 203.

Shah BA, Fundaro GM, Mandava S. *Breast imaging review*:*a quick guide to essential diagnoses*, 2nd ed. New York, NY:Springer, 2015:182 - 183.

84 **答案 A**。浸润性小叶癌的特点如下:

占所有浸润性乳腺癌的比例 <10%

肿瘤细胞呈单排分布

乳腺 X 线图像上表现为高密度肿块(通常仅于 1 个体位上可见)

相比于浸润性导管癌,其多见于双侧或多灶性

钙化少见

参考文献:Ikeda DM, Miyake KK. *Breast imaging*:*the requisites*, 3rd ed. St. Louis, MO:Elsevier, 2017:141 - 143.

85 **答案 A**。腋窝淋巴结中的"钙化颗粒"可由转移性钙化肿瘤和肉芽肿感染性疾病如结核病(TB)引起。其他如置入型假体破裂的硅胶游离和类风湿关节炎治疗中的金藤清痹颗粒亦可引起类似淋巴结中的钙化。通常,临床病史有助于诊断。淋巴结中的微小钙化而非多形性钙化可提示结核性乳腺炎,但需要进行活检以排除转移性乳腺癌。

参考文献:Ikeda DM, Miyake KK. *Breast imaging*:*the requisites*, 3rd ed. St. Louis, MO:Elsevier, 2017:422 - 425.

86 **答案 B**。筛查性乳腺 X 线摄影显示淋巴瘤患者的双侧腋窝淋巴结肿大。根据第 5 版 BI - RADS 分类标准,报告中应描述腋窝淋巴结;然而,对确诊为淋巴瘤以及不考虑为乳腺癌的其他恶性肿瘤(例如,转移瘤、白血病和肉瘤)患者的评估应为 BI - RADS 2 类。

参考文献:D'Orsi C, Sickles EA, Mendelson EB, et al. ACR BI-RADS® atlas mammography. In:*ACR BI-RADS® atlas, breast imaging reporting and data system*. Reston, VA:American College of Radiology,

2013:143, 163.

Ikeda DM, Miyake KK. *Breast imaging: the requisites*, 3rd ed. St. Louis, MO: Elsevier, 2017: 422-425.

87　**答案 A**。新辅助化疗(NAT)是乳腺癌外科手术前进行或不进行激素治疗的系统性化疗。NAT 的主要目的是通过清除皮肤或胸壁的侵袭来保证手术切缘的阴性。MRI 诊断肿瘤大小最为准确。乳腺 X 线摄影对确定肿瘤的大小并不十分准确,尤其是浸润性小叶癌。

参考文献: Ikeda DM, Miyake KK. *Breast imaging: the requisites*, 3rd ed. St. Louis, MO: Elsevier, 2017: 326.

88a　**答案 C**。乳腺 X 线摄影显示左侧乳腺小梁结构弥漫性增宽和皮肤增厚,这是由于纵隔肿块的外源性压迫导致左锁骨下静脉阻塞引起的。

88b　**答案 D**。乳腺 X 线摄影显示弥漫性小梁结构增宽和皮肤增厚。主要的鉴别诊断是炎性乳腺癌与乳腺炎。临床症状是诊断的关键。穿刺活检用于排除炎性乳腺癌。乳腺炎最常见的病原体是金黄色葡萄球菌和链球菌。

参考文献: Berg WA, Birdwell R, Gombos EC, et al. *Diagnostic imaging: breast*. Salt Lake City, UT: Amirsys, 2006:V:6-10 - V:6-13.

Ikeda DM, Miyake KK. *Breast imaging: the requisites*, 3rd ed. St. Louis, MO: Elsevier, 2017: 414-420.

89　**答案 C**。皮肤增厚的定义为皮肤厚度 >2mm。皮肤增厚有很多原因,可分为局灶性或弥漫性,单侧或双侧。其可由于肿瘤侵犯、真皮淋巴管肿瘤或淋巴引流阻塞的淋巴液淤积引起。鉴别诊断包括恶性肿瘤、感染、非特异性炎症、原发性皮肤病变(如银屑病)、系统性疾病(如硬皮病)、皮肌炎、血管阻塞(如 CHF)、上腔静脉综合征和全身水肿。

参考文献: Ikeda DM, Miyake KK. *Breast imaging: the requisites*, 3rd ed. St. Louis, MO: Elsevier, 2017: 188-191.

Kopans D. *Breast imaging*, 3rd ed. Philadelphia, PA: Lippincott Williams & Wilkins, 2007.

90a　**答案 A**。上部、中带的实质结构扭曲,不伴肿块;这是结构扭曲的表现。不对称是仅在一个乳腺 X 线摄影体位中可见的纤维腺体组织密度增高区域。局灶性不对称在不同的乳腺 X 线摄影的体位上均可见,并且具有相似的形状,但它缺乏肿块向外凸出的边界和三维结构。宽域性不对称表示大部分乳腺区域(至少一个象限)的大量纤维腺体组织密度增高。肿块是三维的,具有向外凸出的边界,且在两个不同的摄影体位上均可见。

90b　**答案 D**。这是数字乳腺断层融合 X 线成像(DBT)或三维乳腺 X 线摄影技术。DBT 是一种通过压迫乳腺,从不同角度摄影,获得一系列低剂量、薄层图像的技术。放射科医生可以以 1mm 层厚观察乳腺组织。CAD 不是一种成像方式,而是一个基于计算机的程序,设计用于分析乳腺 X 线摄影的可疑区域。对比增强能谱乳腺 X 线摄影(CESM)是指运用碘离子对比剂的乳腺 X 线成像系统。在提供的图像中没有观察到对比增强。分子乳腺成像(MBI)是一种利用塞米替比检测乳腺癌的核医学方法。

90c　**答案 D**。研究表明,DBT 在筛查和诊断方面都提高了准确性。据报道,假阳性召回率降低幅度为 6%~67%,癌症的检出率略有提高。研究还表明,联合应用 DBT 可提高乳腺癌检测的敏感性和特异性。DBT 研究显示病灶显著性和特征的显示得以改善,部分原因是减少乳腺组织重叠的遮挡。尤其是结构扭曲和病变边缘,在 DBT 上显示得更加清楚。钙化点放大摄影显示较 DBT 好。DBT 结合全数字乳腺 X 线摄影(FFDM)的摄影模式下,患者的辐射剂量比单用 FFDM 的剂量增加了约 2 倍。

90d **答案 D**。乳腺 X 线摄影中对结构扭曲的鉴别诊断包括恶性肿瘤、复杂硬化性病变、硬化性腺病、外伤和术后瘢痕。乳头状瘤和乳腺导管增生是良性表现,不引起结构扭曲。因此,应建议手术切除。

90e **答案 B**。复杂硬化性病变或放射状瘢痕并非真正的瘢痕,相反,它们是与先前手术或创伤无关的特发性病变。可能的原因包括局部炎性反应和慢性缺血及随后引起的慢性梗死。报道的放射状瘢痕患病率在筛查性乳腺 X 线摄影检查中为 $0.1‰ \sim 2.0‰$,在尸检标本中为 $1.7\% \sim 14\%$。它们的主要临床意义与非典型性导管增生和癌症有关,可见于高达 50% 的病例中。当影像学表现与放射状瘢痕一致时,应进行切除活检。针吸穿刺活检、细针穿刺和冷冻切片通常不建议用于明确诊断,因为这些病变的精确病理诊断较难实现。

参考文献:Alleva DQ, Smetherman DH, Farr GH, et al. Radial scar of the breast: radiologic-pathologic correlation in 22 cases. *RadioGraphics* 1999;19(1):S27 – S35.

Peppard HR, Nicholson BE, Rochman CM, et al. Digital breast tomosynthesis in the diagnostic setting: indications and clinical applications. *RadioGraphics* 2015;35(4):975 – 990.

Roth RG, Maidment ADA, Weinstein SP, et al. Digital breast tomosynthesis: lessons learned from early clinical implementation. *RadioGraphics* 2014;34(4):E89 – E102.

Sickles EA, D'Orsi CJ, Bassett LW, et al. ACR BI-RADS® mammography. In: *ACR BI-RADS® atlas, breast imaging reporting and data system*. Reston, VA: American College of Radiology, 2013:81 – 95.

91 **答案 D**。诊断性乳腺 X 线摄影图像显示一个三角形金属标记位于左侧乳房的内上象限表示可触及肿块的位置,这与不对称区相对应。在 1:00 位置的靶向超声显示局限性混合回声肿块。表现与血肿一致。如果病史和表现是血肿的征象,无须随访,BI - RADS 2 类是最适合的评估结果。

然而,根据第 5 版 BI - RADS 分类,报告中应描述血肿,若指明随访(非 BI - RADS 3 类),则评估应为 BI - RADS 4 类。应过段时间安排活检,若结论已经得到解决,则无须进行活检,并可确诊为良性。

参考文献:D'Orsi C, Sickles EA, Mendelson EB, et al. ACR BI-RADS® atlas mammography. In: *ACR BI-RADS® atlas, breast imaging reporting and data system*. Reston, VA: American College of Radiology, 2013:151.

92a **答案 B**。Paget 病的特征在于被称为 Paget 细胞的恶性细胞渗入乳头表皮。超过 95% 的病例与乳腺导管原位癌或浸润性乳腺癌等乳腺恶性肿瘤有关;在没有可触及肿块的情况下,$66\% \sim 93\%$ 是由 DCIS 引起的,而可触及的肿块大部分是由 IDC 引起的。DCIS 通常是高级别,粉刺型或硬化型。

下列 MRI 图像显示了临床怀疑有侧乳腺 Paget 病的患者。与临床结果一致,右侧乳头 – 乳晕复合体非对称性强化,皮肤增厚和乳晕下方非肿块强化,在 MRI 引导的活组织检查中发现了 DCIS。

参考文献:Berg WA, Birdwell RL, eds. *Diagnostic breast imaging: breast*. Salt Lake City, UT: Amirsys, 2008:IV:3 – 10 – 3 – 13 and IV:2 – 134 – IV:2 – 137.

Lim HS, et al. Paget disease of the breast: mammographic, US, and MR imaging findings with pathologic correlation. *RadioGraphics* 2011;31:1973 – 1987.

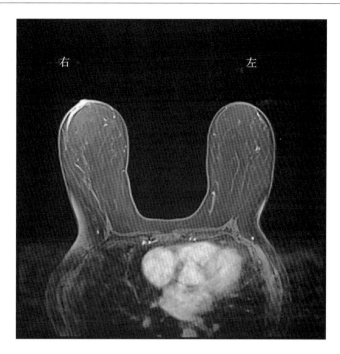

92b 　　**答案 C。**Paget 病是一种罕见的累及乳头－乳晕复合体的原位癌,95% 的病例往往与其他潜在的原位或浸润性癌相关。这种恶性肿瘤的特征在于腺癌细胞渗透乳头表皮,并通过输乳管延伸至乳头表面。Paget 病临床具有特征性,可提示诊断。这些征象包括表皮脱落和瘙痒,通常与局部炎性反应有关。

　　参考文献: Berg WA, Birdwell RL, eds. *Diagnostic breast imaging*: *breast*. Salt Lake City, UT: Amirsys, 2008:Ⅳ:3 - 10 - Ⅳ:3 - 13 and Ⅳ:2 - 134 - Ⅳ:2 - 137.

　　Lim HS, et al. Paget disease of the breast: mammographic, US, and MR imaging findings with pathologic correlation. *RadioGraphics* 2011;31:1973 - 1987.

92c 　　**答案 A。**这是一位晚期乳头 Paget 病的患者,其特征是以乳头－乳晕复合体为中心的严重表皮脱落、红斑、炎症、乳头回缩和血性乳头溢液。炎性乳腺癌的特征是广泛的红斑和乳房发热,伴有皮肤凹陷(橘皮样外观),而非溃疡和湿疹。乳腺炎通常也伴有红斑和发热;但乳腺炎抗生素治疗 1~2 周内有效。浸润性导管癌是浸润性、恶性增殖性的肿瘤细胞生长于乳腺组织内,而不是乳头上皮。下表列出了乳头 Paget 病与炎性乳腺癌之间的主要鉴别特征,是主要鉴别诊断之一。

	Paget 病	炎性乳腺癌
位置	通常局限于乳头－乳晕复合体	通常累及整个乳房
临床	红斑 +/－湿疹样改变	红斑 +/－发热和水肿
	+/－乳头回缩	+/－橘皮样外观
病理	潜在的相关恶性肿瘤(95% ~98%)	非离散肿块的弥漫性浸润
	高级别 DCIS(75%)	低分化 IDC-NOS
诊断	乳头活检(楔入 bx 优于刮冲 bx)	皮肤 bx 显示真皮淋巴管中的肿瘤栓子

　　参考文献: Berg WA, Birdwell RL, eds. *Diagnostic breast imaging*: *breast*. Salt Lake City, UT: Amirsys, 2008:Ⅳ:3 - 10 - Ⅳ:3 - 13 and Ⅳ:2 - 134 - Ⅳ:3 - 137.

　　Lim HS, et al. Paget disease of the breast: mammographic, US, and MR imaging findings with pathologic correlation. *RadioGraphics* 2011;31:1973 - 1987.

93 答案 **A**。导管原位癌是终末导管小叶单位(TDLU)的导管上皮内出现肿瘤细胞的增殖,具有保护基底膜。它是一种异质性肿瘤,包括可能不具有临床意义的低级别病变,以及可能存在侵袭性病灶的高级别病变。DCIS 是根据结构形式(粉刺、实体、筛状、乳头状、微乳头型)和肿瘤等级分类(低、中、高)。

参考文献:Wang LC, et al. US appearance of ductal carcinoma in situ. *RadioGraphics* 2013;33(1):213 - 228.

94 答案 **D**。纤维上皮病变包括异质性肿瘤,其中两种主要原型是纤维腺瘤和叶状肿瘤。尽管纤维腺瘤是良性病变,但叶状肿瘤可能是良性的、交界性或恶性的。尽管核芯针活检的组织学特征重叠,但这些病变在临床上表现出显著差异。具有与叶状肿瘤重叠的组织学特征的病变被报道为细胞纤维上皮病变。当针芯穿刺活检发现细胞纤维上皮病变难以归类为纤维腺瘤时,建议切除以避免低估叶状肿瘤。该病变建议手术切除和手术组织病理学培养低级别叶状肿瘤。

参考文献:Yang X, et al. Fibroepithelial tumors of the breast: pathologic and immunohistochemical and molecular mechanisms. *Arch Pathol Lab Med* 2014;138:25 - 36.

Yasir S, Gamez R, Jenkins S, et al. Significant histological features differentiating cellular fibroadenoma from phyllodes tumor on core needle biopsies. *Am J Clin Pathol* 2014;142(3):362 - 369.

95a 答案 **C**。这些钙化的形态以圆形为主,呈线性分布。

95b 答案 **A**。尽管以圆形为主的钙化形态学描述通常是一个良性的过程,但注意钙化的分布也很重要。本例中,钙化是线性分布。同样重要的是,在乳腺成像中,最可疑的描述决定治疗的方向。钙化灶的线性分布是可疑的描述,应建议活检。虽然钙化与乳头接近,但仍然可以通过立体定向技术安全地活检,应避免手术切除。本例,病理诊断是中级 DCIS。

参考文献:The ACR Breast Imaging Reporting and Data System (BI - RADS). *BI-RADS—mammography.* Reston, VA: American College of Radiology, 2013:37 - 80.

96a 答案 **A**。最正确的答案是纤维腺瘤。这是一个椭圆形的局限性肿块,具有持续的动力学改变,如彩色图上的蓝色所示。此外,还有一些无强化的分隔,提示纤维腺瘤。这个肿块经活检证实为纤维腺瘤。

96b 答案 **B**。虽然这很可能是一个纤维腺瘤,但部分叶状肿瘤可以有类似表现,如无强化的分隔,所以这个肿块不能假设是良性的。因此,应进行相应超声检查,以便采用更经济,更容易接受的随访方式,而不是采用 MRI 随访。

参考文献:Mahoney MC, Molleran VM. *Breast MRI.* Philadelphia, PA: Elsevier Mosby, 2013:67 - 68.

97 答案 **B**。虽然整个检查应该评估 CAD 的好处,但无论其动力学如何,在乳晕下区域的病灶都需要进行活检。重要的是要记住,在评估乳腺 MRI 的病灶时,形态比病灶的动力学更重要。这是一个线性非肿块样增强的区域。线性是一个可疑的描述,因此,该病灶需进行活检。答案不能是 A,因为减影序列证实管道内的蛋白质碎片存在增强而不是内在的 T1 高信号。虽然可以人工计算动力学,但结果仍不会改变建议。此例为中级 DCIS。

参考文献:Mahoney MC, Molleran VM. *Breast MRI.* Philadelphia, PA: Elsevier Mosby, 2013:24 - 28.

98a 答案 **B**。BI - RADS 分类评估为 2 类。

98b 答案 **C**。钙化的弥漫性与良性过程一致,因此 DCIS 不是正确答案,这也是为什么乳腺X线摄影评估为 BI - RADS 2 类。尽管安全带损伤引起的创伤可能导致钙化,但这样分布并不常见。硅胶肉芽肿通常表现为极高密度的肿块,通常大于此处所见到的钙化。另一个显著的发现是在双侧乳腺中看到大量油脂囊肿。

参考文献:Margolis NE, Morley C, Lotfi P, et al. Update on imaging of the postsurgical breast. *Radio-Graphics* 2016;36(3):642 - 660.

The ACR Breast Imaging Reporting and Data System (BI - RADS). *BI-RADS—mammography*. Reston, VA: American College of Radiology, 2013;37 - 80.

99　**答案 C**。成簇环状非肿块样强化描述的是乳腺 MRI 图像中聚集在导管周围的细小环形强化。这种强化方式可在导管周围基质中见到,并提示可疑的发现,如原位导管癌。集群状非肿块样强化(图 B)描述的是具有不同形状和大小,偶尔可见融合的鹅卵石样强化。如果病灶区域相连或呈串珠状,则可能看起来像葡萄串状。边缘强化和点状非肿块样强化不是非肿块样强化的 BI - RADS 描述。

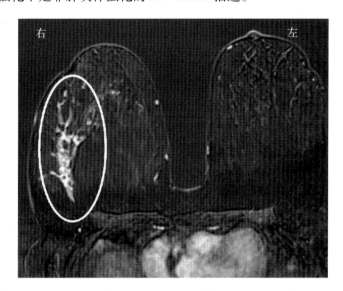

参考文献:Morris EA, Comstock CE, Lee CH, et al. ACR BI-RADS® magnetic resonance imaging. In: *ACR BI-RADS® atlas, breast imaging reporting and data system*. Reston, VA: American College of Radiology, 2013;69 - 71.

100a　**答案 C**。这是一个复杂的、不明确的、富含血管的可触及肿块。应进行活检。

100b　**答案 B**。乳瘘是经皮活检罕见的并发症,但更常见的是手术操作的并发症。尽管是不良并发症,且泌乳患者中可触及的肿块大多是良性的,但乳瘘的风险不应妨碍放射科医师对可疑描述进行经皮活检,如本例所示。肿块表现为泌乳腺瘤。泌乳腺瘤是一种包含扩张小管的肿块,小管含内层上皮细胞。超声显示椭圆形局限性低回声团块,其包含代表病理学上见到的纤维化的回声带。泌乳腺瘤在妊娠期间可迅速增大,并在哺乳期停止后消退。

参考文献:Ikeda DM, Miyake KK. *Breast imaging: the requisites*, 3rd ed. St. Louis, MO: Elsevier, 2017;405 - 406.

Mahoney MC, Ingram AD. Breast emergencies: types, imaging features, and management. *AJR Am J Roentgenol* 2014;202(4):W390 - W399.

101　**答案 D**。这是与乳腺实质灌注有关的正常表现。这应该被归为良性,无须随访。

参考文献:Dontchos BN, Rahbar H, Partridge SC, et al. Are qualitative assessments of background parenchymal enhancement, amount of fibroglandular tissue on MR images, and mammographic density associated with breast cancer risk? *Radiology* 2015;276(2):371 - 380.

102 **答案 A**。左侧乳腺 12 点钟方向可见伴结构扭曲的毛刺状肿块(见图 A 和图 B)。肿块边缘显示清晰呈毛刺状,因此,患者可以进行答案所提供的(答案 A)超声检查作为最合适的下一步。当肿块可疑时,患者将进行活检,超声检查应在活检前进行,以评估超声相关性。当左侧乳腺有可疑的发现时,患者不应 1 年复查乳腺 X 线摄影。放大图像有助于评估钙化,在本案例中不存在钙化。

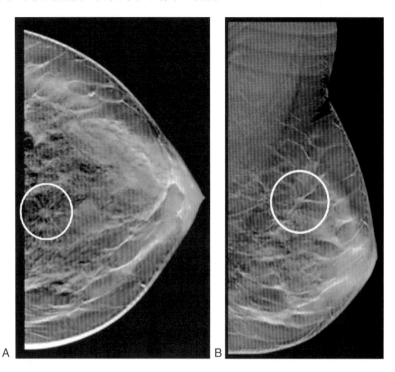

参考文献:Ikeda DM, Miyake KK. *Breast imaging: the requisites*, 3rd ed. St. Louis, MO: Elsevier, 2017: 132 - 136.

103 **答案 B**。这是 1 例呈术后改变的左侧乳腺脂肪坏死。脂肪坏死在 MRI 图像上具有不同的表现。最常见的 MRI 表现是脂肪囊肿,呈圆形或椭圆形肿块,在脂肪饱和 T1W 图像上呈低信号。肿块的边缘强化通常可不同程度出现。诊断的关键是评估内部信号特征。伴脂肪坏死的肿块,其强化程度与乳腺内的脂肪信号强化程度相等。未增强的无脂饱和 T1W 图像更有助于鉴别脂肪坏死与坏死肿瘤。

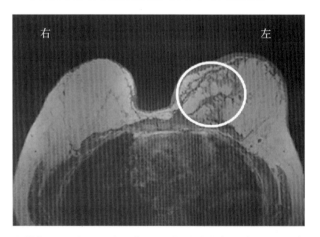

在横断面 T1 加权压脂图像上,左侧乳腺内侧边缘可见 T1 高强度的脂肪信号,说明术后发生脂肪坏死。

参考文献：Daly CP，Jaeger B，Sill DS. Variable appearances of fat necrosis on breast MRI. *AJR Am J Roentgenol* 2008；191：1374 - 1380.

104 **答案 C**。这是 1 例左侧乳腺有高度可疑不规则肿块的无症状患者提供的筛查 MRI 图像。病变非对称且为单侧，因此，非腺体增强并返回高风险筛查 MRI 是不正确的。这是 BI - RADS 4 类病变；因此，在 1 年内返回筛查或短期随访不合适（答案 A 和 B 不正确）。应进行聚焦超声检查。如果超声发现相关病变，则行超声引导下的活检。如果没有超声相关，那么应该进行 MRI 引导的活检。患者无症状；因此，患者不应按乳腺炎治疗（答案 D 不正确）。

参考文献：Ikeda DM，Miyake KK. *Breast imaging*：*the requisites*，3rd ed. St. Louis，MO：Elsevier，2017：57，270 - 279.

105a **答案 B**。患者确诊患右侧乳腺癌。左侧乳腺后方深部有可疑不规则的肿块。尽管患者确诊乳腺癌，但应该通过二次超声评估左侧乳腺中可疑肿块以确定可能的相关性。如果没有发现超声相关病变，那么应该进行 MRI 引导的活组织检查。根据 MRI 表现，这是 BI - RADS 4 类：需要活检。BI - RADS 0 类应很少在 MRI 报告中给出。在 BI - RADS MRI 词典中给出的在 MRI 上适合应用 BI - RADS 0 类的是 MRI 上的乳内淋巴结并且需要二次超声检查来确认。

参考文献：Morris EA，Comstock CE，Lee CH，et al. ACR BI-RADS® magnetic resonance imaging. In：*ACR BI-RADS® atlas*，*breast imaging reporting and data system*. Reston，VA：American College of Radiology，2013.

105b **答案 B**。ACRIN 6667 试验是对近期诊断为乳腺癌的女性对侧乳腺隐匿性癌的 MRI 评估的试验。在这项试验纳入的 969 名女性中，MRI 在其对侧乳腺发现了临床上和乳腺 X 线摄影图像上的隐匿性乳腺癌 30 例（3.1%）。其他研究也显示了类似的结果。根据美国放射学会的报告，乳腺 MRI 检查指征包括在新发乳腺恶性肿瘤患者中用 MRI 检查对侧乳腺。乳腺 MRI 可以检测出至少 3% ~ 5% 的乳腺癌患者对侧乳腺的隐匿性病灶。

参考文献：Lehman CD，Gatsonis C，Kuhl CK，et al. MRI evaluation of the contralateral breast in women with recently diagnosed breast cancer. *N Engl J Med* 2007；356：1295 - 1303.

106 **答案 D**。BSGI 或乳腺分子成像是利用单头或双头小视野 γ 照相机和 ^{99m}Tc - 甲氧基异丁基异腈（Cardiolite）的乳腺核医学显像研究（答案 D）。这个概念是基于通过甲氧基异丁基继发肿瘤细胞内线粒体摄入增加从而增加乳腺肿瘤的血供。可视化不受乳腺组织密度影响（答案 B 不正确）。BSGI 的缺点是辐射剂量增加，该剂量高于乳腺 X 线摄影检查。正电子发射乳腺 X 线摄影（PEM）需要 PET 扫描仪并注射 ^{18}F - FDG。

参考文献：Brem RF，Floerke AC，Rapelyea JA，et al. Breast-specific gamma imaging as an adjunct imaging modality for the diagnosis of breast cancer. *Radiology* 2008；247（3）：651 - 657.

Rechtman LR，Lenihan MJ，Lieberman JH，et al. Breast-specific gamma imaging for the detection of breast cancer in dense versus nondense breast. *AJR Am J Roentgenol* 2014；202（2）：293 - 298.

107 **答案 C**。这是 1 幅结构扭曲的图像，它在断层合成压缩图像中仍然存在。在乳腺 X 线摄影图像上表现 BI - RADS 4 类的可疑病灶，应进行活检。评估超声相关性的最适合的下一步是超声检查。本案例超声检查阴性，但乳线 X 线摄影的发现仍然可疑，应进行断层引导下的穿刺活检。乳腺 MRI 应被限制使用。

参考文献：Ikeda DM, Miyake KK. *Breast imaging*：*the requisites*，3rd ed. St. Louis, MO：Elsevier, 2017：57，132－136.

Morris EA, Comstock CE, Lee CH, et al. ACR BI-RADS® mammography. In：*ACR BI-RADS® atlas*，*breast imaging reporting and data system*. Reston, VA：American College of Radiology, 2013：79－80.

108 答案 **C**。

- 成簇环状非肿块样强化是环形强化是环形强化聚集成簇，它代表导管周围间质增强。这是一个可疑的发现，建议活检。
- 均质非肿块样强化在感兴趣区域表现出均匀、融合的增强作用。
- 线性非肿块样强化，顾名思义，以线性方式强化。是一个可疑的发现需要进行活检。
- 集群状非肿块样强化被比作"鹅卵石"表现，在感兴趣的区域具有不同的形状和大小。这是一个可疑的发现，建议活检。
- 这些都是内部强化类型的描述，可以应用于任何分布 — 线样，局灶，段样，区域等。

参考文献：Morris EA, Comstock CE, Lee CH, et al. ACR BI-RADS® magnetic resonance imaging. In：*ACR BI-RADS® atlas*，*breast imaging reporting and data system*. Reston, VA：American College of Radiology, 2013：65，67－71.

109 答案 **D**。这些是细线样和细分支状的钙化。它们的出现提示了乳腺癌在导管或导管的管腔内不规则填充。在可疑的钙化中，细线样和细分支状钙化的 PPV 最高（70%）。因此，这些钙化应归于 BI－RADS 4C 类（PPV 范围 >50% 至 < 95%）。

参考文献：Morris EA, Comstock CE, Lee CH, et al. ACR BI-RADS® mammography. In：*ACR BI-RADS® atlas*，*breast imaging reporting and data system*. Reston, VA：American College of Radiology, 2013：68－69.

110 答案 **B**。

- 表现与复杂的炎性囊肿一致。病灶表现为良性形态学特征，如局限性、圆形、T2 高信号、T1 低信号，壁薄，边缘强化。脓肿可能有相似的外观，但周围伴较多炎性改变。
- 剩余选项的鉴别，浸润性导管癌，纤维腺瘤，乳腺内淋巴结这些病变均显示内部增强。
  - 浸润性导管癌也可能有更多可疑的形态特征，如形态不规则、边缘毛刺状。
  - 典型的纤维腺瘤具有与本例相似的良性形态学，但会表现出内部均匀强化。纤维腺瘤典型 MRI 表现为细小，无强化的分隔，虽然在大多数纤维腺瘤中并不明显。
  - 就乳腺内淋巴结除均匀性强化外的关键表现为偏心或中央脂肪门。

参考文献：Molleran V, Mahoney MC. *Breast MRI*. Philadelphia, PA：Elsevier Saunders, 2014：62－65，67－68，75－76，83.

Morris EA, Comstock CE, Lee CH, et al. ACR BI-RADS® magnetic resonance imaging. In：*ACR BI-RADS® atlas*，*breast imaging reporting and data system*. Reston, VA：American College of Radiology, 2013：77－78.

111 答案 **C**。偶然发现一个圆形，浅分叶低回声肿块。尽管偶然发现，这种表现仍需要活检（因此，答案选择 B 是不正确的）。肿块归于 BI－RADS 3 类的评估必须是椭圆形、局限，并且定位平行的。答案 A 不正确，因其并没有为偶然发现病灶提供的评估、管理及建议。答案选择 D 不正确，因为肿瘤管理不是合适的建议。应首先对肿块进行活检。

参考文献：Morris EA, Comstock CE, Lee CH, et al. ACR BI-RADS® ultrasound. In：*ACR BI-RADS® atlas*，*breast imaging reporting and data system*. Reston, VA：American College of Radiology, 2013：44－

47，56；129 - 130.

112 **答案 C**。发生于男性的单纯囊肿应被怀疑并被指定为 BI - RADS 4 类。男性通常不会经历小叶发育，因此，良性囊性病通常不会发生在男性身上。而女性，一个复杂的囊性肿块（如图中所示）应提示活检。沿着囊肿壁产生的实性结节或乳头状突起是乳头状癌的特征（经病理证实）。答案 A 和答案 B 不正确，因为应对男性的囊性肿块进行活组织检查，尽管没有提供彩色图像，部分不分层可能为相关碎屑。选项 D 不正确，因为肿块的实性部分应被采样。采样囊性部分可能会使肿块塌陷，使得在采样期间更难以可视化。

参考文献：Lattin G，Jesinger R，Mattu R，et al. From the radiologic pathology archives：disease of the male breast：radiologic-pathologic correlation. *RadioGraphics* 2013；33（2）：461 - 490.

Nguyen C，Kettler M，Swirsky M，et al. Male breast disease：pictorial review with radiologic-pathologic correlation. *RadioGraphics* 2013；33（3）：763 - 780.

本 书 配 有
智能阅读助手
可 以 帮 助 你
提 高 读 书 效 率

第 4 章 乳腺介入成像

1 患者女，50 岁，发现乳腺肿块，在超声引导下进行导丝定位。下图中，哪个字母表示导丝尖端？

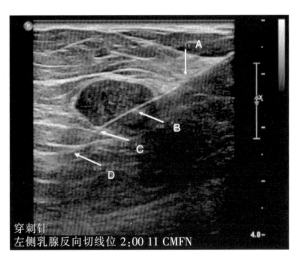

穿刺针
左侧乳腺反向切线位 2:00 11 CMFN

A. A
B. B
C. C
D. D

2 当钙化非常接近胸壁时，如嘱患者俯卧位行立体定向活检，应建议患者做以下哪项检查？

A. 取消立体定向活检，建议乳腺 MRI 检查。

B. 用毛巾将乳房两侧压紧，把乳房的前部推出。

C. 重新定位以更接近病灶。

D. 将患者的手臂和肩膀穿过立体定位操作台的孔。

3 对靠近胸壁的乳腺病变行超声引导下的活检时，以下哪项是最佳选择？

A. 调整患者体位到达合适角度，使穿刺针能平行于胸壁进行操作。

B. 告知患者活检可能有气胸的风险。

C. 安排患者进行导丝定位。

D. 将病灶周边区作为穿刺目标。

4 在超声引导下的囊肿抽吸过程中，囊液出现何种颜色需进行细胞学分析？

A. 鲜红色
B. 绿色

C. 浓稠的红褐色或深棕色
D. 黄色

5 在立体定位穿刺活检中，一个立体配对图像之间的标准角度差值是：

A. 15°   B. 30°

C. 50°   D. 60°

6 在立体定位真空辅助活检中，使用脊髓穿刺针进行局部麻醉的目的是：

A. 为活检针建立穿刺通道。   B. 形成皮肤包块。

C. 注射区域要超过活检的范围，因为穿刺针远端到活检槽之间存在无效区。

D. 减少利多卡因注射液引起的烧灼感。

7 在开始超声引导下的乳腺活检前，发现患者在服用阿司匹林，下一步的建议是什么？

A. 告知患者血肿/出血风险将会增加。   B. 取消活检，改成 6 个月后随访。

C. 停止服用阿司匹林 7 天后再做活检。   D. 什么都不做。

8 在立体定位活检时，标本 X 线摄影显示有可疑钙化，但病理报告显示未见钙化。 对此你的建议是：

A. 再次活检。   B. 6 个月后行乳腺 X 线摄影检查。

C. 活检部位手术切除。   D. X 线照射病理蜡块，用偏光镜检测草酸钙。

9 患者女，47 岁，欲行左侧乳腺 X 线引导下穿刺定位。靶区位于活检标记处（下图圆圈标记区域），活检已证实为 DCIS。穿刺定位的最佳路径是：

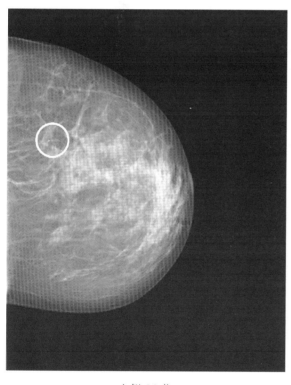 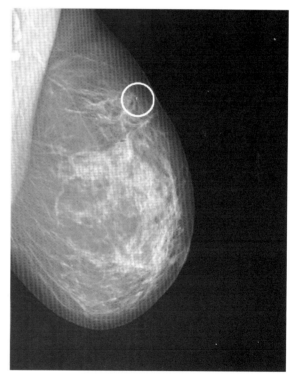

左侧 CC 位   右侧 MLO 位

A. 下方入路   B. 前方入路

C. 内侧入路   D. 上方入路

E. 外侧入路

10a 患者女，42 岁，行筛查性乳腺 X 线摄影。对比前片，左侧乳腺外上象限新发细小线形分支样钙化。该患者无乳腺癌家族史，且无临床症状。下一步应进行以下哪项检查？

A.乳腺临床查体以发现潜在肿块   B.立体定位活检

C.转入外科行手术切除活检   D.加照乳腺 X 线摄影

E.6 个月短期随访评估稳定性

10b　合适的 BI－RADS 分类是:

A.0 类   B.1 类

C.2 类   D.3 类

E.4 类

10c　诊断性乳腺 X 线摄影后,钙化累及范围约 6cm。 以下哪项合适?

A.乳腺肿块切除术   B.左侧乳房切除术

C.左侧乳房切除并预防性右侧乳房切除 D.立体定位活检

11　下图是乳腺肿块切除术后轴位 CT 图像。 乳腺手术后最常见的并发症是:

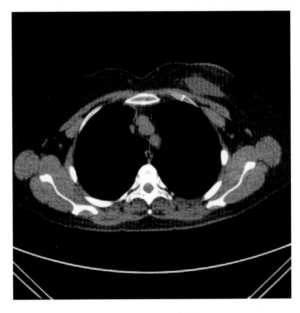

A.脓肿/感染   B.出血

C.淋巴水肿   D.坏死

E.皮下积液

12　以下哪类患者适于放射治疗?

A.有多中心性或弥漫病灶的患者   B.妊娠期患者

C.有放射治疗史的患者   D.罹患胶原血管病的患者

E.有腋窝淋巴结肿大的患者

13　以下哪项是保乳治疗(乳腺肿块切除和放疗)的禁忌证?

A.妊娠晚期诊断的乳腺癌   B.腋窝淋巴结转移

C.对侧乳腺曾有放疗和肿块切除史   D.同一乳腺不同象限有 2 个或更多孤立瘤灶

14　对下图中的钙化已行立体定位活检。 X 线摄影证实标本中有 2 处钙化。 核芯针穿刺活检病理
　　结果为"良性、纤维囊性改变伴微钙化"。 接下来最合适的措施是:

A.每年进行筛查性乳腺 X 线摄影检查 B.建议手术活检

C.6 个月后乳腺 X 线随访   D.再次行立体定位活检

E.行乳腺 MRI 检查

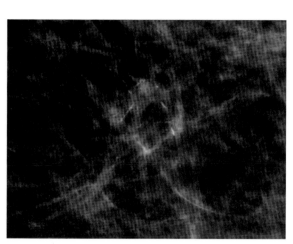
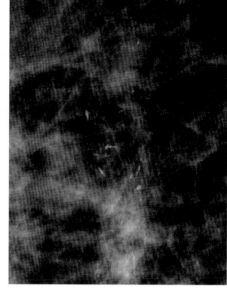

CC 位放大摄影　　　　　　　　　　　　　　　LM 位放大摄影

15　一患者发现左侧乳腺钙化灶，累及范围约为 3cm，经活检确诊为恶性，欲行肿瘤切除术前导丝定位，最佳的定位方式是：

A. 将导丝置于钙化灶中心。

B. 将导丝置于钙化灶的边缘处，作为外科医生切除周边组织的标记和指导。

C. 使用包围技术，将两根导丝置于钙化灶的边缘。

D. 取消导丝定位手术，并通知外科医生因肿块太大不宜保乳手术，应考虑左侧乳房切除术。

16　以下选项中，哪种针吸活检装置在立体定向引导下的微钙化乳腺活检中是最有效的？

A. 14G 或更小规格的弹簧枪

B. 14G 或更小规格的真空辅助装置

C. 11G 或更大规格的弹簧枪

D. 11G 或更大规格的真空辅助装置

17　乳腺导管造影最合适的指征是：

A. 乳头单个导管的非自发和自发的血性、乳白色或清亮溢液

B. 乳头单个导管的自发性的血性、乳白色或清亮溢液

C. 乳头单个导管的非自发和自发的血性、浆液性或清亮溢液

D. 乳头单个导管的自发性血性、浆液性或清亮溢液

E. 乳头单个导管的自发性血性、浆液性或乳白色溢液

18　对活检证实的浸润性导管癌病灶行乳腺 X 线引导下的导丝定位。　针尖到肿块的距离是 3cm。根据下面的图像，下一步最合适的步骤是：

A. 定位操作已完成，患者可以手术。

B. 需返回内外侧位图像重新定位。

C. 稍微退回针头后，加拍另一张图像。

D. 放置导丝，并拍摄另一张图像。

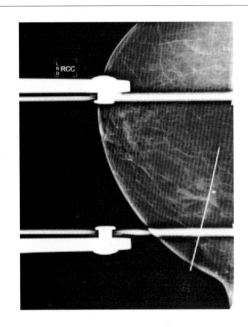

19　乳腺 X 线定位穿刺步骤，以下哪项最准确？

A. 网格定位病变

　　获取病变坐标

　　摄正交位图像

　　插入针和导丝

　　拔针

B. 网格定位病变

　　获取病变坐标

　　插入针

　　摄正交位图像

　　针尖置于病变表面

　　插入导丝并拔针

C. 网格定位病变

　　获取病变坐标

　　插入针和导丝

　　摄正交位图像

　　拔针

D. 网格定位病变

　　获取病变坐标

　　插入针

　　摄正交位图像

　　针尖超过病灶

　　插入导丝并拔针

20　导丝定位后的标本 X 线摄影完成后，手术室的一名年轻护士打电话到阅片室咨询。 关于标本 X 线摄影的描述，以下哪项最准确？

A. 常规在患者离开手术室后进行　　　　B. 只针对肿块的穿刺标本进行摄影

C. 能明确手术切缘是否阴性　　　　　　D. 需放大摄影

21　下图是 1 例活检证实的乳腺癌患者的腋窝超声图像。 经核芯针穿刺活检后病理报告为良性反应性淋巴结。 患者将接受乳腺肿瘤切除术和以下哪种治疗措施？

A. 什么都不做　　　　　　　　　　　　B. 手术前再活检

C. 前哨淋巴结活检　　　　　　　　　　D. 腋窝清扫术

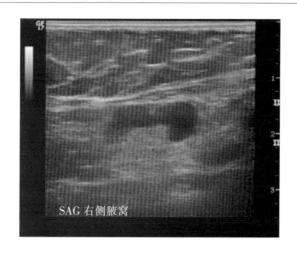

SAG 右侧腋窝

22　关于立体定位引导下的乳腺活检，以下哪项正确？

A. 实施活检时必须保留阴性激发边缘。　　B. 术后乳腺 X 线摄影不是必需的。

C. 最常见的并发症是感染。　　D. 进行标本 X 线摄影用来评估标本是否足够。

E. 最佳进针方位是侧位。

23　以下哪项是全乳腺放疗的禁忌证？

A. 腋窝淋巴结肿大　　B. 胶原血管病

C. 镜下见残留瘤灶　　D. 年轻患者

24　1% 的利多卡因与肾上腺素用于深部局部麻醉的最大剂量为：

A. 4.5mg/kg，不超过 300mg。　　B. 7mg/kg，不超过 500mg。

C. 10mg/kg，不超过 500mg。　　D. 10mg/kg，不超过 1000mg。

25　核芯针穿刺活检的病理报告为旺炽型上皮增生，合适的建议是：

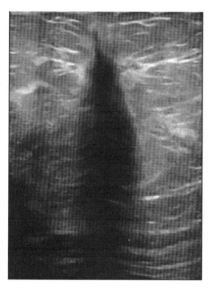 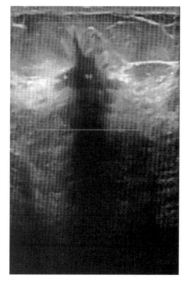

A. 手术切除活检　　B. 乳腺特异性 γ 成像（BSGI）

C. 乳腺 MRI 检查　　D. 6 个月后诊断性超声随访

26　关于经皮穿刺活检，以下哪项正确？

A. 病理结果与影像学表现不一定相符。

B. 对于不典型导管增生和不典型小叶增生，一般推荐手术切除。

C. 核芯针穿刺活检后，乳腺内可发生假性动脉瘤。

D. 标记物在立体定向活检后通常不发生移位。

27　在乳腺导管造影术中，注入导管中的造影剂剂量应为：

A. < 0.3mL

B. 0.3 ~ 1.0mL

C. 2 ~ 4mL

D. 3 ~ 6mL

28　患者女，39 岁，因高危筛查欲行乳腺 MRI 增强检查。由于有糖尿病病史，患者接受肾功能实验室检查。 结果显示，肌酐清除率为 1.8mg/dL，GFR 为 28mL/（min·1.73m²）。 没有以前的实验室数据可供参考。患者下一步应采取哪项措施最合适？

A. 咨询医生，讨论风险 - 收益比。如果检查是必要的，使用最低剂量的造影剂。

B. 不使用钆造影剂的情况下行乳腺 MRI 检查。

C. 使用标准剂量钆造影剂行乳腺 MRI 检查。

D. 取消乳腺 MRI 检查。

29a　患者女，47 岁，乳头溢液，乳腺外科医生建议行乳腺导管造影。以下哪项正确？

A. 导管造影适用于单导管自发性乳头溢液。

B. 导管造影适用于导管内肿块活检。

C. 可疑乳头溢液包括单侧乳头自发性绿色或白色溢液。

D. 造影剂的标准用量为 5mL。

29b　该患者的导管造影图如下图所示。下一步最恰当的做法是：

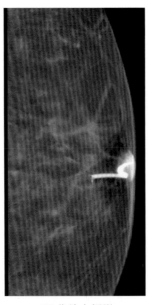
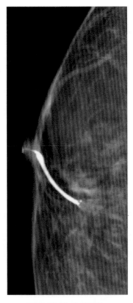

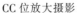
　　　　CC 位放大摄影　　　　　　　LM 位放大摄影

A. 乳腺立体定位活检

B. 行乳腺 MRI 检查进一步诊断

C. 因为伪影需重做导管造影

D. 乳腺外科手术切除活检

30　患者女，43 岁，无过敏史及既往病史，于上午接受右侧乳腺立体定位核芯针穿刺活检，手术顺利。活检止血成功后，患者被送回病房。但患者因右侧乳腺活检部位疼痛返回放射科。活检部位没有渗出、意外出血或可触及肿块。以下哪项是对患者乳房疼痛最恰当的初步治疗？

A. 给患者服用泰诺 3（乙酰氨基酚和可待因），按需服用。

B. 给患者使用维柯丁（乙酰氨基酚和氢可酮），按需服用。

C. 建议患者先服用对乙酰氨基酚，然后按需每 6 小时服用 1 次，最多 4 次/天。

D. 建议患者先服用阿司匹林，然后按需要每 4 ~ 6 小时服用 1 次，最多 3 次/天。

31 以下哪种情况行立体定位活检困难时，要么需要重新特殊定位，要么在技术上是不可能的？

A. 乳腺头尾位厚度为 3cm，内侧斜位厚度为 3.5cm。

B. 乳腺中央区 2mm 的簇状多形性微小钙化。

C. 乳腺腋尾区的微小钙化。

D. 内上象限中带约 3cm 区段内线样分支状钙化。

32 患者女，31 岁，在妊娠早期发现患乳腺癌。对于该患者乳腺恶性肿瘤的治疗方案是：

A. 不做任何处理直至分娩 　　　　　　B. 立即放疗

C. 立即化疗 　　　　　　　　　　　　D. 立即手术切除

33 不规则毛刺样肿块的哪种病理类型最有可能与影像学表现不一致？

A. 乳腺肿瘤切除术后的瘢痕 　　　　　B. 放射状瘢痕

C. 管状癌 　　　　　　　　　　　　　D. 假血管瘤样间质增生

34 对腺体较薄的患者进行立体定位活检时，以下哪项为确保活检所需的标本厚度的最佳方法？

A. 将患者的手臂/肩膀穿过操作台的孔。

B. 用毛巾压迫乳房两侧，将乳房前部推出。

C. 将定位像作为一个投影位，并加拍 15° 摄影作为立体定位图像。

D. 将患者转给乳腺外科医生进行病灶切除活检。

35 对靠近胸壁的病灶行超声引导下活检时，下列哪种选择能降低穿刺针穿刺到胸壁和肺的风险？

A. 瞄准病灶边缘。

B. 调整患者体位到适当的角度，使针平行于胸壁操作。

C. 重新安排患者行导丝定位。

D. 沿病变顶部额外注射利多卡因。

36 需要对 1 例患者的右侧乳晕下可疑肿块进行活检。以下哪项是实现乳头 - 乳晕复合体完全麻醉的最简单、最有效的方法？

A. 利多卡因与碳酸氢钠缓冲液 　　　　B. 在病灶周围注射 2 倍剂量的利多卡因

C. 将利多卡因涂抹在乳头上 　　　　　D. 使患者保持清醒镇静状态

37 局限性低回声肿块行超声引导下核芯针穿刺活检后，病理结果显示为间质纤维化。针对此病理结果的建议是：

A. 6 个月后行乳腺 X 线摄影检查 　　　B. MRI 检查

C. 重新行核芯针穿刺活检 　　　　　　D. 手术切除

38 无定形钙化经立体定位引导核芯针穿刺活检后，病理结果显示为硬化性腺病。针对该病理结果的建议是：

A. 12 个月后行乳腺 X 线摄影检查 　　　B. MRI 检查

C. 再次行核芯针穿刺活检 　　　　　　D. 外科手术切除

39 激发边缘指的是：

A. 激发后进针的长度。 　　　　　　　B. 标本槽口的长度。

C. 活检枪激发后,穿刺针针尖到探测器或乳腺支撑板的长度。

D. 从取样槽的中部到针尖的长度。

40 如果立体定向穿刺针在乳房中的深度合适,但与病变距离太远时,下列哪项操作最合适?

　　A. 将针拔出皮肤,做第二个皮肤穿刺点。　　B. 只改变 Z 轴坐标。

　　C. 重新定位病变,改变 X 轴和 Y 轴坐标。　　D. 取消操作。

41 针对靶区(圆形)穿刺激发后的一对 +15° 与 -15° 的立体定位标本图像,穿刺针(灰色)和活检槽(白色长方形)如图所示。 穿刺针发生了哪种类型的错误?

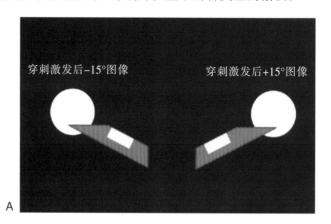

　　A. +Z/深度错误　　　　　　　　　　B. -Z/深度错误

　　C. +Y/垂直错误　　　　　　　　　　D. -Y/垂直错误

　　E. +X/水平错误　　　　　　　　　　F. -X/水平错误

42 针对靶区(圆形)穿刺激发后的一对 +15° 与 -15° 的立体定位标本图像,穿刺针(灰色)和活检槽(白色长方形)如图所示。 穿刺针位置错误,应该增加哪个时钟方向的位置采样以确保病变的适当采样?

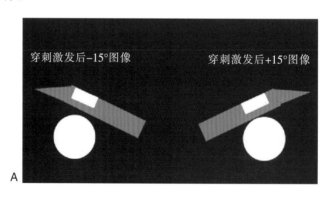

　　A. 12 点至 6 点钟方向穿过 9 点钟位置　　B. 12 点至 6 点钟方向穿过 3 点钟位置

　　C. 9 点至 3 点钟方向穿过 6 点钟位置　　D. 9 点至 3 点钟方向穿过 12 点钟位置

43 患者女,59 岁,因右侧乳腺簇状钙化行立体定向穿刺活检(白色圆形和正方形)。拍摄了一对活检针激发前的图像说明活检针与钙化的关系(A,B)。 应在什么方向(轴)上调整针头以适应钙化采样?

　　A. W　　　　　　　　　　　　　　　B. X

　　C. Y　　　　　　　　　　　　　　　D. Z

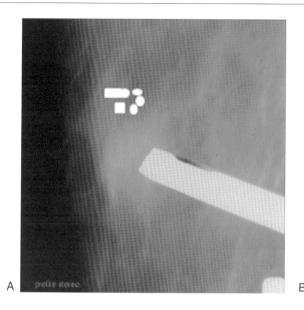
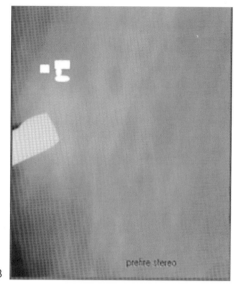

44　如被要求在断层融合 X 线成像引导下对活检夹行导丝定位。 定位图像显示乳腺被压缩到 62mm 厚。 活检夹在第 32 层观察最佳, 共有 68 层。 应选择哪个型号的针?

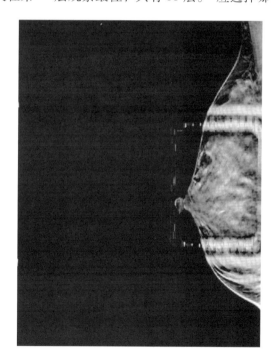

A. 3cm   B. 5cm
C. 7.5cm   D. 10cm

45　行超声引导下经皮真空辅助活检时, 在取样过程中, 针尖应在下图的哪个位置?
　　A. 1   B. 2
　　C. 3   D. 4

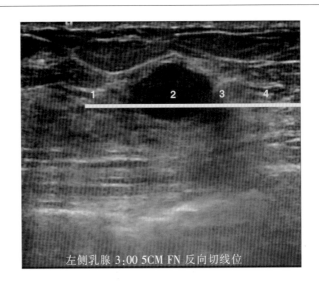

左侧乳腺 3:00 5CM FN 反向切线位

46   图中肿块被推荐行经皮超声引导下穿刺活检。在取样过程中,哪张图中标记的是最佳穿刺路径,并能获取最好的标本?

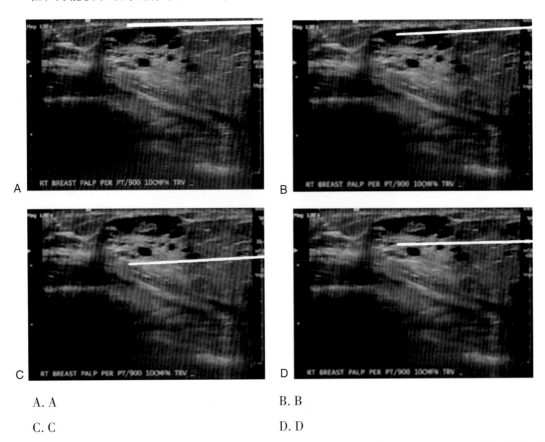

A. A   B. B

C. C   D. D

47   行右侧乳腺 MRI 引导下穿刺活检。穿刺针的密封孔正位于感兴趣区的后面(如下所示的灰色圆形)。 为了最大限度地成功取样,活检装置应转向哪个位置?

A. 4 点到 8 点钟方向   B. 7 点到 11 点钟方向

C. 10 点到 2 点钟方向   D. 1 点到 5 点钟方向

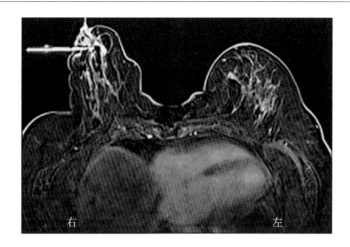

右　　　　　　　　　　左

48 1 例患者曾行钙化灶立体定位穿刺活检手术，病理结果显示为导管原位癌。 该患者术后的乳腺 X 线摄影检查如下图所示。 根据图像，在放置放射性粒子用于术前定位时，穿刺针针尖应放置于：

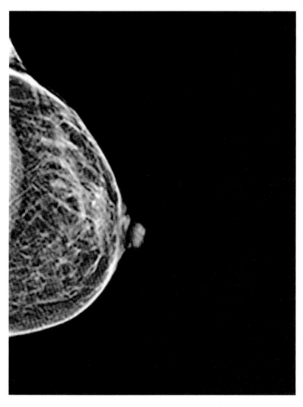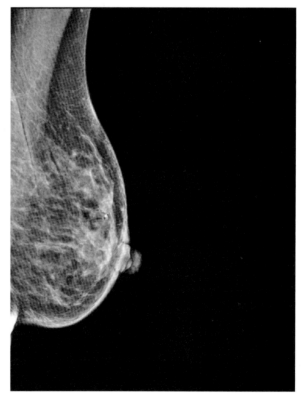

A. 标记夹上方 1 cm　　　　　　　　　B. 标记夹下方 1 cm

C. 与标记夹同一水平位置　　　　　　　D. 标记夹内侧 1 cm

E. 标记夹外侧 1 cm

49 行 MRI 引导下穿刺活检时，穿刺针的活检槽的顶端位于：

A. 在活检针尖端　　　　　　　　　　　B. 在活检仓的近侧

C. 在活检仓的远侧　　　　　　　　　　D. 在活检仓的中央

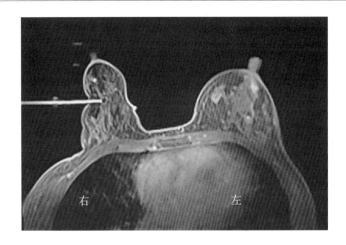

50 当使用弹簧加载装置进行超声引导下核芯针穿刺活检时，针的正确途径和角度位置为：

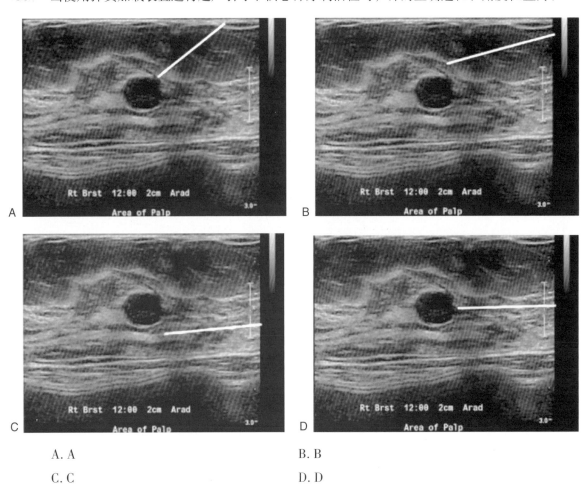

A. A
B. B
C. C
D. D

51a 采用局麻方式行经皮穿刺活检，乳房皮肤注射应采用什么方法？

A. 利多卡因1%用碳酸氢钠缓冲(1∶9)
B. 用肾上腺素缓冲利多卡因 (1∶100 000)

C. 用肾上腺素缓冲利多卡因 (1∶10 000)
D. 利多卡因1%用碳酸氢钠缓冲(1∶1)

51b 采用局麻方式行经皮乳腺穿刺活检，乳腺实质注射应采用什么方法？

A. 利多卡因1%用碳酸氢钠缓冲(1∶9)
B. 用肾上腺素缓冲利多卡因(1∶100 000)

C. 用肾上腺素缓冲利多卡因(1∶10 000)
D. 利多卡因1%用碳酸氢钠缓冲(1∶1)

答案与解析

1 　**答案 D**。此例使用的穿刺针是一个 5cm 直针和 J 型钢丝。但带钩钢针系统更为常用。两种针型的定位过程很相似,其区别在于:带勾钢针系统当钢针拔出后,钢丝会留在患者体内用于手术定位。其优点是患者在等待手术期间乳腺内没有穿刺针。而本例使用硬针和 J 型钢丝系统,穿刺针和定位钢丝在术前都会留在患者体内。该针型的优点是,当患者等待手术期间,钢丝和穿刺针很少被意外拉出目标位置或完全从乳腺拉出。本例,A 是针柄,B 是活检标记夹,C 是针尖,D 是钢丝尖。针完全穿过病灶,然后在针鞘内推进钢丝,以确保外科医生能完全切除整个病灶。

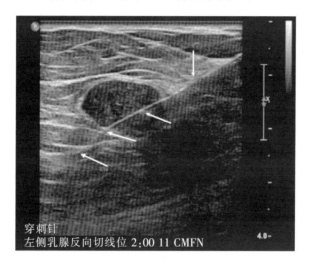

　　参考文献: Berg WA, Birdwell RL, eds. *Diagnostic imaging*: *breast*. Salt Lake City, UT: Amirsys, 2008; V:2 – 20 – V:2 – 21.

2 　**答案 D**。将患者的手臂和肩膀穿过定位台的孔以暴露更多的深部乳房组织。

　　参考文献: Kopans D. *Breast imaging*, 3rd ed. Philadelphia, PA: Lippincott Williams & Wilkins, 2007;966.

3 　**答案 A**。对乳腺深部病变(特别是仰卧位)行超声引导下穿刺活检时,必须注意避免将穿刺针刺入纵隔或肺内。应将患者体位调整到一个适当的角度,同时将病变抬高到远离胸壁的位置以降低风险。瞄准边缘并不能保证针不会击中胸壁,实际上可能会增加采样误差。仅获得患者对气胸的知情同意是不够的,必须尽量设法减少气胸的风险。如果超声引导下穿刺活检不能安全地进行,立体定位活检可能是一种可行的选择,因为可以保持病变远离胸壁。

　　参考文献: Kopans D. *Breast imaging*, 3rd ed. Philadelphia, PA: Lippincott Williams & Wilkins, 2007; 942 – 944.

4 　**答案 C**。良性乳腺囊液表现为多种颜色,包括混浊的黄色、白色或米黄色、棕色、灰色或绿色。鲜红色表示在手术过程中血管穿孔。深褐色或深棕色囊液表示陈旧性出血,通常见于乳头状瘤或癌。

　　参考文献: Kopans D. *Breast imaging*, 3rd ed. Philadelphia, PA: Lippincott Williams & Wilkins, 2007; 948 – 949.

5 答案 **B**。立体定位图像是通过将 X 线管向垂直于胶片平面的一侧倾斜 15°,然后向另一侧倾斜 15°,进而获得两者间 30°的差值。

参考文献: Kopans D. *Breast imaging*, 3rd ed. Philadelphia, PA: Lippincott Williams & Wilkins, 2007:960.

6 答案 **C**。活检针的无效区可长达 1 cm,因此,超过活检部位至少 1.5 cm 的区域都应被麻醉。在立体定位穿刺活检中,可以从紧邻乳腺深部 Bucky 开始注射并逐渐从皮肤退出。

参考文献: Flowers CI. Breast biopsy: anesthesia, bleeding prevention, representative sampling, and rad/path concordance. *Appl Radiol* 2012;41:9 – 13.

7 答案 **A**。阿司匹林是一种抗血小板药物,可以抑制血小板的正常功能,增加出血风险。虽然有研究证实,服用抗血小板药物或接受抗凝治疗的患者乳腺活检是安全的,但是如果患者服用氯吡格雷结果却不一样。

参考文献:Atwell TD, Smith RL, Hesley GK, et al. Incidence of bleeding after 15,181 percutaneous biopsies and the role of aspirin. *AJR Am J Roentgenol* 2010;194:784 – 789.

Flowers CI. Breast biopsy: anesthesia, bleeding prevention, representative sampling, and rad/path concordance. *Appl Radiol* 2012;41:9 – 13.

8 答案 **D**。如果病理报告为阴性,可以在两个方位(前后位和侧位)对标本块进行 X 线摄影。给病理医生提供具体的细节很重要,如哪个标本块含有钙化,以及钙化的深度。如果存在草酸钙晶体,最好在偏光镜下观察。

参考文献: Flowers CI. Breast biopsy: anesthesia, bleeding prevention, representative sampling, and rad/path concordance. *Appl Radiol* 2012;41:9 – 13.

9 答案 **D**。二维术前穿刺定位装置采用垂直乳腺 X 线摄影,压迫板的中心开口,周围标记了字母和数字,2D 乳腺 X 线图像用来引导穿刺针进入关注的靶区。放射科医师通过评估正交乳腺图像来确定从皮肤表面到达靶区的最短距离。这通常是最佳的穿刺入路,因为由该入路穿刺及靶区放置导丝穿过的乳腺组织最少。

以该患者为例,从乳腺上部皮肤入路才能使皮肤到活检靶区的距离最短。因此,最佳的入路时,穿刺针应放置在乳房上方。

参考文献: Ikeda DM and Miyake KK. *Breast imaging*: the requisites, 3rd ed. St. Louis, MO: Elsevier, 2017:246.

10a 答案 **D**。尽管考虑细线样钙化为可疑恶性钙化,但还需行进一步的诊断性乳腺 X 线摄影检查。

参考文献: Comstock CH, D'Orsi C, Bassett LW, et al. *Expert Panel on Women's Imaging—Breast. ACR Appropriateness Criteria® Breast Microcalcifications—Initial Diagnostic Workup*. Reston, VA: American College of Radiology (ACR), 2009:12.

10b 答案 **A**。不完整,结果还需要额外的乳腺摄影来明确诊断。在活检前应先行诊断性乳腺 X 线摄影检查进一步评估。

参考文献: Comstock CH, D'Orsi C, Bassett LW, et al. *Expert Panel on Women's Imaging—Breast. ACR Appropriateness Criteria® Breast Microcalcifications—Initial Diagnostic Workup*. Reston, VA: American College of Radiology (ACR), 2009:12.

10c 答案 **D**。下一步恰当的步骤是用立体定位活检技术对钙化灶的最前部和最后部的组织进行取样。

参考文献：Comstock CH, D'Orsi C, Bassett LW, et al. *Expert Panel on Women's Imaging—Breast. ACR Appropriateness Criteria® Breast Microcalcifications—Initial Diagnostic Workup*. Reston, VA：American College of Radiology（ACR），2009：12.

11　**答案 E。**在大多数有乳腺癌病史的患者中，影像学显示的胸部变化是由于肿瘤和并发症的治疗、肿瘤复发或转移所致。胸壁的术后影像表现取决于所使用的手术方法（根治性乳腺切除术、改良根治性乳腺切除术、保乳手术或乳房再造术）。最常见的手术相关并发症是血清肿。放疗常引起放射性肺炎，通常是在治疗完成后 4~ 12 周出现，其特征为局限于放疗区域。化疗相关并发症包括心脏毒性、肺炎和感染。

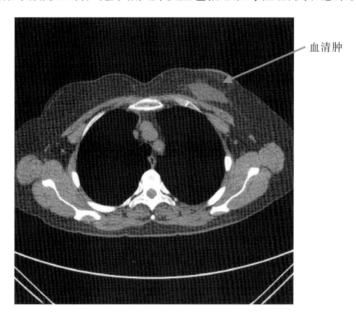

血清肿

参考文献：Jung JI, Kim HH, Park SH, et al. Thoracic manifestations of breast cancer and its therapy. *Radiographics* 2004；24（5）：1269 – 1285.

12　**答案 E。**保乳手术后，放射治疗有助于控制微小瘤灶，总生存率与乳腺切除术相当。全乳腺照射的禁忌证包括妊娠、辐射史、多中心或弥漫性肿瘤、胶原血管疾病和保乳治疗后不能保持良好的乳房外形。腋窝淋巴结转移不是保乳禁忌证。

参考文献：Ikeda DM, Miyake KK. *Breast imaging*：the requisites, 3rd ed. St. Louis, MO：Elsevier, 2017：325, box 8 – 1.

13　**答案 D。**根据美国放射学会和美国外科医师学会公布的指南，保乳的绝对禁忌证如下：早期妊娠（妊娠早期或妊娠中期），因为妊娠期不能进行放射治疗；在不同象限的 2 个或多个原发肿瘤；分布广泛的具有恶性表现的微钙化；患侧乳房同一区域曾接受过放射治疗；规范化手术后持续阳性切缘。相对禁忌证包括胶原血管病、小乳房大肿瘤患者（保乳手术不能保持良好的乳房外形）、明显下垂的大乳房（难以获得一致的、可重复的放射野）。如果在妊娠晚期诊断出乳腺癌，可以考虑保乳治疗，因为放疗可以在分娩后开始。

参考文献：See *ACR Practice guidelines and Technical Standards for Breast Conservation Therapy in the Management of Invasive Ductal Breast Carcinoma*.

14　**答案 B。**下一步最合适的建议是手术活检。影像学引导的乳腺穿刺活检的关键是病理结果随访,以明确病理结果是否与影像表现相符合。本例"良性,纤维囊性变伴微钙化"的病理学结果与影像表现不一致。这些钙化的形态表现为线性和分支,具有较高的恶性可能,应归到 BI – RADS 4B 或 4C 类。细线样或线性分支样钙化应高度怀疑导管原位癌(DCIS)。而核芯针穿刺活检良性结果与影像表现不一致。影像与组织学不一致是外科手术切除活检的指征,因为穿刺活检阴性有可能是经皮取样不足造成的。因此,接下来最佳的步骤是转诊给外科医生行钙化灶手术切除活检。更充分的钙化取样目的是为了评估恶性肿瘤。答案 A 和 C 不正确。此例患者行 12 个月或 6 个月的乳腺 X 线摄影随访是不恰当的,因为病理结果与影像学检查结果不一致,钙化的取样有可能不足。答案 D 和 E 不正确。不建议再次行立体定位活检或乳腺 MRI 检查,因为那样做不能有效地利用时间或资源。手术活检定性是有指征的。

参考文献: Liberman L, Drotman M, Morris EA, et al. Imaging-histologic discordance at percutaneous breast biopsy. *Cancer* 2000;89(12):2538 – 2546.

15 答案**C**。像本例这种大范围的不可触及的钙化灶,使用包围技术放置两根导丝的方法对准确指引外科医生切除病灶是很有帮助的,可以消除对病灶范围的猜测。此技术虽不能确保干净的手术切缘,但它仍会给外科医生提供最佳选择的指引。对于直径 <3cm 的病灶尽管可能不需要进行乳腺切除术,但毫不犹豫地取消手术也是不合适的。在确定保乳治疗的适应证时需要考虑许多因素,包括患者乳房的大小、患者全身健康状况以及患者是否愿意接受放射治疗。

参考文献: Liberman L, Kaplan J, Van Zee KJ, et al. Bracketing wires for preoperative breast needle localization. *AJR Am J Roentgenol* 2001;177(3):565 – 572.

16 答案**D**。尽管 14G 弹簧栓和 14G 真空辅助活检装置可以用于立体定位活检,但它们都不是最佳或最有效的选择,特别是当目标为微钙化时,应用较大的核芯针真空辅助活检,这样可以使活检假阴性率和活检与最终病理的不符合率都会更低。

参考文献: *See ACR Practice Parameter for the Performance of Stereotactic-guided Breast Interventional Procedures.* 2009.

Jackman RJ, Burbank F, Parker SH, et al. Stereotactic breast biopsy of nonpalpable lesions: determinants of ductal carcinoma in situ underestimation rates. *Radiology* 2001;218:497 – 502.

Jackman RJ, Marzoni FA, Rosenberg J. False-negative diagnoses at stereotactic vacuum-assisted needle breast biopsy: long-term follow-up of 1,280 lesions and review of the literature. *AJR Am J Roentgenol* 2009;192(2):341 – 351.

17 答案**D**。单支导管自发的血性、浆液性或清亮的乳头溢液是行乳腺导管造影的唯一指征。

参考文献: Shah BA, Fundaro GM, Mandava S. *Breast imaging review: a quick guide to essential diagnoses*, 2nd ed. New York, NY: Springer, 2015:235.

18 答案**C**。正交视图(本例因从内侧入路穿刺,故选择 CC 位成像)可以定位穿刺针的深度(Z 坐标)。针尖应超过病变 1~ 1.5cm,这样病灶能与针柄的方向保持一致。答案 A 不正确,因为没有放置导丝,也没有调整深度。答案 B 不正确,因为 X 和 Y 坐标已经确认,针尖穿过了病变。一旦确定了针与病变的位置关系(X 和 Y 坐标),就没有理由再返回到第一步。答案 D 不正确,因为针尖在远离肿块 3cm 处,需将针退回至少 1.5cm,使针尖离肿块 1.5cm。答案 C 正确。针尖到肿块的距离调整到 1~ 1.5cm,随后放置导丝(见图 A 和图 B)。

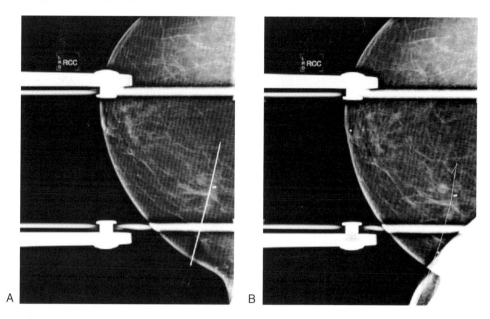

参考文献：Kopans DB. *Breast imaging*, 3rd ed. Philadelphia, PA：Lippincott Williams & Wilkins, 2007：924.

19　**答案 D。**评估诊断性乳腺 X 线成像后选择以下步骤。

- 用有字母数字的网格压迫乳房定位,并确定病变的坐标。

- 皮肤准备,麻醉。

- 进针,使用视野灯进行引导(保持皮肤入口在视野的中心)。

- 摄片确认针与穿刺目标重合。

- 用标准板正交成像。

- 摄片证实针的位置。

  ○如果针位于或超过病变部位,可根据需要进行调整。

  ○如果针在病变表面,重新开始,因为针可能与病变不在一条直线上

  ○展开钢钩并退出穿刺针,用 BB 来标记皮肤的入口,拍摄最后的 X 线图像。

  ○导丝必须在病灶 5mm 范围内,针尖穿过病灶的距离 >1cm。所有的患者都要做到这点。

  ○记录导丝的位置、导丝长度、针尖与皮肤的距离。

参考文献：Berg WA, Birdwell RL, eds. *Diagnostic imaging*：breast. Salt Lake City, UT：Amirsys, 2008：V：2 - 14 - V：2 - 15.

Preoperative localization of nonpalpable breast lesions. *AJR Am J Roentgenol* 1979;132:101 - 105.

20　**答案 D。**答案 A 不正确,标本 X 线摄片是必须的,而且要趁患者仍在手术台上切口开放时。标本摄片有助于确认活检目标已被移除。答案 D 正确。优选放大放射摄影,因为它能提高病变(特别是钙化)的显示效果。答案 C 不正确。放射科医师观察病变并比较可见的边缘,当病变看起来接近或毗邻手术边缘时,需要提醒外科医生。然而,用这种方法来确定外科手术的切缘是不充分的,最终金标准是病理报告。答案 B 不正确。肿块和钙化都应行标本摄片。放射科医师应说明标本是否包含病灶、病灶在标本内还是标本外,或被切断位于标本边缘,标本内是否有导丝(包括针尖)或活检夹。

参考文献:Ikeda DM, Miyake KK. *Breast imaging:the requisites*, 3rd ed. St. Louis, MO:Elsevier Mosby, 2017:246-253.

Kopans DB. *Breast imaging*, 3rd ed. Philadelphia, PA:Lippincott Williams & Wilkins, 2007:927-929.

21 **答案 C。**术前腋窝淋巴结阴性的患者,应采用前哨淋巴结活检来取代腋窝淋巴结清扫,能降低患者的致残率。如果超声检查发现异常的腋窝淋巴结,常于术前行核芯针穿刺活检或细针抽吸活检。如果证实是转移淋巴结,将行腋窝清扫。如果淋巴结是阴性,则在术中安排前哨淋巴结活检。经皮活检腋窝淋巴结阴性者不能排除腋窝转移,术中仍需行前哨淋巴结活检。

参考文献:Kopans DB. *Breast imaging*, 3rd ed. Philadelphia, PA:Lippincott Williams & Wilkins, 2007:956-957.

22 **答案 D。**乳腺立体定位活检是针对钙化或与超声无关的肿块或不对称病变。穿刺术前行手术计划的目的是制订最佳的活检路径,即病灶与皮肤最近的路线。例如,如果发现可疑病变是在乳腺上部,并且接近上部皮肤表面,那么用中间带孔的压迫板头尾方向压迫乳腺后最佳的穿刺路径是在乳腺上部。因此,答案 E 不正确;最佳的立体穿刺定位的入路并不总是侧向的,而是穿过乳腺内最短距离到达异常发现的位置。定位像确认异常发现位于压迫板的中空位置。然后行 +15°和 15°立体定位摄片,计算机基于视差现象来计算深度(Z轴距离)。除了计算病灶的深度,计算机也将告知活检者激发的边缘。激发边缘是计算而来的,指的是活检枪发射后针尖与探测器之间的距离。答案 A 不正确。阳性(而不是阴性)激发边缘才是操作者想要的。阳性激发边缘表明穿刺激发后针尖周围将有足够的乳腺组织,而不会穿透乳腺或损坏探测器。压迫的厚度在不足 3cm 穿刺激发后针尖周围可能没有足够的乳腺组织。立体定位穿刺活检后对核芯针穿到的标本行 X 线摄影,以确定可疑病变(特别是钙化)取样是否充足。核芯针活检也用于肿块或不对称,在活检标本中可看到局灶性的致密。答案 D 正确。如果发现取样不足,将对残留病灶继续活检取样。如果取样充分,将在活检区放置不透射线的活检标记,然后摄片,但确保定位夹展开后,移走穿刺针并压迫止血。答案 B 不正确。术后乳腺 X 线摄影是为了显示残留病灶和活检标记的位置,因为当患者乳房解除压迫时,活检标记有时会离开活检部位。答案 C 不正确。感染是乳腺立体定位穿刺的少见并发症。

参考文献:Cardenosa G. *Breast imaging companion*, 4th ed. Philadelphia, PA:Lippincott Williams & Wilkins, 2017:507-509.

23 **答案 B。**放射治疗的相对禁忌证包括既往放疗史、妊娠、胶原血管疾病及多中心或弥漫性疾病,腋窝淋巴结肿大不是禁忌证。全乳腺照射可以控制残留的微小病变。

参考文献:Ikeda DM, Miyake KK. *Breast imaging:the requisites*, 3rd ed. St. Louis, MO:Elsevier, 2017:325.

24 **答案 B。**乳腺活检常用的局部麻醉剂是 1% 利多卡因,按 10:1 比例配制。不含肾上腺素的利多卡因用于皮肤和皮下组织麻醉。在深部组织麻醉则给予含肾上腺素的利多卡因,肾上腺素按照 1:100 000 的比例配制,以加强止血并延长麻醉效果。含有肾上腺素的 1% 利多卡因的最大剂量为 7mg/kg(3.5mg/lb),不超过 500mg。不含肾上腺素的

1% 利多卡因的最大剂量为 4.5mg/kg(2mg/lb)，不超过 300mg。

参考文献：Brem RF, Schoonjans JM. Local anesthesia in stereotactic, vacuum-assisted breast biopsy. *Breast J* 2001;7:72-73.

Ikeda DM, Miyake KK. *Breast imaging: the requisites*, 3rd ed. St. Louis, MO: Elsevier, 2017:219.

25　**答案 A**。病理和影像学表现不一致，6 个月的超声随访并不是最合适的建议。乳腺 MRI 或乳腺特异性 γ 成像(BSGI)检查也并没有指征。因此，无论 MRI 或 BSGI 有何表现，都需要手术切除活检来明确该肿块的诊断。如果证实是乳腺癌，乳腺 MRI 或 BSGI 可用于治疗计划。

参考文献：Geller BM, Ichikawa LE, Buist DS, et al. Breast Cancer Surveillance Consortium. Improving the concordance of mammography assessment and management recommendations. *Radiology* 2006; 241:67-75.

26　**答案 C**。应对所有的病灶行放射 - 病理的相关性分析，以确定两者的一致性。非典型性导管增生(ADH)通常是外科手术切除。非典型小叶增生(ALH)是乳腺癌的高危指标，然而是否手术切除仍是争论的焦点。核芯针穿刺活检后的并发症包括血肿、感染、气胸和假性动脉瘤。标记有时会显著移位，甚至会移到乳房的其他象限。

参考文献：Ikeda DM, Miyake KK. *Breast imaging: the requisites*, 3rd ed. St. Louis, MO: Elsevier, 2017:219.

Irfan K, Brem R. Surgical and mammographic follow up of papillary lesions and atypical lobular hyperplasia diagnosed with stereotactic vacuum-assisted biopsy. *Breast J* 2002;8:230-233.

27　**答案 B**。注射 0.2~0.3mL。造影剂总量极少超过 1mL。

参考文献：Berg WA, Birdwell RL, Gombos EC, et al. *Diagnostic imaging breast*. Salt Lake City, UT: Amirsys, 2006:Section V2, 4-5.

28　**答案 A**。肾源性系统性纤维化(NSF)是一种罕见但严重的全身性疾病，其特征是皮肤和全身其他组织纤维化。1997 年，NSF 被首次报道，越来越多的证据表明这种情况与肾衰竭和大剂量的钆使用有关。

美国 FDA 指出，当肾小球滤过率(EGFR) $< 30mL/(min \cdot 1.73m^2)$ 时，患有慢性肾功能不全的风险最大。然而，与指定的内科医生讨论患者的风险 - 效益比是必要的，以确定检查是否是必需的。如果需要静脉注射钆对比剂，建议尽可能使用最低剂量的造影剂来诊断检查。

答案 B 不正确。因为如果没有使用静脉钆造影剂，乳腺 MRI 检查是不能作为乳腺癌的检测手段。

答案 C 不正确。因为患者肾功能受损，故给予标准剂量的钆对比剂是不恰当的。

答案 D 不正确。因为 GFR 的值不能作为 MRI 增强的绝对禁忌证。虽然不建议静脉注射钆造影剂，但实际工作中当收益大于 NSF 风险时是可以行该检查的。

参考文献：American College of Radiology (ACR). Nephrogenic systemic fibrosis. *ACR manual on contrast media*. Reston, VA: America College of Radiology, 2010: chap 11, 53.

Juluru K, Vogul-Claussen J, Macura KJ, et al. MR imaging in patients at risk for developing nephrogenic systemic fibrosis: protocols, practices, and imaging techniques to maximize patient safety. *Radiographics* 2009;29:9-22.

29a　**答案 A**。导管造影术是一种有助于发现单侧、单孔、自发性乳头溢液病因的操作。如果造影发现异常,则可作为外科手术活检的目标。答案 B 不正确。导管造影术不用于导管内肿块的活检。相反的,导管造影术可以用来识别和定位可能引起乳头溢液的潜在导管内肿块。建议行导管造影术的可疑恶性单孔溢液可以是血性、清亮或浆液性、浆液血性。上述是几种与乳腺癌有关的溢液颜色。白色或绿色的乳头溢液的病因是良性的,如生理性或纤维囊性病。因此,答案 C 不正确。首先必须确定乳头溢液来自哪个孔才能行导管造影术。如果溢液孔不能被再次确认,造影就无法继续进行。确定溢液孔后,将一个小规格的套管针(通常 30G)的针尖轻柔地放置于溢乳的导管口,并稍用力将套管插入该导管中,注入极少量的造影剂(0.2～0.3mL)。注意确保注射前没有气泡。因此,答案 D 不正确。5ml 的造影剂量太多,可能导致造影剂从导管外渗和患者不适。注入造影剂后固定好套管,接着行该侧乳房乳晕后区头尾位和内外侧位的放大摄影。

29b **答案 D**。应将患者召回乳腺外科。造影图像显示 6 点钟位置乳晕后区导管内充盈缺损/肿块。主要鉴别诊断是乳头状瘤或导管原位癌。乳腺肿块外科定位活检较手术盲切导管能提高乳头溢液的手术治愈率。可以先将导管内肿块定位后再手术活检,或者在诊断性导管造影术时用活检夹标记,或在手术活检当天再次行导管造影/导丝定位。答案 A 不正确。乳腺立体定位活检在此时并不推荐。标准乳腺 X 线摄影图像极有可能发现不了导管内肿块,因此,很难在立体穿刺活检时进行病灶定位。而且经皮活检可能无法清除整个肿块。因为该肿块极大的可能是乳头状瘤或乳腺癌,这两种情况都推荐核芯针活检后行手术切除。因此,直接推荐手术活检对患者更有益。答案 B 不明确。导管内肿块很可能是引起患者症状的原因,无须再行乳腺 MRI 来了解更多的影像特征。最后,答案 C 不正确。再次导管造影术是不必要的。图像中导管造影术显示的导管内充盈缺损似乎不是由气泡造成的伪像,因为小气泡引起的伪影往往是圆形的,造影剂会包绕或穿行于这些气泡。

参考文献：Slawson SH, Johnson BA. Ductography：how to and what if? *Radiographics* 2001；21：133 – 150.

30 **答案 C**。在所有的乳腺介入手术后,患者的安全性和舒适性是最重要的。镇痛是患者术后康复的组成部分,特别是在乳房活检后。如果患者对对乙酰氨基酚不过敏,而且没有肝脏问题,那么乳腺镇痛的第一步是让患者服用对乙酰氨基酚,然后根据需要每 6 小时服用 1 次,直到 4g/d。

答案 A 和 B 不正确,因其不是乳腺疼痛的首选方法。可以使用泰诺 3 和维柯丁,但很少使用如此强效的药物。

答案 D 不正确,因为阿司匹林或非甾体消炎药(NSAID)在活检前 7 天内应限制使用,活检后 3 天内应避免使用,以降低出血风险。

参考文献：Ikeda DM, Miyake KK. *Breast imaging：the requisites*, 3rd ed. St. Louis, MO：Elsevier, 2017；243.

31 **答案 C**。乳腺立体定位活检装置有两种基本设计：专用俯卧台和垂直辅助装置。这两个装置各有其优点和缺点。当使用俯卧台时,对显示非常靠后的病变和位于腋尾部深处的病变是有挑战性的,可能导致活检不成功或者取消手术。当使用垂直辅助装置时,患者位于乳腺腋尾部深处的病变或许在特殊的体位可以获得,例如,侧卧位并乳房稍向前旋转,能有助于使病灶暴露在视野中,而能够被活检到。

参考文献: Cousins JF, Wayland AD, de Paredes ES. Stereotactic breast biopsy units: pros and cons. *Appl Radiol* 1998;27(9):8 – 14.

Reynolds A. Stereotactic breast biopsy: a review. *Radiol Technol* 2009;80(5):447M – 462M.

32　**答案 D**。患者妊娠时可以行保乳手术、乳房切除术和腋窝淋巴结取样等外科手术。对乳房或胸壁的放疗应推迟到分娩后。化疗不在妊娠的前 3 个月进行,因为有极高发生自然流产的风险。

参考文献: Hahn K, Johnson PH, Gordon N, et al. Treatment of pregnant breast cancer patients and outcomes of children exposed to chemotherapy in utero. *Cancer* 2006;107(6):1219 – 1226.

33　**答案 D**。乳腺假性血管瘤间质增生(PASH)的 X 线和超声最常见的表现为类似纤维腺瘤的局限性肿块。术后瘢痕、放射状瘢痕和管状癌常表现为不规则肿块。因此,不规则的毛刺状肿块很可能与 PASH 的病理结果不一致。

参考文献: Bassett LW, Jackson VP, Fu KL, Fu YS. *Diagnosis of diseases of the breast*, 2nd ed. Philadelphia, PA: Elsevier Saunders, 2005:438 – 439.

Goel NB, Knight TE, Pandey S, et al. Fibrous lesions of the breast: imaging-pathologic correlation. *Radiographics* 2005;25:1547 – 1559.

34　**答案 B**。用毛巾或泡沫制成的垫枕挤压乳房的两侧,使其填满压迫板与探测器之间的空间,在视野中有效地变厚。将患者的手臂/肩膀穿过操作台的孔便于对靠近胸壁的病灶活检。如果两幅立体定位图像中有一幅看到病变,那么将定位像作为一个投影,15°立体定位图像作为另一个投影将能帮助定位。在切除活检前应竭尽所有的选择。

参考文献: Kopans D. *Breast imaging*. 3rd ed. Philadelphia, PA: Lippincott Williams & Wilkins, 2007: 966.

35　**答案 B**。当患者处于仰卧位,乳腺在胸壁上变得很薄,活检针可背离前胸壁方向进针。旋转患者使活检针的入路角度尽可能平行于胸壁而不是朝向它。以靶区周边为穿刺目标并不能保证活检针不碰到胸壁,而且可能增加取样误差。通过在病灶后方注射局部麻醉剂,而不是在其顶部注射,能将病灶抬离胸壁。如果活检不能安全地进行,可使用立体定位活检以保持目标病变远离胸壁。在推荐手术切除之前,有几种选择可以降低胸壁损伤的风险。

参考文献: Kopans D. *Breast imaging*, 3rd ed. Philadelphia, PA: Lippincott Williams & Wilkins, 2007: 942 – 944.

36　**答案 C**。利多卡因作为局部麻醉剂,可用黏性或易溶晶体利多卡因混合成的局麻霜剂,在乳晕下的手术或导管造影术前 30min 使用。用碳酸氢钠缓冲利多卡因有助于减少利多卡因相关的刺痛感,但不能实现乳头乳晕复合体的完全麻醉,对患者使用镇静剂或双倍量的利多卡因不仅无效而且更加危险。这是一个更简单、更安全的选择。

参考文献: Flowers CL. Breast biopsy: anesthesia bleeding prevention, representative sampling and rad/path concordance. *Appl Radiol* 2012;41:9 – 13.

37　**答案 A**。对于呈局限性低回声肿块而言,间质纤维化是良性的表现,其病理结果与影像学表现一致。间质纤维化是由于间质增生阻塞了乳腺腺泡和导管而形成了局部纤维化。然而,间质纤维化的癌症风险至少升高 2%,因此当病灶表现为良性的影像特征,病理结果是间质纤维化者,6 个月的随访是最合适的推荐。间质纤维化可发生在恶性肿瘤附近组织的促纤维增生过程中。如果存在可疑的影像学特征,而组织学结果是间质纤维化,那么这个结果将被认为是影像与病理结果不一致,应推荐手术切除。

参考文献: Malik N, Lad S, Seely JM, Schweitzer ME. Underestimation of malignancy in biopsy-proven cases of stromal fibrosis. *Br J Radiol* 2014;87:20140182.

Sklair-Levy M, Samuels TH, Catzavelos C, et al. Stromal fibrosis of the breast. *AJR Am J Roentgenol* 2001;177:573 – 577.

38　**答案 A**。硬化性腺病是良性的,对无定形钙化而言,影像结果与病理结果一致。虽然硬化性腺病与高风险的良性乳腺病变和恶性肿瘤相关,但恶性风险小于 2%。因此,在这种情况下,12 个月后的初始筛查是最合适的推荐。硬化性腺病是绝经期女性最常见的增生性疾病。组织学特征是终末导管小叶单位腺泡数量和大小的增加,并被间质纤维包绕和压迫。

参考文献: Gill HK, Ioffe OB, Berg WA. When is a diagnosis of sclerosingadenosis acceptable at core biopsy? *Radiology* 2003;228:50 – 57.

Shah BA, Fundaro GM, Mandava SR. *Breast imaging review: a quick guide to essential diagnosis*, 2nd ed. New York, NY: Springer, 2015:136.

39　**答案 C**。在进行核芯针穿刺活检时,激发边缘的计算是至关重要的,以确保穿刺针不会穿过乳房的对侧并撞击到图像探测器/乳腺支撑装置。激发边缘是指从激发后针尖到影像接收器/乳腺支撑装置的距离。阳性激发边缘表明有足够的边缘用来安全激发活检针。阴性激发边缘表示穿刺针将穿过乳腺表面并撞击到影像接收器/乳腺支撑装置。行程是指穿刺针从激发前移动到激发后的行进的距离。

参考文献: Fischer U, Baum F. *Interventional breast imaging*. New York, NY:Thieme, 2010:47. Mahoney MC, Newell MS. Breast intervention: how I do it. *Radiology* 2013;268(1):12 – 24.

40　**答案 C**。通过调整 X 轴和 Y 轴坐标来重新定位远离穿刺针的病灶,能保证充分采样,可以避免再次行皮肤切口。依据测量的距离来调整 X 轴和 Y 轴坐标,可以稍微退回穿刺针并重新定位。重要的是,穿刺针应保持原皮肤穿刺点并在乳腺内操作。

参考文献: Carr JJ, Hemler PF, Halford PW, et al. Stereotactic localization of breast lesions: how it works and methods to improve accuracy. *Radiographics* 2001;21:463 – 473.

Kopans DB. *Breast imaging*, 3rd ed. Philadelphia, PA: Lippincott Williams & Wilkins, 2007. Mahoney MC, Newell MS. Breast intervention: how I do it. *Radiology* 2013;268(1):12 – 24.

41　**答案 B**。这是一个 −Z 轴深度误差的例子,在 −15°和 +15°的图像中活检槽都不在病变的中心(图 B)。为了纠正这个错误,需要通过推进探针深度来重新定位病灶。当活检槽在 −15°和 +15°图像中均超出病灶中心时,出现 +Z 轴深度误差。Y 轴误差是在 −15°和 +15°图像上活检槽都位于病灶中心的上方(−Y)或下方(+Y)。X 轴误差是指活检槽在 −15°和 +15°图像上都位于病变中心的右侧(+X)或左侧(−X)。

参考文献: Carr JJ, Hemler PF, Halford PW. Stereotactic localization of breast lesions: how it works and methods to improve accuracy. *Radiographics* 2001;21(2):463 – 473.

Mahoney M, Newell M. Breast intervention: how I do it. *Radiology* 2013;268(1):12 – 24.

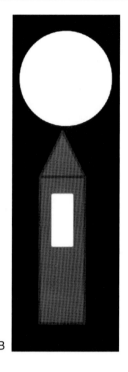

B

42 **答案 C**。这是穿刺针在 - Y 轴/垂直误差的错误。活检槽在 - 15°和 + 15°的图像上都在病变中心的上方(图 B)。取样应该从 9 点至 3 点钟方向穿透 6 点钟位置(图 C)。如果样本槽在 - 15°和 + 15°的图像上都低于病变中心(+ Y/垂直误差),则取样应该从 9 点到 3 点钟方向穿透 12 点。如果活检槽在 - 15°和 + 15°的图像上都位于病变中心的右侧(+ X/水平误差),则采样应该从 12 点到 6 点钟方向穿透 9 点钟位置。如果活检槽在 - 15°和 + 15°的图像上都位于病变中心的左侧(- X/水平误差),则采样应从 12 点到 6 点钟方向穿透 3 点钟位置。

参考文献：Carr JJ, Hemler PF, Halford PW. Stereotactic localization of breast lesions: how it works and methods to improve accuracy. *Radiographics* 2001;21(2):463 – 473.

Mahoney M, Newell M. Breast intervention: how I do it. *Radiology* 2013;268(1):12 – 24.

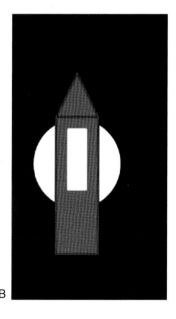

B

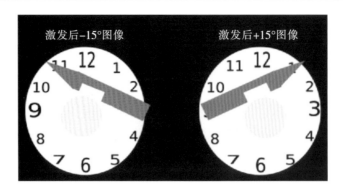

43 **答案 C。** 立体定位穿刺应用在乳腺 X 线摄影检查发现的可疑钙化、肿块、不对称或其他异常,与超声检查无关。需要稳定的坐标系统及乳腺的固定加压装置。乳腺定位以能最佳显示病变和(或)最短穿刺距离为依据。从定位像能确定病灶 X 和 Y 轴上的位置。而立体定位图像在从中线正、负 15°的方向上获得。Z 轴或病灶深度通常是通过计算立体定位图像与定位像上靶平移的变化而获得。穿刺针的精确定位是通过激发前和激发后一对立体定位图来确认。尽管有人建议将穿刺的目标锁定在病变下方,本例中预激活检针远低于钙化灶所在位置,并在 Y 轴上明显偏离病灶,因此,答案 C 正确。W 不是一个方向轴。

参考文献: Carr JJ, Hemler PF, Halford PW. Stereotactic localization of breast lesions: how it works and methods to improve accuracy. *Radiographics* 2001;21(2):463 – 473.

Mahoney M, Newell M. Breast intervention: how I do it. *Radiology* 2013;268(1):12 – 24.

44 **答案 B。** 为选择适当长度的穿刺针行断层融合引导下的穿刺定位,首先,必须从压迫的乳腺厚度中减去活检夹层面的厚度(62mm – 32mm = 30mm)。穿刺针的理想位置是超出活检夹 1cm(即 10mm),因此,必须增加额外的 10mm(30mm + 10mm = 40mm)。因此,选择 5cm 的针最合适。

参考文献: Selenia dimensions reference sheet: needle localization with tomosynthesis. MAN – 04009 Revision 001, October 2014:1.

45 **答案 A。** 当使用真空辅助装置时,针尖应穿过肿块,以便在采样过程中真空仓在肿块中心(答案 A)。用弹簧加压装置能推进活检枪发射,因此,针尖应位于目标的边缘(答案 C),这样能保证沿着针道方向有足够的病变及周围组织能被安全取样。答案 B 不正确,因为该定位无论对弹簧加压还是真空装置来说都不正确。

参考文献: Mahoney M, Newell M. Breast intervention: how I do it. *Radiology* 2013;268(1):12 – 24.

46 **答案 D。** 答案 D 显示穿刺针穿过复杂囊实性肿块实性部分的路径。答案 A 和 C 的采样组织不是太浅就是太深。答案 B 显示穿刺针通过肿块的囊性部分。在活检过程中,应对肿块的实体部分进行取样。如果针穿过囊性部分,会使那部分结构塌陷,从而使实性部分定位更困难。

参考文献: Devang D, March D, Crisi G, Couglin B. Complex cystic breast masses: diagnostic approach and imaging-pathologic correlation. *Radiographics* 2007;27(1):S53 – S65.

47 **答案 A。** 活检枪封闭的活检槽的顶端对应于活检仓的中心。如果活检槽位于活检灶后方,活检取样应向前方朝向乳头。必须记住,患者在活检过程中处于俯卧位,因此下面的图像(图 A)准确反映了活检仓与活检目标(标记为黄色圆点)对应的位置关系。该问题中的图像是翻转后的,是为了与横断面图像中右侧或左侧一致。图 B 显示了穿刺针是如何进入乳腺的。从放射医生活检角度来看,活检仓朝向天花板方向被认为是 12

点钟位置(在这个病例中会远离活检目标)。为最大限度地取到活检目标,活检仓应该从 4 点钟到 8 点钟位置。剩下的答案分别是在靶区的侧面(答案 B)、后部(答案 C)和内侧(答案 D)采样,都远离了活检目标。

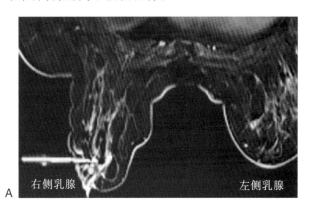

准确反映患者体位。

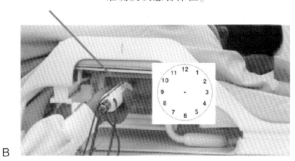

活检仓朝向 12 点钟位置。

参考文献:Mahoney M,Newell M. Breast intervention:how I do it. *Radiology* 2013;268(1):12 – 24.

48　**答案 C**。导丝定位时针尖最初位于感兴趣区外 1cm 处,而放射粒子定位则不同,针尖应尽可能靠近感兴趣区(本例为活检夹)。粒子通过针芯从针尖出来不会偏离太远。有时粒子会在乳腺中移动。这是粒子植入的并发症,但并不会改变它们放置的方法。

参考文献:Goudreau S,Joseph J,Seiler S. Preoperative radioactive seed localization for nonpalpable lesions:technique,pitfalls,and solutions. *Radiographics* 2015;35(5):1319 – 1334.

49　**答案 D**。活检枪的活检槽的顶端应要与穿刺的活检灶中心相对应。

参考文献:Mahoney M,Newell M. Breast intervention:how I do it. *Radiology* 2013;268(1):12 – 24.

50　**答案 D**。穿刺针应尽可能保持与胸壁和传感器的表面平行以确保胸壁不被刺到。偶尔在细针抽吸时,针道可以适当地与胸壁成角(非平行)(答案 A)。答案 B 和 C 不正确,因其没有对感兴趣区进行正确采样。

参考文献:*ACR Practice Parameter for the Performance of Ultrasound guided percutaneous Breast intervention Procedures*. Reston,VA:American College of Radiology,2016:5.

51a　**答案 A**。

51b　**答案 B**。1% 利多卡因常用于局部麻醉。浅表麻醉剂用碳酸氢钠溶液缓冲(按 1:9 比例)以降低烧灼感。深层麻醉剂通常用肾上腺素(按 1:100 000 比例)配制,用以止血(在没有任何使用肾上腺素禁忌证的情况下)。浅表麻醉禁止使用利多卡因与肾上腺素的混合制剂,因为有皮肤坏死的风险。

参考文献:Mahoney M,Newell M. Breast intervention:how I do it. *Radiology* 2013;268(1):12 – 24.

第 5 章 乳腺成像物理与安全

1 乳腺 X 线摄影中使用滤线栅的主要目的是:

A. 增加对比度

B. 减少散射的产生

C. 增加剂量

D. 提高图像清晰度

E. 减少运动伪影

2 适当的乳腺加压会导致下列哪项结果?

A. 增加辐射剂量

B. 图像放大

C. 减少散射线

D. 增加曝光的动态范围

3 哪一种靶面/滤线板组合是最具穿透力的?

A. 钼靶/钼靶

B. 钼靶/铑靶

C. 钨靶/铑靶

D. 钨靶/银靶

4 对于乳腺 X 线摄影,关于散射线辐射的说法以下哪项正确?

A. 虽然乳腺加压有许多优点,但其增加了散射效应,这就是为什么在接触乳腺 X 线摄影中使用滤线栅的原因。

B. 乳腺 X 线摄影低管电压的缺点之一是增加了每次曝光的光子量,从而导致散射量增加。

C. 乳腺 X 线摄影采用乳房加压,散射线问题就并不重要。

D. 乳腺放大摄影使散射量增加,因此,这种特殊检查需要使用滤线栅。

E. 乳腺加压和使用滤线栅都有助于减少图像探测板吸收散射线。

5 以下哪项通常与乳腺 X 线摄影显示器相关?

A. 显示器的感知亮度(亮度)越高越好,因为高清显示器可以克服周围光线的影响。

B. 显示器的对比度或亮度比是明暗比,对比度越大越好,因为较高的对比度使我们能够观察到组织密度的微小差异。

C. 数字显示器的亮度比至少应接近观片灯上胶片显示的密度范围,如果前者对比度太高,会超出人类的视觉能力。

D. 现代液晶显示器应尽量向高质量的乳腺 X 线胶片看齐,以显示组织之间细小差异。

6 哪种软组织厚度很可能会使 X 线光束衰减 50%?

A. 0.2cm

B. 1.0cm

C. 5.0cm

D. 10.0cm

7 哪一个峰值管电压可用于 7cm 厚的致密乳腺成像？

A. 20kVp

B. 30kVp

C. 40kVp

D. 50kVp

8 在乳腺放大摄影中哪个值最不可能？

A. 焦点 0.1mm

B. 管电压 30kVp

C. 管电流 100mA

D. 曝光时间 3s

9 对于固定的 mAs 和恒定的 kVp，曝光时间的显著增加将导致：

A. 显著增加乳腺辐射剂量。

B. 当窗宽与第一次曝光相同，需明显改变窗位以便更好地显示图像。

C. 运动伪影的增加。

D. 探测器损坏的可能性增加。

E. X 线球管的热负荷增加。

10 在胸片上，看不到乳腺 X 线图像所看到的微钙化，最重要的原因之一是：

A. 胸片的覆盖面积大。

B. 脊柱使微钙化显示模糊。

C. 胸片中钙的衰减系数大幅度下降。

D. 胸片中软组织的衰减系数大幅度下降。

E. 胸片所需曝光时间的大幅度增加。

11 乳腺放大摄影不使用滤线栅，主要是因为：

A. 在乳腺 X 线摄影中不使用滤线栅。

B. 小焦点摄影的图像中可见滤线栅。

C. 乳腺放大摄影时图像对比度增加，从而使滤线栅显影。

D. 使用滤线栅会增加辐射剂量，不会显著减少散射线。

E. 如果乳房没有被压迫固定在检测板上，移动滤线栅会自由振动。

12 与常规筛查性乳腺 X 线摄影相比，放大摄影具备下列哪项？

A. 较低的对比度

B. 较少的运动伪影和散射线

C. 曝光时间延长

D. 散射线增加和运动伪影降低

E. 噪声增加

F. 增加源物距离

13 乳腺加压会增加：

A. 散射线

B. 乳腺厚度

C. 噪声

D. 图像对比度

14 根据国家规定，从事乳腺摄影人员必须进行辐射暴露的监测。 一位女性技术人员声明她怀孕了，合适的职业剂量限度是：

A. 胎儿剂量 0mSv（0mrem）

B. 胎儿剂量 1mSv（100mrem）

C. 胎儿剂量 5mSv（500mrem）

D. 胎儿剂量 5mSv（500mrem）

15 乳线 X 线摄影中，甲状腺防护的使用：

A. 总是

B. 只用于有生育能力的女性

C. 只有被要求使用时

D. 从不

16 哪种 X 线靶/滤过板组合对较厚(7cm)的致密乳腺最合适？

A. 钼靶/钼滤过板

B. 钼靶/铑滤过板

C. 铑靶/铑滤过板

D. 钨靶/铑滤过板

17 在数字乳腺摄影图像中，电子放大：

 A. 能降低图像噪声   B. 使空间分辨率保持不变

 C. 降低所需辐射剂量   D. 与几何学放大相同

18 标准乳腺 X 线图像(CC 位和 MLO 位)的焦点大小是：

 A. 0.1mm   B. 0.2mm

 C. 0.3mm   D. 0.4mm

 E. 0.5mm

19 乳腺 X 线摄影中，推荐的源像距(SID)是：

 A. 10 ~ 30cm   B. 20 ~ 40cm

 C. 30 ~ 50cm   D. 40 ~ 60cm

 E. 50 ~ 70cm

20 乳腺 X 线摄影中，放大成像的焦点大小是：

 A. 0.1mm   B. 0.2mm

 C. 0.3mm   D. 0.4mm

 E. 0.5mm

21 如何在数字乳腺 X 线摄影中使用检测体模？

 A. 每日做自动曝光控制（AEC）检测   B. 每周做阳极检测

 C. 每日检测焦点   D. 每周检测系统成像性能

 E. 每月检测图像对比度

22 在乳腺 X 线摄影中，球管的阴极侧应放置在：

 A. 乳头   B. 胸壁

 C. 乳房外侧   D. 乳房内侧

 E. 脂肪组织

23 为什么乳腺摄影比传统的 X 线摄影使用更低的峰值电压（kVp）？

 A. 增加软组织对比度   B. 减少患者的平均腺体剂量

 C. 减少曝光时间   D. 增加对散射线的排斥

24 对于使用乳腺加压摄影下列哪项正确？

 A. 降低图像对比度   B. 需要更高的乳腺辐射剂量

 C. 增加散射辐射   D. 降低所需的 X 线管电压(kVp)

 E. 增加图像的结构层次

25 如何能够提高乳腺超声中的轴向分辨率？

 A. 增加脉冲长度   B. 降低传感器频率

 C. 增加带宽   D. 近场区声波的均匀性

26 在乳腺超声中对比度分辨率是非常重要的，可以区分不同组织类型和病变程度。提高对比度分辨率最重要的方法是：

 A. 通过提高整个感兴趣区的空间分辨率来最小化平均体积

 B. 减低空间分辨率

 C. 旁瓣伪影

 D. 低频、窄带宽

27　分子乳腺成像（MBI）中典型的探测器材料是：

A. 锗铋氧化物（BGO）　　　　　　　B. 镉锌碲（CZT）

C. 非晶硒（aSe）　　　　　　　　　　D. 硫氧化钆（GOS）

E. 硅酸钇（LYSO）

28　数字乳腺断层融合 X 线成像（DBT）越来越多地辅助甚至取代全景数字乳腺 X 线摄影（FFDM）作为乳腺筛查影像手段。与 FFDM 相比，用 DBT 获得的标准乳腺 CC 位的辐射剂量如何？

A. DBT 技术 CC 位乳腺的辐射剂量更高。

B. DBT 技术 CC 位乳腺的辐射剂量更低。

C. DBT 技术 CC 位乳腺的辐射剂量相同。

D. DBT 技术 CC 位乳腺的辐射剂量可能会更高或较低，剂量高低与乳腺纤维腺体的量有关。

29　下面两幅图像是同一天拍摄的同一乳腺的 X 线图像。 两幅图像上均可看到胸壁附近有一个输液港，左侧的图像（289mAs）是第一次拍摄的，在过度曝光的图像中，软组织对比度非常差。 第二幅图像使用更为合适的 54mAS 曝光，从而改善图像质量。 在这两种情况下，乳腺加压厚度为 57mm，而自动曝光控制方法选择了钼/钼（靶面/过滤器）及管电压为 30kVp。过度曝光最可能的原因是：

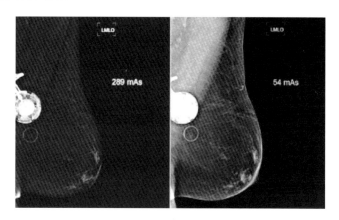

A. 技术人员错误地按了几次曝光开关，导致对影像接收器重复曝光。

B. 患者在曝光期间移动，导致自动曝光控制系统的故障，并需要备用定时器终止曝光。

C. 患者胸壁的输液港直接触发了自动曝光控制传感器，从而提高了曝光的技术参数。

D. 第一幅图像中滤线栅的马达没有工作，导致组织对比度差，增加了患者曝光剂量。

30　在乳腺摄影中，软组织的对比度主要来自光子的什么作用？

A. 光电效应　　　　　　　　　　　　B. 康普顿效应

C. 瑞利散射　　　　　　　　　　　　D. 轫致辐射

E. 电子对的产生

31　DBT 从多个角度进行一系列投照，用以乳腺断层图像的重建，DBT 对比传统乳腺摄影的主要优点是：

A. 减少对腺体组织的剂量　　　　　　B. 更好显示微小钙化

C. 减少解剖结构的重叠　　　　　　　D. 减少患者运动伪影

32 某放射科医生因近期的一次乳腺 X 线摄影误诊被起诉而感到气馁。在接下来的工作中她将任何轻微的可疑病变都诊断为癌症可能。对比该医生诉讼前后对乳腺癌诊断技能的变化:

A. 敏感性和特异性均增加 　　　　　B. 敏感性和特异性均降低

C. 敏感性增加而特异性降低 　　　　D. 敏感性降低而特异性增加

33 在乳腺 X 线摄影中,诊断报告工作站通常按照 DICOM 灰阶标准化显示功能对亮度进行校准。与未校准显示器相比,用该功能校准的显示器的主要优点是:

A. GSDF 校准提高了亮度的最大值,从而使微钙化更好地显示。

B. GSDF 校准减少了室内环境对亮度的影响,从而放宽了对乳腺 X 摄影诊断室设计的限制。

C. GSDF 校准增强了液晶显示器的能力,从而使诊断报告工作站的设计与老式阴极射线管监视器相去甚远。

D. GSDF 校准使显示器对比度在整个灰度上分布得更均匀,从而使整个图像更一致。

34 大多数乳腺 X 线摄影系统使用钼和(或)铑的光靶和滤过板组合。然而,现在某些乳腺 X 线摄影系统仍然使用银和钨的组合。在这些系统中,银的功能是:

A. 银是一种 X 线管靶材料,它发射的 X 线光谱很宽,适合于乳腺 X 线摄影。

B. 银是 X 线管靶材料,优先发射 K 边特性 X 线,减少乳腺剂量,提高图像质量。

C. 银是 X 线束滤光器,选择性地去除 X 线光束中的低能和高能光子,从而减少乳腺剂量,提高图像质量。

D. 银是 X 线光束滤光器,优先从光束中去除钨 K 边特征 X 线,从而减少乳腺剂量,提高图像质量。

35 如图中所示一张标准的数字乳腺数字 X 线图像中,为什么腺体组织比脂肪组织更亮?

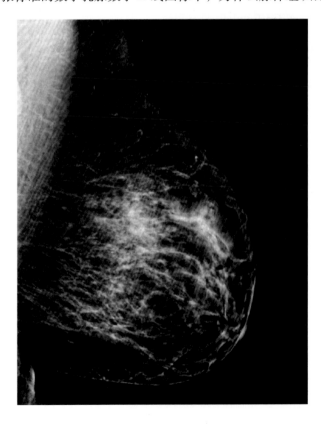

A. 图像的窗宽/窗位已设定成最大限度地显示脂肪组织与腺组织之间的对比度。

B. 腺体组织具有比脂肪组织更高的线性衰减系数，使穿过乳腺腺体区域 X 线光子减少了。

C. 设备设置了查找表格(LUT)，当向 PACS 发送"用于处理"的图像时，只限定图像以这种方式显示在报告工作站上。

D. 乳腺的脂肪区域具有更高的散射线–初级射线比，从而降低了探测器的信噪比。

36 乳腺 X 线摄影系统中，为什么 X 线球管阴极位于胸壁侧，阳极位于前部（乳头）？

A. 减少对患者的散射辐射。

B. 提高 X 线管的热容量，并减少曝光时间。

C. 减轻阳极足跟效应，并在探测器上提供更均匀的光子通量。

D. 在整个乳腺上保持恒定的有效焦点大小。

37 患者女，40 岁，在筛查性乳腺 X 线摄影检查 4 天后发现怀孕了，并估计胎龄已经 3 周了。关于胎儿在乳腺 X 线摄影检查中接受的辐射量，以下哪项最合适？

A. 胎儿没有受到伤害，因为没有辐射暴露。

B. 胎儿有潜在的胚胎死亡风险。

C. 胎儿因辐射引起器官畸形的风险可以忽略不计。

D. 胎儿患上严重智力障碍的风险为 1% 。

E. 辐射引起器官畸形的可能性很大。

38 如下图所示，在左侧乳腺 MLO 位腋下区域(圆圈)发现可疑钙化点，需要召回患者加拍图像，但随后加照的图像没有显示出这些钙化。 这一伪像的可能原因是：

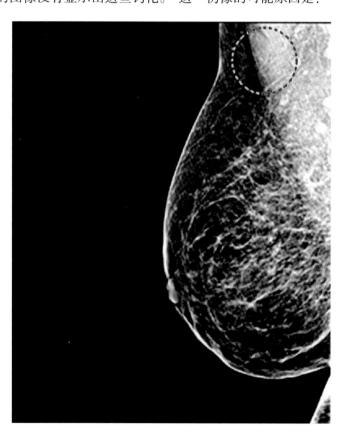

A. 来自未适当校准探测器的明亮像素   B. CC 位中钙化的潜像重影

C. 来自电磁干扰的电子噪声   D. 止汗剂中铝化物使衰减增加

39 乳腺 X 线摄影系统通常有小的(约 0.1mm)和大的（约 0.3mm ）焦点。 在乳腺放大摄影中，为了提高空间分辨率采用了小焦点。 然而，在接触式乳腺摄影中使用大焦点，为什么小焦点不用于接触式乳腺 X 线摄影？

A. 接触式乳腺 X 线摄影需要更大的 X 线管电流，因过热可能熔化阳极上小焦点。

B. 接触式乳腺 X 线摄影图像中存在散射，需要一个防散射滤线栅，其铅隔对于小焦点来说太宽了。

C. 接触式乳腺 X 线摄影是一种筛查技术，对乳腺辐射剂量有限制。与使用小焦点相比，使用大焦点的辐射量更低。

D. 在接触式乳腺 X 线摄影中，大焦点或小焦点产生的几何伪影均小于影像接收器的像素大小。

40 下图中所示的乳腺图像，用于生成该图像的辐射的来源是：

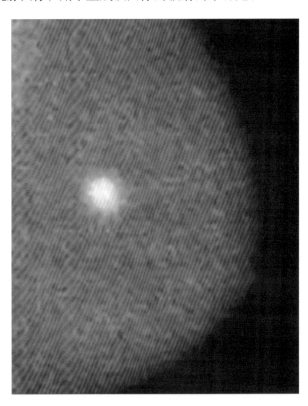

A. 在 30kV 管电压下工作的 X 线管   B. 在 140kV 管电压下工作的 X 线管

C. 发射 30keV γ 射线的放射性核素   D. 发射 140keV γ 射线的放射性核素

41 这两幅图像是按顺序采集的，但在两者之间改变了一个（仅一个）参数，请问是改变了哪个参数？

A. X 线管焦点尺寸   B. X 线管电流 – 时间(mAs)

C. X 线靶材料   D. X 线滤过板材料

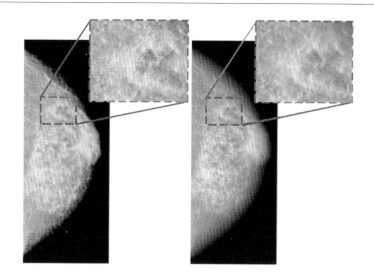

42 一次乳腺 X 线摄影检查，乳腺的平均剂量是：

A. 0.03mGy

B. 0.3mGy

C. 3mGy

D. 30mGy

43 一次乳腺断层成像检查，乳腺的平均剂量是：

A. 0.03mGy

B. 0.3mGy

C. 3mGy

D. 30mGy

44 对于图中显示的接触式乳腺 X 线摄影检查示意图，反散射滤线栅在哪里？

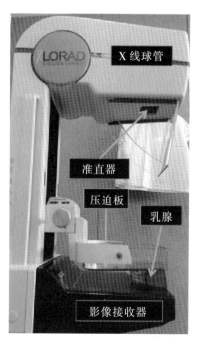

A. 在球管与准直器之间

B. 在准直器与加压板之间

C. 在乳腺与影像接收器之间

D. 在影像接收器下面

45 为什么在乳腺放大摄影中使用的是小焦点（而不是大焦点）？

A. 小焦点可减少焦点模糊

B. 小焦点可减少患者运动伪影

C. 小焦点可减少压迫板的压缩

D. 小焦点可获得更大的放大倍数

46 自动曝光控制(AEC)在乳腺 X 线摄影中的作用是:

A. AEC 控制曝光中的焦点尺寸   B. AEC 控制准直器视野的尺寸

C. AEC 控制乳腺的压迫力度   D. AEC 控制影像接收器接收的辐射

47 在图中的乳腺 X 线摄影系统中,小焦点到影像接收器的距离为 66cm,乳腺位于影像接收器上方 26cm 的平台上。 此方法的乳腺图像与接触式乳腺 X 线摄影图像有何不同?

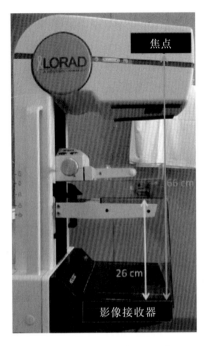

A. 大 2.54 倍   B. 大 1.65 倍

C. 小 2.54 倍   D. 小 1.65 倍

答案与解析

1 答案 **A**。乳腺 X 线摄影中经常使用滤线栅来增加图像对比度。大多数乳腺 X 线摄影都有一个移动滤线栅,其聚焦源到图像距离的比例为 4∶1 到 5∶1。滤线栅不影响空间分辨率,但它们确实增加了患者的剂量。然而剂量为可接受低值,并且对比度的改善显著。

参考文献: Bushong SC. *Radiologic science for technologists*: *physics and protection*, 10th ed. St. Louis, MO: Elsevier Mosby, 2013:381.

2 答案 **C**。乳腺加压使组织厚度变薄。加压乳腺的散射线 - 初始射线比为 0.4∶0.5,而非压缩乳腺的散射线 - 初始射线比为 0.8∶1.0。乳腺厚度变薄可使用较低的 mAs,从而减少辐射剂量。加压可使乳腺组织分散,使厚度更均匀,使曝光动态范围减小。空隙会产生放大。

参考文献: Bushberg JT, Seibert JA, Leidholt EM, et al. *The essential physics of medical imaging*, 2nd ed. Philadelphia, PA: Lippincott Williams & Wilkins, 2001:207.

3 答案 **D**。选择涵盖了数字乳腺摄影中使用的靶/滤线板组合的范围,钨靶/银滤线板(K 边能量为 25kev)具有最高的能量和最大的穿透性。

参考文献: Huda W. *Review of radiographic physics*, 4th ed. Baltimore, MD: Lippincott Williams & Wilkins, 2016:106 – 108.

4 答案 **E**。在 Bushong 的第 380 页指出"加压使组织变薄,从而减少散射线辐射……",在第 381 页中指出"乳腺 X 线摄影中通常使用滤线栅"。尽管极少数乳腺 X 线摄影屏 - 片系统现仍在使用,但当使用屏 - 片影像接收器进行乳腺接触式 X 线摄影时,《乳腺 X 线摄影质量标准法案》(MQSA)要求使用滤线栅(更详细地说是移动滤线栅)。对于乳腺放大摄影来说,空气间隙使得滤线栅不重要,因此这个病例要移除滤线栅。MQSA 的相关部分如下[900.12(b)(4)]:

(ⅱ)使用屏 - 片影像接收器的系统应配备与所提供的影像接收器大小相匹配的移动滤线栅。

(ⅲ)放大摄影所用的系统必须使滤线栅从源和影像接收器之间移除。

虽然上面的 MQSA 参考文献特别提到了屏 - 片影像接收器,但同样的物理原理也适用于数字接收器。因此,滤线栅几乎普遍用于数字机器。

答案 A 错误,因为"加压导致组织变薄,因此减少了散射线……(Bushong,第 380 页)。在高千伏时散射线较高(Bushong,第 187 和 188 页),因此,答案 B 也是错误的。答案 C 有点棘手,乳腺加压减少了散射,但因此也降低了使用滤线栅的好处。尽管如此,滤线栅所致的散射减少仍然足以证明其有效性。因此,"滤线栅在乳腺 X 线摄影中常规使用"(Bushong,第 381 页),答案 C 是错误的。这个问题在 *Med Phys*. 2007;34 (2):547 –555 中进一步探讨。对于乳腺放大摄影,空气间隙有效减少了散射线的影响,从而不使用滤线栅(Bushberg 等,第 257 页),因此,答案 D 不正确。

参考文献: Bushberg JT, Seibert JA, Leidholdt EM, et al. *The essential physics of medical imaging*, 3rd ed. Philadelphia, PA: Lippincott Williams & Wilkins, 2012.

Bushong SC. *Radiologic science for technologists*, 10th ed. St. Louis, MO: Elsevier, 2013.

Gennaro G, Katz L, Souchay H, et al. Grid removal and impact on population dose in full-field digital mammography. *Med Phys* 2007;34(2):547-555.

5 答案 **C**。Samei E 对于乳腺摄影显示器是极好的参考。技术和心理物理学是数字化乳腺摄影显示器中很重要的参考因素。见 *RadioGraphics* 2005;25:491-501。

许多光学定量术语已经持续使用了数百年,它们显得古雅,但也常常令人感到困惑。譬如说亮度和照明度这两个光学术语。虽然两者现在都有正式的 SI 定义,但仍与日常的英语有关。亮度是指显示器感知到的明暗程度,可应用于观片灯箱和数字图像的显示器。(照明度描述投射到显示器上的外部光线,在阅读书籍时是有利的,但它减低了感知对比度,从而使显示器上图像的亮度降低。)现在回到这个问题。

正确答案是 C。答案 A 错误,因为人类视觉的亮度范围是有限的(这就是为什么我们使用太阳镜)。答案 B 稍好一些,但同样当显示的对比度过高时,会达到人类视觉适应能力的极限。我们还会遇到一些问题,这是由于遮蔽眩光和反射的过程使对比度降低。答案 D 不正确,因为即使是最好的乳腺摄影胶片也无法与现代数字显示器对比度的动态范围相媲美。(胶片在分辨率上仍然胜过数字显示器。也就是说,它可以看到比数字显示器更高对比度的微小物体)。答案 C 正确。如前所述,现代数字显示器对比度很容易超过胶片,所以数字显示器良好的最小对比度与观片灯箱上胶片的对比度相当。对比度亦不能过高,原因如答案 B 讨论所述。

参考文献:Samei E. Technological and psychophysical considerations for digital mammographic displays. *RadioGraphics* 2005;25:491-501.

6 答案 **B**。在常规的 X 线摄影(80kV),约 3cm 厚的软组织可使 X 线束衰减 50%;在乳腺 X 线摄影中,约 1cm 厚的软组织能将初级 X 线束强度衰减 50%。

参考文献:Huda W. *Review of radiographic physics*, 4th ed. Baltimore, MD: Lippincott Williams & Wilkins, 2016:106.

7 答案 **B**。目前在数字乳腺 X 线摄影中,X 线管电压通常为 25~35kVp。对于 7cm 厚的乳房,20kVp 太低了,40kVp 和 50kVp 太高了。

参考文献:Huda W. Review of radiographic physics, 4th ed. Baltimore, MD: Lippincott Williams & Wilkins, 2016:106.

8 答案 **B**。大焦点(0.3mm),管电流为 100mA,而小焦点(0.1mm)管电流仅有 25mA;因此,在乳腺放大摄影中若给定 mAs,必须增加 3 倍曝光时间才能使影像接收器受到适量的曝光。

参考文献:Huda W. *Review of radiographic physics*, 4th ed. Baltimore, MD: Lippincott Williams & Wilkins, 2016:110.

9 答案 **C**。mAs 是毫安秒的缩写,它是 X 线管电流和曝光时间的测量单位(Bushong,第 593 页)。因此,当毫安秒固定时,如果曝光时间增加,管电流就会减少。在恒定的 kVp 下,乳腺的剂量与 mAs 成正比,但在 mAs 不变的情况下(较长的曝光时间使光子以较低的速度到达乳腺),因此,答案 A 不正确。投射到探测器的辐射总量不会有任何差异,因此图像显示条件也不用改变,因此,答案 B 也不正确。答案 C 正确,因为随着曝光时间的增加,运动伪影会更明显(Bushong,第 181 和 182 页)。恒定的 mAs 意味着曝光时间延长,管电流会减小。因为如果管电流和辐射率均降低,球管和探测器的曝光都会降低,因此,答案 D 和 E 都是错误的。

参考文献：Bushong SC. *Radiologic science for technologists*, 10th ed. St. Louis, MO：Elsevier, 2013.

10 　**答案 C**。钙(Ca)的原子序数为 20,而软组织的有效原子序数为 7.4~7.6。尽管随着 keV 的增加,钙化(答案 C)和正常乳腺组织(答案 D)衰减系数均下降,但钙化受光电效应的影响更大,因此,微钙化与正常乳腺组织的对比度随着光子能量的增加而大幅下降,正确的答案是 C。答案 A 不正确,胸片大范围覆盖可能使分辨率下降。即使是高分辨率,由于 kV 值高,胸部 X 线图像中看不到小钙化。答案 B 可能是正确的,胸部 X 线成像时,脊柱通常不会使乳腺模糊,所以这个答案很容易去除。乳腺与胸部 X 线摄影曝光时间范围基本一致,但通常情况下,胸部 X 线摄影的曝光时间更短,因此,答案 E 不正确。

参考文献：Wolbarst A. *Physics of radiology*, 2nd ed. Madison, WI：Medical Physics Publishing Corp., 2000：355 – 356.

11 　**答案 D**。由于乳腺放大摄影中的空气间隙,大部分来自乳腺的散射线无法到达探测器。因此,使用滤线栅并不能减少散射线,相反它会使初始射线大部分衰减,因此,如果探测器要接收同样剂量的曝光时,必须增加乳腺的辐射剂量。因此,在乳腺放大摄影时,滤线栅不被考虑,因为它没有什么益处,而且需要更大剂量的辐射(不只是乳腺 X 线摄影会这样)。滤线栅应用于乳腺接触式而非放大的 X 线摄影,所以答案 A 是错误的。滤线栅在接触式乳腺 X 线摄影中会移动,但不会在图像中显示出来,因此,答案 B 是错误的。因为对比度不会受到放大摄影的影响,所以答案 C 是错误的。答案 E 完全不对。

参考文献：Bushberg JT, Seibert JA, Leidholdt EM, et al. *The essential physics of medical imaging*, 2nd ed. Philadelphia, PA：Lippincott Williams & Wilkins, 2001：207 – 212.

12 　**答案 C**。对比常规摄片,放大摄影的曝光时间增加,从而使运动伪影增加、散射减少、噪音减少、源 – 物距离减小,但对比度没有显著变化。

参考文献：Bushberg JY, Seibert JA, Leidholt EM, et al. *The essential physics of medical imaging*, 2nd ed. Philadelphia, PA：Lippincott Williams & Wilkins, 2001：210.

13 　**答案 D**。乳腺加压能显著减少乳腺厚度,因此,减少了散射线,从而降低图像噪声,并改善图像对比度。

参考文献：Barnes G. In：Haus A, Yaffe M (eds). *RSNA categorical course in diagnostic radiology physics：technical aspects*. Oak Brook, IL：RSNA, 1992：59 – 68.

14 　**答案 C**。这一项辐射限制在美国核管理委员会(NRC)关于放射性材料的条例中有具体规定,并被美国辐射控制规划董事会会议(CRCPD)采纳,成为国家条例,这些条例也被各州采纳并对放射仪器进行管理。它也是美国国家辐射防护和测量委员会(NCRP)的现行标准。

参考文献：Conference of Radiation Control Program Directors. *Suggested State Regulations for Control of Radiation*, *Standards for Protection against Radiation*, *Part D*. Frankfort, KY：Conference of Radiation Control Program Directors, Inc., 2003.

15 　**答案 D**。自 2002 年以来,已证明甲状腺辐射剂量与乳腺的辐射剂量相比是微不足道的。最重要的是,甲状腺辐射防护既没有必要也帮助不大,其应用可能导致研究不足或重复研究。

参考文献:Kopans DB. *Mammograms and thyroid cancer:the facts about breast-cancer screening*. Boston, MA:Massachusetts General Hospital, 2011.

Whelan C, McLean D, Poulos A. Investigation of thyroid dose due to mammography. *Australas Radiol* 1999;43(3):307 - 310.

16 答案 **D**。铑滤过板与钨靶结合能产生最具穿透能力的射线,同时使图像的对比度最少程度地降低,这对乳腺成像至关重要。

参考文献:Pizzutiello R. In:Frush D, Huda Q (eds). *RSNA categorical course in diagnostic radiology physics:from invisible to visible. The science and practice of X-ray imaging and radiation dose optimization.* Oak Brook, IL:RSNA, 2006:219 - 234.

17 答案 **B**。电子放大是一种后处理技术,类似于对已获得的图像直接放大。它不影响辐射剂量或图像分辨率。用电子放大会增加噪声。几何放大是基于成像技术的实际图像放大,它会影响图像的分辨率。

参考文献:Niklason L. In:Frush D, Huda Q (eds). *RSNA categorical course in diagnostic radiology physics:from invisible to visible. The science and practice of X-ray imaging and radiation dose optimization.* Oak Brook, IL:RSNA, 2006:235 - 241.

18 答案 **C**。乳腺 X 线摄影使用两个焦点:分别是一个大焦点和小焦点。对于标准的 CC 位和 MLO 位摄影通常用 0.3mm 的大焦点。

参考文献:Bushong SC. *Radiologic science for technologists—physics, biology and protection*. St. Louis, MO:Mosby, 2001:311.

19 答案 **E**。建议乳腺 X 线 SID 为 50~80cm。最好采用长的 SID 和小焦点,以获得最佳的清晰度和分辨率。

参考文献:Wentz G, Parsons WC. *Mammography for the radiologic technologist*, 2nd ed. New York, NY:McGraw-Hill, 1992:17.

20 答案 **A**。乳腺放大摄影最常用的焦点为 0.1mm。

参考文献:Valerie F, Andolina RT, Shelly LL, et al. *Mammographic imaging:a practical guide*, 2nd ed. Baltimore, MD:Lippincott Williams & Wilkins, 2001:64.

21 答案 **D**。每周体模检测以验证成像系统的各个方面是否正常,包括:图像质量、对比度、光密度、均匀性和伪影检测评分,这些是由体模或乳腺 X 线摄影系统供应商指定。

参考文献:American College of Radiology. 2016 *Digital Mammography Quality Control Manual*. Reston, VA:American College of Radiology, 2016:26 - 40.

Bushong SC. *Radiologic science for technologists:physics and protection*, 10th ed. St. Louis, MO:Elsevier Mosby, 2013:391 - 393.

22 答案 **B**。由于阳极足跟效应,阴极放置在胸壁上。

参考文献:Huda W, Greene-Donnelly K. *RT X-ray physics review*. Madison, WI:Medical Physics Publishing, 2011:178.

23 答案 **A**。在乳腺 X 线摄影中,用较低的 kVp(峰值千伏电压)的目的是为了改善软组织对比度,以便能从纤维腺体组织中检出更小、较高密度病变(如微小钙化灶)。

参考文献:Ikeda D, Miyake KK. *Breast imaging:the requisites*, 3rd ed. St. Louis, MO:Elsevier Mosby, 2017:2 - 5.

24　　答案 D。乳腺加压的作用如下:①使乳腺厚度减少,从而能使用较低的峰值电压;②使乳腺固定,减少了运动伪影;③减少了散射线,因而提高了图像对比度;④使乳腺组织展开,减少了组织叠加和结构斑点。

参考文献:Nickoloff EL. *Radiology review:radiological physics*. New York,NY:Elsevier Saunders,2005:156.

25　　答案 C。轴向分辨率有助于显示乳腺内平行于皮肤和超声探头且垂直于超声波光束的正常组织及解剖结构,如乳腺导管。通过采用更高的传导频率、加宽带宽、缩短脉冲长度等措施能提高轴向分辨率。近场容积效应会使浅表小病灶显示不清且与邻近的正常组织区分不开,导致对可见病变误诊或漏诊。通过减少回波增益能减少近场容积效应。

参考文献:Stavros AT. *Breast ultrasound*. Philadelphia,PA:Lippincott Williams & Wilkins,2004:23 - 24,947.

26　　答案 A。对比分辨率取决于空间分辨率。空间分辨率越高,容积效应越小,回波更精确,从而更能显示组织的真实特征。抑制旁瓣伪影可提高对比分辨率。使用更高频率和更宽带的传感器,能使对比分辨率提高。

参考文献:Stavros AT. *Breast ultrasound*. Philadelphia,PA:Lippincott Williams & Wilkins,2004:24 - 25.

27　　答案 B。分子乳腺成像是一种核医学技术,它使用[99m]Tc 标记的放射性药物(通常为[99m]Tc - 甲氧基异丁基异腈),肿瘤相对正常组织会优先摄取这类放射性药物。以前的乳腺特异性核成像技术(例如,BSGI 或闪烁摄影)使用闪烁 γ 摄影,类似于典型的 γ 摄影和 SPECT 系统。分子乳腺成像系统使用基于镉锌碲的探测器,将探测到的 γ 射线直接转换为探测器信号(绕过闪烁步骤)。基于镉锌碲的探测器具有良好的空间和能量分辨能力,可以在相对较低的剂量下获得良好的图像质量。

　　在作为选项列出的其他材料中,锗铋氧化物和硅酸钇在核医学中作为 PET 闪烁体。硫氧化钆是一种用于数字 X 线探测器的 X 线闪烁材料,常用于替代碘化铯,后者可能更昂贵。最后,非晶态硒是另一种直接转换探测器材料,最常见于数字乳腺 X 线摄影探测器。

参考文献:Rhodes DJ,Hruska CB,Conners AL,et al. Journal club:molecular breast imaging at reduced radiation dose for supplemental screening in mammographically dense breasts. *AJR Am J Roentgenol* 2015;204(2):241 - 251.

28　　答案 C。DBT 中乳腺所受到的辐照剂量与 2D 标准数字乳腺 X 线摄影大致相同,为了筛查目的,对于标准乳腺的 CC 位,联邦规定要求两者剂量均在 3mGy 以下。根据系统设计,可能会有一些可变化,但平均而言,剂量将大致相同。

参考文献:Bushberg JT,Seibert JA,Leidholdt EM,et al. *The essential physics of medical imaging*,3rd ed. Baltimore,MD:Lippincott Williams & Wilkins,2012:272 - 273.

29　　答案 C。该系统上的自动曝光控制系统由多个传感器组成,并且系统默认仅在所有传感器达到预定的曝光阈值之后才终止曝光。患者定位后,输液港是位于自动曝光控制传感器上方。输液港使 X 线明显衰减,而极大地减少了该传感器的曝光。在左侧的图像中,曝光条件提高到 289mAs 而持续曝光,直到该传感器达到曝光阈值时才终止。由于长时间曝光,所有其他传感器均曝光过度使图像组织对比度很差(左图)。

在右图中,技术人员手动选择了一个非输液港下方的自动曝光控制传感器。因此,当手动选择的传感器(而不是所有其他传感器)达到曝光阈值,自动曝光控制系统终止曝光。由于只有当乳腺组织位于所选择的传感器上方,采用常规曝光技术条件(54mAs),便可使图像质量得到明显的改善(尽管输液港下方的区域曝光不足)。

对于其他的答案,乳腺 X 线摄影中重复曝光是相当困难的,因为有许多适当的保护措施。技术人员必须经常按压多个开关才能曝光,而且,在可能的几次曝光之间往往会有显著延迟。此外,多次曝光将产生重复图像,而不是一张图像。在答案 B 中,患者的运动通常不会对整体曝光有显著影响。运动一般只会造成运动伪影。在答案 D 中,一个有故障的电机可能会阻止系统曝光,但如果确实如此,则很可能只会产生一个含有大量网格伪影的图像。

参考文献: Bushberg JT, Seibert JA, Leidholdt EM, et al. *The essential physics of medical imaging*, 3rd ed. Baltimore, MD: Lippincott Williams & Wilkins, 2012:251 – 252.

30 **答案 A**。对大多数 X 线成像而言,是光电效应产生的光子交互作用形成了明显的对比度。当平均 X 线束能量降低到乳腺 X 摄影水平时,各组织之间的对比度通常会增加。在乳腺 X 线摄影中,腺体与脂肪组织之间有相当高的对比度,特别是微钙化的亮度明显突出。另一个最常见的光子相互作用是康普顿散射。尽管康普顿散射可以产生受照者主观对比度,但它往往会降低图像的对比度,因为散射的光子继续穿透物体,而不是像光电效应一样被吸收。瑞利或相干散射确实发生在所有诊断性能量级别上,但它没有影响软组织对比度。电子对的产生仅发生在非常高的能量水平(>1MeV),在诊断水平上看不到。最后,轫致辐射是指物质中电子(而不是光子)的相互作用,在讨论 X 线管阳极 X 线形成时特别重要。

参考文献: Bushberg JT, Seibert JA, Leidholdt EM, et al. *The essential physics of medical imaging*, 3rd ed. Baltimore, MD: Lippincott Williams & Wilkins, 2012 (Chs. 3, 7, 8).

31 **答案 C**。DBT 可获得一组 15°~60°范围内扫描的乳腺图像(依赖于供应商)。与传统的断层融合 X 线成像相似,这些图像被重建成断层图像,每个断层图像代表着不同厚度的乳腺目标区域内的解剖结构。与断层内的结构相比,断层能提高不同软组织间的分辨能力,而某个断层上下方的重叠结构将是"模糊的"。放射科医生需要阅读更多的图像,这些付出与诊断水平的提高相比是值得的。

其他答案,DBT 中乳腺的辐射剂量通常与全景数字 X 线成像大致相同。答案 B 中,DBT 中的微钙化通常更难看到,特别是当簇状钙化分散在多个层面时。这种局限性可以通过创建"厚层"来解决,将其中几个层面堆叠在一起形成一个更厚的解剖断面,将钙化集中在同一层图像内。最后一个错误答案,患者的运动伪影肯定不会减少,反而可能会增加,因为断层摄影需要数秒内连续曝光多次。

参考文献: Bushberg JT, Seibert JA, Leidholdt EM, et al. *The essential physics of medical imaging*, 3rd ed. Baltimore, MD: Lippincott Williams & Wilkins, 2012:272 – 273.

32 **答案 C**。敏感性(或真阳性率)的定义是用真阳性数(诊断阳性,确定是阳性)除以实际阳性数(真阳性和假阴性的总和)。如果潜在的客观条件存在,敏感性可以估算某项检查阳性结果的可能性有多大。如果放射科医生将所有的病变都诊断为阳性的,因为不会有假阴性,其敏感性将是 100%。特异性的定义是用真阴性数(诊断阴性,确定是阴性)除以实际阴性数(真阴性数和假阳性数的总和)。如果客观条件不存在,那么特异性可以估算某项检查的阴性结果的可能性有多大。如果放射科医生从来不诊断检查为阴性,则假阳性的数量可能非常多,也会没有真阴性,因此特异性为 0%。在这个问题中的放射科医生更可能诊断阳性结果,这既增加了真阳性的数目,又减少了假阴性的数目(增加敏感性)。同时,所用的诊断策略既能减少真阴性的数目,又能增加假阳性的数目(降低特异性)。

参考文献：Bushberg JT, Seibert JA, Leidholdt EM, et al. *The essential physics of medical imaging*, 3rd ed. Baltimore, MD：Lippincott Williams & Wilkins, 2012;96–99.

33 **答案 D**。在美国及其他地方,通常大多数诊断报告工作站用 DICOM 灰阶标准化显示功能进行校准。在 DICOM 标准中详细描述了该功能的基本科学原理。人类视觉系统在显示器输出的亮度范围内检测出不同阈值的对比度。在低亮度时人眼检测到的灰度变化要比在高亮度时大得多。灰阶标准化显示功能的总体目标是在考虑到人类视觉特性的影响的同时,如何在一个显示屏上尽可能地显示所有灰阶(256 级每 8 位显卡)。其结果是,无论显示屏使用什么灰度级,每个灰度级的变化与普通观察者所识别到的变化基本相同。如果显示的图像中明暗度变化范围很大,这时眼睛对灰度变化的检测能力在亮区会低于暗区。

参考文献：Bushberg JT, Seibert JA, Leidholdt EM, et al. *The essential physics of medical imaging*, 3rd ed. Baltimore, MD：Lippincott Williams & Wilkins; 2012;128–129.

　　National Electrical Manufacturers Association (NEMA). *Digital imaging and communications in medicine (DICOM) part 14: greyscale standard display function*. Rosslyn, VA：NEMA Publishing, 2006.

34 **答案 C**。乳腺 X 线摄影中,大多数 X 线滤线器选择性地去除低能和高能光子,使得过滤后的 X 线能谱(15~25keV)更适于乳腺成像。与其他光束过滤器一样,银优先衰减低能光子(<15keV),从而减少了乳腺剂量。同时银也优先衰减高于银 K 层吸收边缘(25.5keV)的高能量光子,这样改善了图像质量。因此,输出的光谱主要包含 15~25keV 光子。

　　请注意,银优先衰减能量比其 K 边缘稍高的光子。银不优先衰减钨 K-壳特征 X 线(58keV,59keV,67keV),这是因为它们的能量比 X 线管最高工作电位(约 50kVp)高。

　　由于银的熔点(962℃)相对其他 X 线管靶(例如,钨为 3422℃)的熔点低,不能成为很好的 X 线管靶。

参考文献：Bushberg JT, Seibert JA, Leidholdt EM, et al. *The essential physics of medical imaging*, 3rd ed. Baltimore, MD：Lippincott Williams & Wilkins, 2012;244–247.

35 **答案 B**。在乳腺 X 线图像所示整个诊断能级范围内,乳腺腺体组织具有比脂肪组织更高的线性衰减系数。乳腺 X 线照射区域腺体组织越多,该区域的 X 线衰减越大,探测器接收的信号减少。在乳腺和普通 X 线摄影中,X 线衰减越明显的组织(例如,骨骼)显示越亮。显示器上图像的窗宽/窗位并不会改变不同组织的亮度关系,除非在工作站上使用反转功能。图像在报告工作站上的显示方式不一定是腺体组织比脂肪组织更亮。脂肪和腺体的散射线与初级射线比率没有显著差异。

参考文献:Bushberg JT, Seibert JA, Leidholdt EM, et al. *The essential physics of medical imaging*, 3rd ed. Baltimore, MD: Lippincott Williams & Wilkins, 2012 (Ch. 8, Appendix D).

36　答案 **C**。足跟效应是由于 X 线在阳极自行衰减产生的。探测器前部(乳头)会比胸壁侧有更多 X 线光子穿过阳极。因此,乳腺前部的 X 线光子数量将少于胸壁侧。这种 X 线现象称为足跟效应。在 X 线没有投照任何物体时,探测器会获得不均匀的曝光,探测器的阴极侧会接受更多光子信号。由于加压的乳腺在胸壁侧往往较厚,会比前部产生更大的衰减,因而使探测器上的信号趋于一致。

其他答案,散射的辐射量很少依赖于 X 线管的方向。将系统定位为 180°,在胸壁上放置阳极,对患者的散射辐射几乎没有影响。同样,系统的热容量对其依赖性也很小。有时,球管的方向能使热负荷最大化,但这并不取决于阳极 - 阴极轴的方向。最后,正如光子束在胸部不均匀一样,有效焦点大小也不均匀。有效焦点大小取决于影像接收器各个部分阳极的表观角度。由于阳极的角度会使整个成像野内影像接收器各个部分都发生改变,因此,有效焦点尺寸也随着会发生变化。有效焦点在阳极侧(前方或乳头侧)最小,在阴极侧(胸壁处)最大。

参考文献:Bushberg JT, Seibert JA, Leidholdt EM, et al. *The essential physics of medical imaging*, 3rd ed. Baltimore, MD: Lippincott Williams & Wilkins, 2012:272 - 273.

37　答案 **C**。在筛查性乳腺 X 线摄影时,当乳腺辐照 <50mGy,胎儿的辐射剂量可忽略不计;美国 FDA/MQSA 规定每侧乳腺平辐照限制为 3mGy (0.3rad)。器官畸形(妊娠第 3~8 周)的风险阈值为 100mGy。严重智力低下(妊娠第 8~15 周)的风险阈值为 100mGy。

参考文献:See American College of Radiology: *ACR-SPR practice parameter for imaging pregnant or potentially pregnant adolescents and women with ionizing radiation*. Reston, VA: American College of Radiology, 2014.

Federal Register/Vol. 62, No. 208/Tuesday, October 28, 1997/Rules and Regulations Quality Mammography Standards, Final Rule; 21 CFR (900.12)(e)(5)(vi).

38　答案 **D**。许多有止汗作用的除臭剂使用铝盐作为阻汗化学品。此外,含有锌或镁的其他金属化合物也可能包括在产品配方中。这些金属在乳腺 X 线摄影中的衰减系数相当高,因此在图像中能产生类似钙化的影像。通常建议患者在乳腺 X 线摄影检查当天不要使用除臭剂或止汗剂。在其他部位 X 线检查中,因使用高能 X 线,同时空间分辨率较低,很可能显示不出这些金属颗粒。

参考文献:Hogge J, Palmer C, Muller C, et al. Quality assurance in mammography: artifact analysis. *RadioGraphics* 1999;19:503 - 522.

39　答案 **D**。受照物体离影像接收器越远,几何焦点会越模糊。在接触式乳腺 X 线摄影中,乳腺非常接近影像接收器,所以这种模糊不明显。对于任一焦点,这种模糊小于影像接收器矩阵的像素大小。因此接触式成像,空间分辨率主要由影像接收器的像素的大小而不是焦点大小决定的。大焦点的大小不会显著影响几何焦点的模糊度,但因为可用更高的管电流,从而减少了曝光时间和运动相关的伪影的可能。

参考文献:Bushberg JT, Seibert JA, Leidholdt EM, et al. *The essential physics of medical imaging*, 3rd ed. Baltimore, MD: Lippincott Williams & Wilkins, 2012:241 - 244, 257 - 258.

40　答案 **D**。该图像是在分子乳腺成像(MBI)系统上获得的。MBI 是一种核医学成像技术,给患者注射放射性药物,通常为^{99m}Tc－甲氧基异丁基异腈。与正常组织相比,该药优先被肿瘤摄取。MBI 系统可检测到^{99m}Tc－发射的 140keV γ 射线。

乳腺 X 线摄影 X 线管的管电位约为 30kVp,可显示乳腺的解剖结构(脂肪组织、腺体组织、钙化等)。乳腺 X 线摄影图像与 MBI 图像有很大的不同。

参考文献: Rhodes DJ, Hruska CB, Conners AL, et al. Molecular breast imaging at reduced radiation dose for supplemental screening in mammographically dense breasts. *AJR Am J Roentgenol* 2015;204(2):241 – 251. doi: 10.2214/AJR.14.13357.

41 **答案 B**。左侧图像比右侧图像有更多的量子噪声(斑点)。这种噪声主要是由影像接收器探测到的光子数决定的。随着探测到的光子数量的增加,这种噪声会降低。探测到的光子数与 X 线管电流时间乘积(mAs)成正比。mAs 的增加使探测到的光子数量增加,反过来又使噪音减少。左侧图像是在 5mAs 时获得的,而右侧图像是在 160mAs 时获得的。

参考文献: Bushberg JT, Seibert JA, Leidholdt EM, et al. *The essential physics of medical imaging*, 3rd ed. Baltimore, MD: Lippincott Williams & Wilkins, 2012 (Ch. 4).

42 **答案 C**。对于全数字化乳腺 X 线摄影系统,每幅乳腺图像的平均剂量约为 1.5mGy。典型的乳腺 X 线摄影包括 CC 和 MLO 两个体位。因此,每侧乳腺受到的辐照约 3mGy。请注意,所接收的剂量取决于各种因素,包括乳腺密度、加压后乳腺的厚度和曝光技术。

参考文献: Bushberg JT, Seibert JA, Leidholdt EM, et al. *The essential physics of medical imaging*, 3rd ed. Baltimore, MD: Lippincott Williams & Wilkins, 2012 (Ch. 8).

43 **答案 C**。对于典型的加压乳腺(5cm 厚,50% 腺体分数),乳腺断层融合 X 线成像的辐照剂量与二维乳腺 X 线成像相当,约 1.5mGy。典型的断层融合 X 线成像每侧乳腺均需要 CC 和 MLO 两个体位,因此,每侧乳腺受到的辐照约 3mGy。请注意,乳腺二维和断层融合 X 线成像时,FDA 规定每幅图像的上限为 3mGy。大多数情况下,实际剂量远低于这个标准。

参考文献: Feng SSJ, Sechopoulos I. Clinical digital breast tomosynthesis system: dosimetric characterization. *Radiology* 2012;2631:35 – 42.

44 **答案 C**。组件的顺序是 X 线球管、准直器、压迫板、乳腺、反散射滤线栅和影像接收器。散射在乳腺中产生,而反散射滤线栅能阻止大部分散射到达影像接收器。

参考文献: Bushberg JT, Seibert JA, Leidholdt EM, et al. *The essential physics of medical imaging*, 3rd ed. Baltimore, MD: Lippincott Williams & Wilkins, 2012;240, 255 – 256.

45 **答案 A**。随着拍摄的物体愈朝向远离影像接收器的方向移动,几何焦点愈加模糊。同理,在乳腺放大摄影中,乳腺远离影像接收器,图像会明显模糊。因此,应用小焦点能减少模糊,并保持较高的空间分辨率。

参考文献: Bushberg JT, Seibert JA, Leidholdt EM, et al. *The essential physics of medical imaging*, 3rd ed. Baltimore, MD: Lippincott Williams & Wilkins, 2012;257 – 258.

46 **答案 D**。自动曝光控制(AEC)或"曝光计"控制影像接收器受到的辐射。当达到预设的辐照阈值时,AEC 终止曝光。预置阈值通常由制造商设置,为使图像的信噪比在可接受的范围内。

参考文献: Bushberg JT, Seibert JA, Leidholdt EM, et al. *The essential physics of medical imaging*, 3rd ed. Baltimore, MD: Lippincott Williams & Wilkins, 2012;223 – 224, 251 – 252.

47　**答案 B**。在 X 线摄影中,放大系数等于源 – 像距(SID)与源 – 物距(SOD)的比值。

这里:

SID = 66cm

SOD = 66cm – 26cm = 40cm

SID/SOD = 66cm/40cm = 1.65

因此,放大图像中的乳腺组织将是接触图像中乳腺组织的 1.65 倍。

参考文献:Bushberg JT, Seibert JA, Leidholdt EM, et al. *The essential physics of medical imaging*, 3rd ed. Baltimore, MD: Lippincott Williams & Wilkins, 2012:257 – 258.

本 书 配 有
智能阅读助手
可 以 帮 助 你
提 高 读 书 效 率

索 引